병원경영과 의료서비스

Hospital Management and Medical Service

남상엽 · 이현선 공저

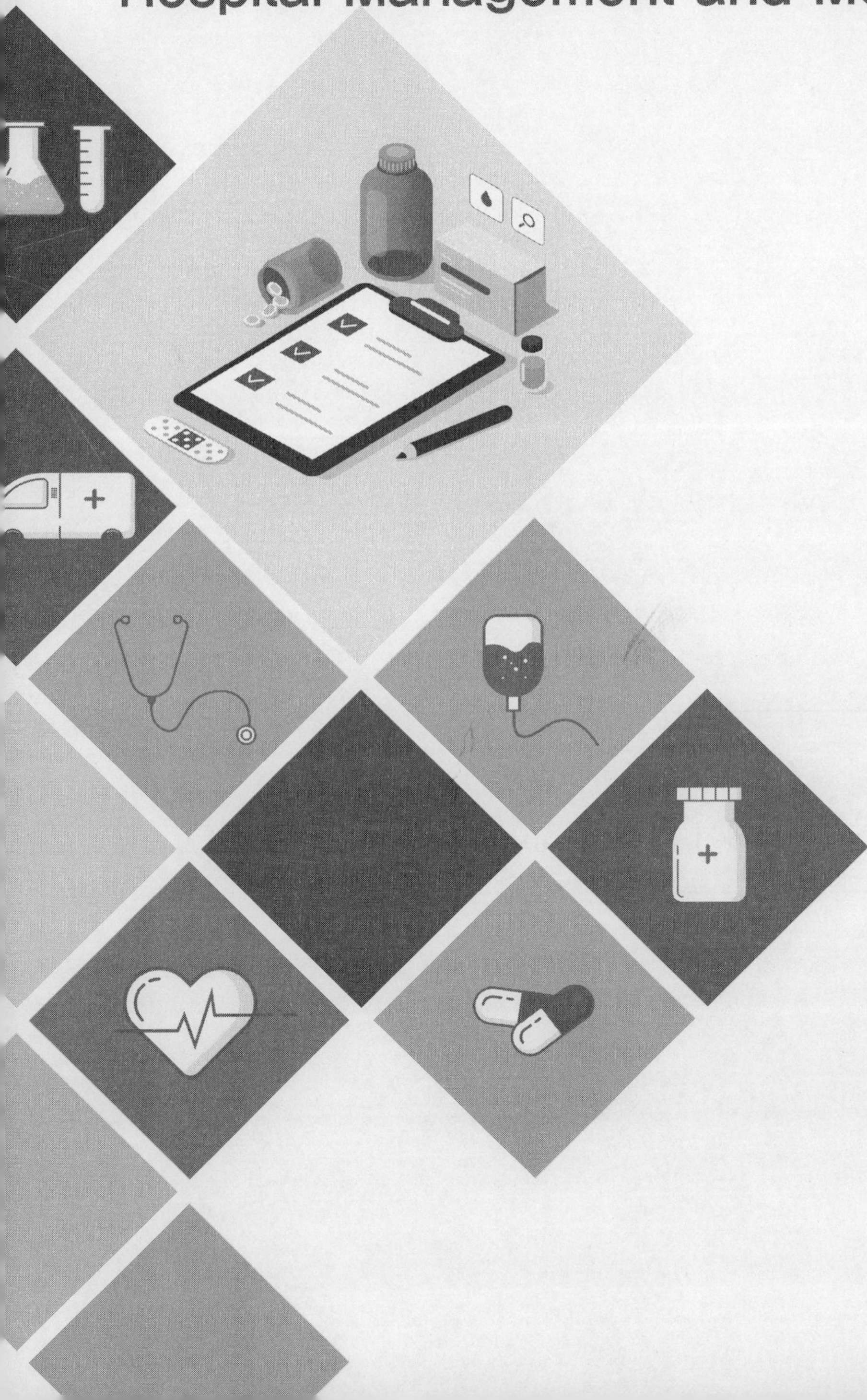

도서출판 상학당

欲爲大者 當爲人役

크고자 하거든 남을 섬기라

학습 모듈코드				LM0601020103_13v1 LM0601020201_13v1
대분류	중분류	소분류	세분류	능력단위
보건의료/06	보건/01	보건지원/02	병원행정/01 병원안내/02	병원경영기획/03 환자응대하기/01

병원경영과 의료서비스

머리말

병원(Hospital)은 병이 들거나 외상을 입은 환자들을 치료해 주는 시설이다. 현대에 들어서는 병원이란 이름으로 통일되었으나, 과거부터 명칭 상의 차이만 있을 뿐 오랜 인류 역사 속에서 계속 이어져온 시설이다.

의료법에서는 병원은 의료인이 공중 또는 특정 다수인을 위하여 의료 또는 조산의 업(의료업)을 행하는 곳이다. 그리고 병원급 의료기관을 병원, 치과병원, 한방병원, 요양병원, 정신병원, 종합병원 6가지로 분류하고, 의원급 의료기관을 의원, 치과의원, 한의원 3가지로 분류하며, 조산원도 의료기관으로 포함하고 있다(의료법 제3조).

병원은 사회적인 기능과 의료적인 기능을 통합한 역할을 수행하는 기관으로서, 지역사회 주민에게 치료와 예방을 포함한 총괄적인 의료를 서비스하고 외래진료 활동에 있어서는 가족과 건강증진뿐만 아니라 가정의 환경 개선까지도 담당하고, 아울러 의료종사자들의 훈련과 생물학적·사회학적 연구에 있어서 중심적인 역할을 수행하는 곳이다

병원은 의료서비스인 진료기능뿐만 아니라 지역주민의 보건문제를 포함하여 광범위한 사회적 기능을 다루는 중요한 기능을 담당하고 있다.

의료는 건강의 보호, 향상이 일차적 기능이다. 의료의 일환으로 서비스를 생산하거나 기타의 조치를 취하는 과정에서 고용증대, 관련 산업의 성장 촉진, 사회연대 의식의 강화 등 건강효과 이외의 사회적 편익이 발생하기도 하지만 이들은 부차적인 것이다.

보건의료를 통하여 제공되는 서비스는 사람을 직접 대상으로 하는 것은 의료서비스라고 하고, 생활환경을 건강에 적합하도록 조성하기 위한 것은 환경보건서비스라고 한다.

의료서비스의 개념은 건강의 보호, 향상을 일차적 과제로 삼고 질병에 대처하여 직접 사람에게 행하여지는 모든 조치라고 정의할 수 있다.

의료서비스는 통상적으로 사용되듯이 환자의 진료만을 의미하는 것이 아니다. 다만 진료에 보건의료 부문의 가장 많은 자원이 투입되고 있으며, 따라서 그만큼의 초점이 될 수밖에 없다는 것은 유념해 둘 필요가 있을 것이다.

병원 품질경영을 실행하는 데 필요한 품질목표와 품질방침을 정하고, 이를 달성하기 위해 필요한 인적, 물적 자원을 확보, 지원하고, 각 계층별·기능별 조직, 구조, 절차, 프로세스를 정하여 문서화하는 병원의 품질경영시스템을 구축한다.

병원 브랜드가 지켜야 할 사명으로 병원 브랜드 비전을 달성하기 위한 실행 계획 또는 실천 의지로, 브랜드 비전이 정신적 가치라면 브랜드 미션은 그것을 구현하기 위한 실천적 행동 목표이다.

병원의 생존을 위해 이윤 추구와 공공성의 양면성 속에서 지속적으로 증가하는 의료기관 수는 필연적으로 한정된 의료시장을 두고 병원 간 경쟁을 초래할 수밖에 없었고, 직접적인 병원 광고가 법적으로 규제되고 있는 상황에서 병원은 홍보를 통한 고객(환자)의 선택기회를 늘릴 수밖에 없게 되었다. 또한 의료서비스를 제공하는 병원에서 홍보가 필요한 중요한 이유로는 의료서비스가 가진 특성과 급변하는 의료환경의 변화에서 찾을 수 있다.

병원에서의 고객 지향적 사고는 단순히 고객이 원하는 대로 모든 활동이 결정되는 것이 아니고, 고객만족을 주로 강조하는 고객만족 개념도 아니다. 병원활동의 모든 측면에서 고객중심의 사고가 반영되어 이끌어지는 활동을 말한다.

환자중심의 병원이란 병원서비스를 이용하는 모든 과정에서 환자가 중심이 되는 병원시스템으로 환자입장에서 볼 때 가장 이상적인 환자중심 병원이란 이동방문진료(Mobile Care) 또는 재택진료의 형태로 나타난다.

의료종사자는 의료소비자와 첫 대면 시 친절하고 밝은 표정으로 대하며 항상 진지하고 성의 있는 시선으로 관심을 기울이고 말 한마디라도 고객에게 도움을 주려는 서비스 마인드를 갖고 업무에 임해야만 한다.

의료종사자들의 경력이 많을수록 많은 환자들을 상대했기에 다소 빠른 말투나 익숙한 행동으로 고객응대를 스피드하게 해버리려고 하는 경우가 있으나, 고객의 입장에서는 처음 경험하는 상황이고 병원의 의료종사자들에게 의지할 수밖에 없기에 그들의 불안과 고통에 대한 공감하고 배려하는 말과 행동이 매우 중요하다. 병원을 이용하는 고객에게는 의료종사자의 부드럽고 관심 있는 말 한마디가 환희와 기쁨이고 심리적 위안이 된다.

병원조직관리의 기본 목적은 병원의 미션과 비전 방향에 맞추어 직원들의 업무와 역할(R&R)을 명확히 해줌으로써 조직 안에서 직원들이 가진 개인의 역량을 최대한 발휘할 수 있도록 하기 위함이다. 그로 인해 병원의 생산성과 효율성을 최대로 높이는 데 병원 조직관리의 목적이 있다.

유능한 병원의 관리자란 학력이나 경력, 병원 내부에서의 직·간접적인 경험도 중요하지만 근본적으로 병원과 각 부서, 업무와 역할이 존재하는 이유를 깨닫고, 의료소비자와 병원을 둘러싼 환경을 이해하며, '무엇'을 '어떻게' 해야 하는지 이해하고, 모든 임직원이 함께 소통하고 정보를 공유하여 한 방향으로 나아가게 만드는 것이 중요함을 깨닫고 있는 사람이다.

병원 조직의 의사소통은 병원조직과 팀의 효율성과 효과성을 성취할 목적으로 이루어지는 구성원간의 정보와 지식의 전달 과정으로서 여러 사람의 노력으로 공통의 목표를 추구해

나가는 병원집단 내의 기본적인 존재 기반이고 성과를 결정하는 핵심기능이라 할 수 있다

이러한 병원경영과 의료서비스는 의료, 보건, 의료경영, 의료서비스 및 의료 관련 콘텐츠, 핀테크 엔지니어링, 보안, 에너지, 전력전자 등 4차산업 관련 보건, 의료, 의료IT, 의료공학, 환경, 위생, 금융 및 경영 분야의 입문자를 대상으로 병원경영과 의료서비스에 대한 기본적인 지식이 없어도 단계별 필요지식 및 수행과정을 꾸준히 따라오면 병원경영과 의료서비스에 관련 지식을 얻어 이해하는 단계로 발전하여 능력향상이라는 숲을 볼 수 있도록 눈높이를 맞추는 데 1차적인 목표를 두었다.

《병원경영과 의료서비스》의 주요구성은 다음과 같다.

학습 1. 병원경영의 이해, 학습 2. 의료서비스의 이해, 학습 3. 병원서비스 품질경영, 학습 4. 병원 브랜드 경영, 학습 5. 병원홍보 및 마케팅, 학습 6. 고객중심의 병원경영, 학습 7. 병원 의료서비스와 태도관리, 학습 8. 성장을 위한 병원경영 노하우, 학습 9. 좋은 조직문화 만들기, 학습 10. DISC 성향분석의 활용, 학습 11. 의료서비스 접점(MOT) 분석, 학습 12. 고객중심의 의사소통, 학습 13. 성과를 내는 의료상담 전략으로 구성되어 있다.

특히 각 장에서는 병원경영과 의료서비스에 대한 교재의 수행질문에 따라 임의적으로 해법을 제시하여 창의적인 사고를 각 장의 본문 및 수행과제를 수행할 수 있다.

이 책이 출간되기까지 가장 많은 지원과 아낌없는 격려를 보내주신 도서출판 상학당의 남승우 사장님 및 병원경영과 의료서비스 관련 자문 및 논문, 학술 보고서 등 자료 제공을 해주신 관련 교수님, 차별화된 병원경영과 고객서비스를 경험하고 이를 이론화할 수 있도록 지원해주신 CF의원 원장님과 이사님, 그 외 병원 및 의료 단체에 대하여 지면을 빌려 깊은 감사의 말씀을 드리고, 특히 병원경영과 의료서비스 관련 자료를 인터넷 블로그 및 관련 연구소 자료집에 올려주신 저자들, 기자님 등 관련 자료를 제공해주신 관계자 여러분에게 감사의 마음을 전합니다. 이 책에서 부족했던 점이나 기타 문의사항과 관련한 자료 제공 및 지원은 도서출판 상학당을 통해 지속적으로 지원할 계획이며, 병원경영과 의료서비스에 필요한 자료 등, 기타 보충자료 또한 지속적으로 업데이트할 예정이므로 독자 여러분의 따뜻한 질책과 조언을 부탁드립니다.

저자 씀

차 례

차 례

병원경영과 의료서비스 학습모듈 위치

대분류	06. 보건의료
중분류	01. 보건
소분류	02. 보건지원

세분류	능력단위
01. 병원경영	01. 원무 관리
	02. 병원 인사 관리
	03. 병원경영 기획
	07. 병원경영 평가
02. 병원안내	01. 환자응대하기
	02. 환자서비스 관리하기
	04. 진료서비스 지원 관리하기
	05. 환자상담 관리하기
	07. 내부고객 관리하기
	08. 병원 마케팅 관리하기

병원경영과 의료서비스 학습모듈 개요

1. 학습모듈의 목표

시장 분석을 통해 대응 전략을 수립하고 다양한 매체를 활용하여 홍보 마케팅을 확대하며, 의료의 질을 향상하여 병원의 경쟁력을 강화한다. 또한 병원의 규모와 기능에 부합하는 적정 정원과 병원의 제 규정 및 예산을 관리하고, 투자 계획을 수립하여 병원경영 기획을 효율적으로 수행할 수 있다.

내원한 환자의 진료 정보를 파악하고 진료를 하기 위한 접수, 응대, 배웅 관리를 실행할 수 있는 능력을 갖춘다. 내원한 환자의 정보를 파악하고, 서비스 접점별 매뉴얼을 작성하여 환자를 효율적으로 관리할 수 있다. 내원 환자의 진료 편의를 극대화시키기 위해 환자 정보를 정확하고 신속하게 등록하고, 진료 대기 시간 관리와 환자나 보호자에게 진료 전 설명을 통해 환자의 진료 서비스를 관리할 수 있다. 내원 전 및 내원 후 환자의 진료에 대한 궁금증을 해소시키고, 진료와 병원에 대한 신뢰도를 높일 수 있는 능력을 갖출 수 있다. 직원 CS 교육, 팀워크 향상 프로그램 기획 및 팀 커뮤니케이션 진행 등을 통해 전사적으로 병원 안내의 효율성을 증진한다. 병원 정보와 온라인 잠재 고객을 관리하여 환자 만족도를 증진시키며, 다양한 병원홍보 활동을 통해 병원 안내의 효과를 높일 수 있다. 병원 환경관리는 병원의 전반적인 환경, 위생, 병원 이미지 관리에 관련한 업무 활동이다. 병원의 편의 시설 관련 사항 및 관리와 환자의 위생 · 안전 관리와 병원 이미지 관리 등의 병원 환경을 효율적으로 관리할 수 있다.

2. 선행학습

미션 및 비전, 병원경영 전략, 환경 분석, 시장 분석, 홍보 마케팅, 의료의 질, 서비스 개선 활동, 병원의 직종, 정원 산출 방식, 직무 분석 및 직무 평가, 소요 정원, 예산 편성 수립 및 절차, 예산 심의, 예산의 집행, 예산 통제, 예산 변동, 사업 계획서, 장 · 단기 발전 계획, 투자 및 투자가치 평가, 병원 규정, 위원회, 환자 응대하기에 대한 기본 이론, 병원의 접수 절차 및 특성, 환자 유형 분류, 원내 진료과 파악, 기초 의학, 의학 용어, 보건 의료 법규, 의료 수가, 병원 정보 시스템 활용, 건강보험, 의료 시설 내 조직 및 업무 분장, 업무의 흐름, 업무 매뉴얼, 의료 기관 환자 수 및 온라인 상담객, 전화 상담객, 방문객 일일 현황 파악, 내부 고객의 개념 및 중요성, 병원 조직문화 및 서비스의 특성, CS(고객 만족)의 개념 및 중요성, MOT 개념 및 모니터링의 이해, 팀워크의 중요성 이해, 마케팅에 대한 기본 이론 및 고객 만족도 조사 방법론, 병원의 특성 파악, 병원 편의 시설의 종류, 병원 이미지란 무엇이라고 생각하는지 등

3. 핵심 용어

미션, 비전, SWOT 분석, 포지셔닝, 마케팅, 브랜드, 웹 사이트, QI, CS, 임상평가지표, 고객 만족도 조사, 의료 기관 인증제, 법정 정원, 직무 분석, 직무기술서, 직무명세서, 직무 평가, 소요 정원, 손익 예산, 자본 예산, 종합 예산, 예산 편성, 예산 집행, 예산 통제, 예산 변동, 추가 경정 예산, 사업 계획서, 장 · 단기 발전 계획, 자금 분석, 투자, 미래 가치, 현재 가치, 내부 수익률, 투자 가치 평가, 제 규정, 위원회 규정, 정관, 근로 기준법, 단체 협약, 취업 규칙, 유권 해석, 진료 접수, 진료 흐름도, 병원 정보시스템, 보험 유형, 커뮤니케이션 스킬, 이미지 메이킹, 의료서비스 매너, 의료서비스 특성, 환자의 불편사항 응대, 환자 대기 시간 관리, 환자관리, 환자유형 분류, 사후관리, MOT(서비스 접점), 매뉴얼, 환자정보 등록, 진료 대기시간 관리, 진료과 특성, 건강보험, 병원 정보시스템, 진료 전후관리, 온라인 상담, 전화상담, 환자상담, 불만 환자상담, 상담일지, 내부고객, 병원 CS, 팀워크, 팀 커뮤니케이션, 동기부여, 의료계 정보, 홈페이지 모니터링, 바이럴 마케팅, 개인정보 보호법, 환자만족도 조사, 의료서비스 마케팅, 의료광고법, 의료서비스 마케팅, STP 분석, SWOT 분석, Marketing-Mix, 4P, 7P, 병원환경, 편의 시설, 안전, 위생, 병원 이미지 등

4. 교육과정 학점 및 이수시간

학 습	교육과정 학점 및 이수시간	
	학점	이수시간
1. 병원경영의 이해	3	3
2. 의료서비스의 이해	3	3
3. 병원서비스 품질경영	3	3
4. 병원 브랜드 경영	3	3
5. 병원홍보 및 마케팅	3	3
6. 고객중심의 병원경영	3	3
7. 병원 의료서비스와 태도관리	3	3
8. 성장을 위한 병원경영 노하우	3	3
9. 좋은 조직문화 만들기	3	3
10. DISC 성향분석의 활용	3	3
11. 의료서비스 접점(MOT) 분석	3	3
12. 고객중심의 의사소통	3	3
13. 성과를 내는 의료상담 전략	3	3

병원경영과 의료서비스 학습모듈 명세서

학습명	학습 내용명
1. 병원경영의 이해	1-1 병원의 개념 이해 1-2 병원경영 환경의 변화
2. 의료서비스의 이해	2-1 의료서비스의 개념 2-2 병원조직의 특성
3. 병원서비스 품질경영	3-1 병원경영과 품질경영 3-2 병원서비스의 전사적 품질경영(TQM)
4. 병원 브랜드 경영	4-1 병원 브랜딩의 이해 4-2 병원경영의 미션 및 비전 수립 4-3 병원경영의 미션·비전 설정 및 이행
5. 병원홍보 및 마케팅	5-1 병원홍보의 유형 및 방법 5-2 병원의 홍보기획 및 활용방안 5-3 병원의 전문화와 특성화 마케팅
6. 고객중심의 병원경영	6-1 병원의 고객만족경영(CSM) 6-2 고객경험관리의 개념 및 이해
7. 병원 의료서비스와 태도관리	7-1 의료종사자의 마인드와 태도 7-2 기본 매너와 의료서비스 이미지 관리 7-3 병원의 직급체계 및 직장예절
8. 성장을 위한 병원경영 노하우	8-1 살아있는 조직의 변화관리 8-2 조직의 위기관리 경영과 변화단계
9. 좋은 조직문화 만들기	9-1 신규직원을 위한 교육법 9-2 관리자를 위한 조직관리 노하우
10. DISC 성향분석의 활용	10-1 DISC 성격유형 분석의 이해 10-2 DISC 성격유형 분석의 활용(직원&환자)

학습명	학습 내용명
11. 의료서비스 접점(MOT) 분석	11-1 MOT의 이해 11-2 병원의 고객 접점(MOT)분석
12. 고객중심의 의사소통	12-1 고객중심의 의사소통과 병원중심의 의사소통 12-2 신뢰를 높이는 의료 커뮤니케이션
13. 성과를 내는 의료상담 전략	13-1 비대면 상담(전화, SNS 등) 전략 13-2 대면상담 전략 및 불만 고객 응대법 13-3 환자에 대한 배려와 개인정보 보호

학습 1 병원경영의 이해

학습 목표

1. 병원경영의 이해를 이해할 수 있다.

1-1 병원의 개념 이해

1. 병원의 정의

병원(Hospital)은 병이 들거나 외상을 입은 환자들을 치료해 주는 시설이다. 현대에 들어서 병원이란 이름으로 통일되었으나, 과거부터 명칭 상의 차이만 있을 뿐 오랜 인류 역사 속에서 계속 이어져온 시설이다.

의료법에서는 병원은 의료인이 공중 또는 특정 다수인을 위하여 의료 또는 조산의 업(의료업)을 행하는 곳이다. 그리고 병원급 의료기관을 병원 · 치과병원 · 한방병원 · 요양병원 · 정신병원 · 종합병원 6가지로 분류하고, 의원급 의료기관을 의원 · 치과의원 · 한의원 3가지로 분류하며, 조산원도 의료기관으로 포함하고 있다(의료법 제3조).

병원은 사회적인 기능과 의료적인 기능을 통합한 역할을 수행하는 기관으로서, 지역사회 주민에게 치료와 예방을 포함한 총괄적인 의료를 서비스한다. 또한 외래 진료 활동에 있어서는 가족의 건강증진뿐만 아니라 가정의 환경 개선까지도 담당하고, 아울러 의료 종사자들의 훈련과 생물학적 · 사회학적 연구에 있어서 중심적인 역할을 수행하는 곳이다(세계 보건기구 : WHO).

병원이라는 어원에는 Hostel, Hotel, Host, Hospice 등과 관련된 어휘로 Hospitality라는 의미를 내포하고 있다. 또한 병원이란 호텔형 서비스와 진료를 합한 것을 의미한다.

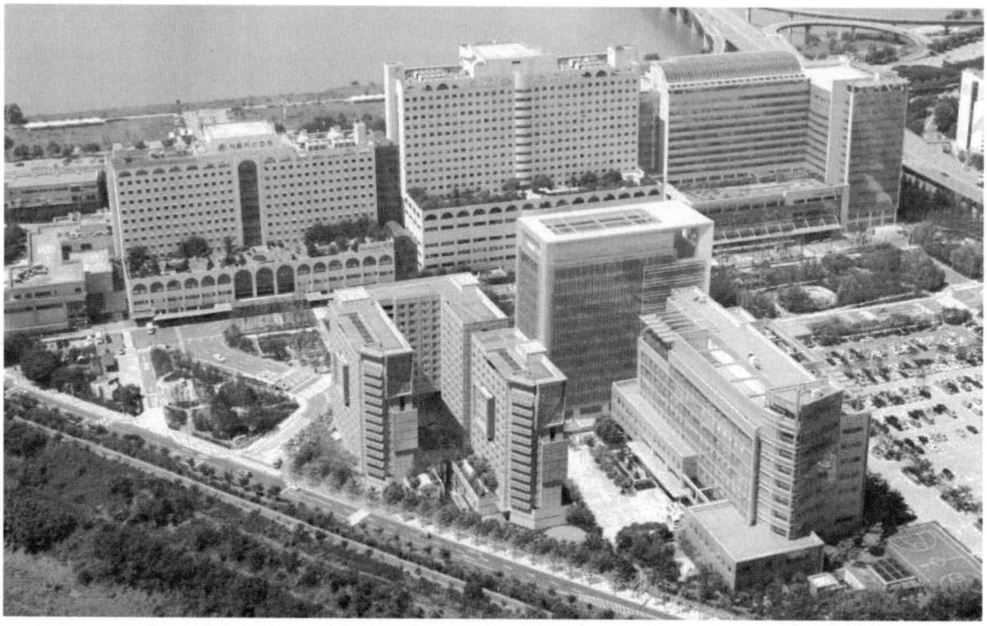

[그림 1-1] 서울아산병원

2. 병원의 기능

병원은 의료서비스인 진료기능뿐만 아니라 지역 주민의 보건문제를 포함하여 광범위한 사회적 기능을 다루는 중요한 기능을 담당하고 있다.

1) 진료 기능

병원이 환자를 수용하여 치료하는 시설로서의 기능으로 의사와 간호사 등과 같은 의료인에 의하여 이루어지는 진료 행위를 말한다.

2) 경영적 기능

병원은 비영리기관으로서 영리 추구가 금지되어 있다. 대한병원협회의 윤리강령에도 영리가 아닌 박애와 봉사정신을 강조하고 있다.

3) 사회적 기능

병원은 환자의 진료와 더불어 의료인의 교육과 의학연구를 위한 시설로서의 기능을 수행해야 한다. 의료기관은 의사, 간호사 및 기타 의료종사자에 대한 교육을 담당함으로써 후진 양성의 기능을 수행해야하며, 의학 연구의 핵심적 역할을 수행함으로써 지속적인 의학발전에 공헌해야만 한다.

4) 질병예방 기능

병원은 건강센터로서 예방의학적 활동을 담당하여 지역사회의 건강증진을 위한 공중보건 활동과 질병예방의 기능을 갖는다.

3. 환자의 정의

환자란 인내(Patience)를 가진 사람이란 의미로 의료적인 요소뿐만 아니라 전반적인 만족(Satisfaction)을 추구하는 고객(Customer)이란 의미보다 질병으로 규정된 소극적 의미다.

환자는 대개 아프거나 외상을 입은 상태에 처해 있으며 의사, 간호사 등 의료인으로부터 치료의 손길이 필요하다. 환자는 크게 외래환자와 입원환자로 나눌 수 있는데, 외래환자는 입원을 하지 않고 병원에 다니면서 진료를 받는 환자를 가리키고, 입원환자는 병원에 입원하여 진료를 받는 환자를 가리킨다.

4. 의료법상의 병원의 분류

1) 종합병원(의료법 3조의 3)

종합병원은 다음 각 호의 요건을 갖추어야 한다.

① 100개 이상의 병상을 갖출 것

② 100병상 이상 300병상 이하인 경우에는 내과 · 외과 · 소아청소년과 · 산부인과 중 3개 진료과목, 영상의학과, 마취통증의학과와 진단검사의학과 또는 병리과를 포함한 7개 이상의 진료과목을 갖추고 각 진료과목마다 전속하는 전문의를 둘 것

③ 300병상을 초과하는 경우에는 내과, 외과, 소아청소년과, 산부인과, 영상의학과, 마취통증의학과, 진단검사의학과 또는 병리과, 정신건강의학과 및 치과를 포함한 9개 이상의 진료과목을 갖추고 각 진료과목마다 전속하는 전문의를 둘 것

종합병원은 필수진료과목 외에 필요하면 추가로 진료과목을 설치·운영할 수 있다. 이 경우 필수진료과목 외의 진료과목에 대하여는 해당 의료기관에 전속하지 아니한 전문의를 둘 수 있다.

2) 병원(의료법 3조의 2)

병원·치과병원·한방병원 및 요양병원(이하 '병원 등'이라 한다)은 30개 이상의 병상(병원·한방병원만 해당한다) 또는 요양병상(요양병원만 해당하며, 장기입원이 필요한 환자를 대상으로 의료행위를 하기 위하여 설치한 병상을 말한다)을 갖추어야 한다.

3) 의원(의료법 3조)

의원급 의료기관은 의사, 치과의사 또는 한의사가 주로 외래환자를 대상으로 각각 그 의료행위를 하는 의료기관으로서 그 종류는 의원, 치과의원, 한의원이다.

1-2 병원경영 환경의 변화

1. 의료시장의 경쟁심화

1) 의료시장의 양적인 팽창

지난 10년간 병원 산업은 눈부신 팽창을 지속해 왔다. 병원 수로 보면 2000년에 종합 병원 285개, 병원 581개 등 총 866개로 210,473개 병상에서 2019년 말에는 1,486개 병원에 총 718,145병상으로 늘어났다. 병원 수로 보면 1.76배, 병상 수로는 2.93배 증가한 규모다.

2019년에 단일 병원 수입이 10조 원을 넘어선 곳이 등장할 만큼 진료 수입 또한 빠르게 증가하고 있다. 이른바 국내 최대 규모의 '빅5' 종합병원(삼성서울병원·서울대병원·서울성모병원·서울아산병원·세브란스병원)의 외래환자 수익이 급증하고 있는 것으로 나타났다. 상급종합병원을 이용하는 경증 환자의 쏠림현상이 가속화되고 있는 것이다. 즉 의료시장의 영적인 팽창과 더불어 진료기관도 수적·양적으로 팽창하고 있다.

2) 대기업의 의료사업 진출

선진 경영을 앞세워 대기업이 의료시장에 진출하면서 첨단 의료기기와 설비, 병원정보관리시스템 구축, 우수인력확보를 위한 자본투자, 기업의 고객중심 경영기법을 병원경영에 도입하면서 병원의 대형화, 고급화, 전문화를 주도하고 있다.

3) 의료시장의 개방

1995년 WTO체제의 출범과 1996년 12월 OECD가입과 함께 2005년 의료시장개방으로 글로벌 경쟁시대에 돌입하게 되었다. 외국병원은 국내병원과 동일하게 환자를 진료함으로써 일정 수익을 보장받고, 5~7배 비싼 진료비, 건강보험 적용 제외, 영리법인 허용, 세제 및 자금지원 혜택 등 각종 특혜를 받게 된다.

이는 선진의료기술 도입의 창구, 외국으로의 진료비 유출 억제, 선진의료시스템의 도입을 통한 국내병원들의 경쟁유도 등을 꾀하는 것이지만 긍정적인 측면만 있는 것이 아니다. 국내병원 진출제한 '역차별' 논란을 벌이며 국내 의약 단체들은 경제특구에 내국병원 진출 허용 등을 요구하고 있다. 이는 결국 보다 높은 수준의 의료수가 인상과 규제완화 요구로 이어질 것이며, 나아가 국내병원의 영리법인화와 건강보험 제외 주장으로 연결될 것이다.

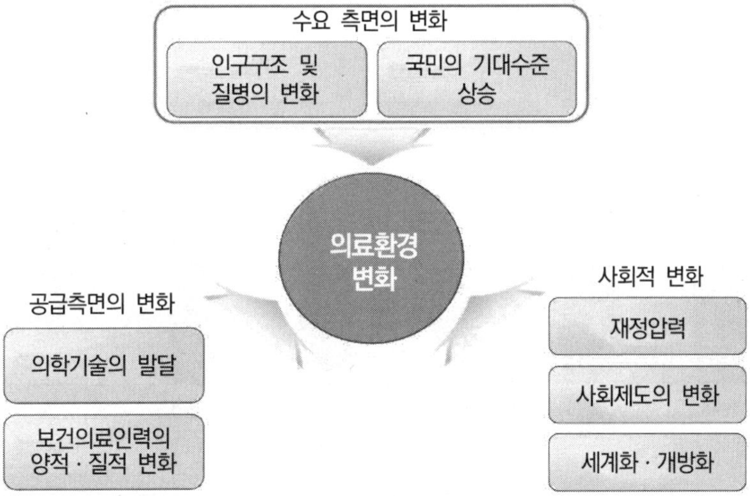

[그림 1-2] 의료환경 변화 요인

2. 병원서비스의 수요변화

1) 전국민 의료보험제도 실시

우리나라 국민이라면 누구나 건강보험에 가입돼 의료보험의 혜택을 받을 수 있는 국민건강보험은 사회보장제도로서 1989년 7월 1일에 실시됐다. 국민건강보험 시행 30년이 가지는 의의는 국민건강보험이 한국이 복지국가로 진입하는 초석을 다졌다는 점이다.

또한 전국민 의료보험제도 실시로 인하여 병원 이용률이 증가하고 있다.

2) 고객의 소득수준 향상

[그림 1-3]처럼 연도별 기준 중위소득(4인 가구 기준)은 국민의 최저생활을 보장하고 자활을 돕는 것을 목적으로 하는 국민기초생활보장의 급여의 기준을 정하는 중요 지표이다.

국민들은 매년 소득 수준의 향상으로 인하여 질적 의료서비스에 대한 기대가 높아지고, 삶의 질의 높이기 위한 보완대체의학, 요양서비스, 방문간호, 호스피스 등 의료 수요의 다양화 및 양질의 의료서비스를 요구하고 있다.

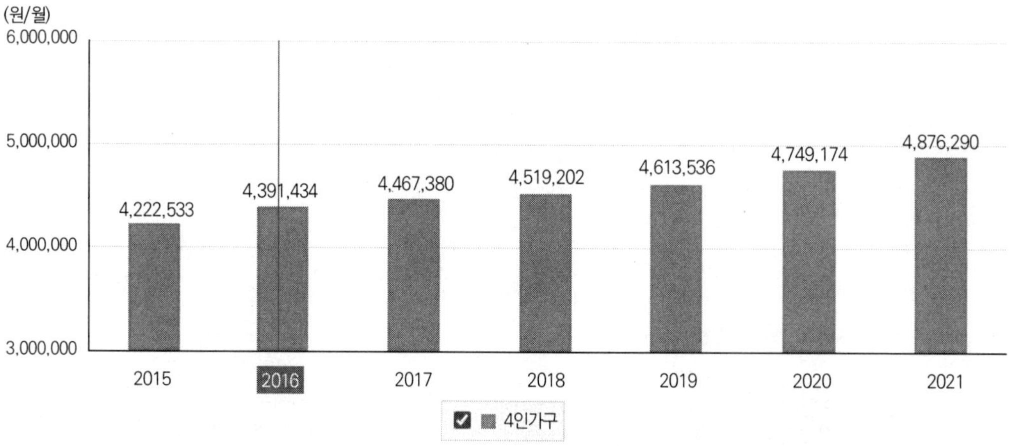

[그림 1-3] 연도별 기준 중위소득(4인 가구 기준)

3) 평균수명의 연장

2020년 한국인 평균 수명이 81세로의 연장으로 인하여 100세 시대에 이어 120세대가 화두가 되고 있다. 1960년 52.4세에 불과했던 기대수명이 1990년에는

71.4세, 2016년에는 82.4세로 증가했다. 하지만 건강수명은 2016년 평균 64.9세로, 생애 마지막 17.5년은 건강 문제로 활동에 제약을 받으며 산다. 그러므로 1인당 의료서비스의 수요가 증가하고 있다.

3. 고객의 힘 증대

1) 고객의 의학적 지식 증가

일반 국민들과 환자들의 의료정보에 대한 지식, 기대의 증대와 이용행태의 변화가 주된 환경변화 요인이라 하겠다.

현재는 모바일 스마트폰 시대이므로 인터넷 및 SNS을 통하여 언제든지 고객이 원하는 모든 의학 전문 지식을 쉽고 빠르게 고객들끼리 주고 받는다. 또한 관련 전문의들의 해박한 지식을 쉽게 동영상 내지는 간단한 페이스북, 인스타그램, 틱톡, 소셜미디어 등을 통하여 실시간 정보를 제공함으로써 의학정보의 보급화와 대중화를 이루고 있다.

2) 소비자의 의식향상

많은 고객들은 경제적 자산을 새로운 측면에서 바라보며 특별 보급 의료정보, 브랜드 등을 통하여 소비자들이 민감해지고 있다. 특히 소비자들은 자신의 니즈를 해결해주는 브랜드에 주목하고 있다. 특히 소비자들은 우선순위, 라이프 스타일, 기존의 가치를 새롭게 평가하며 건강과 웰니스(웰빙 Well-being과 건강 Fitness의 합성어, Wellness : 신체적 · 정신적 · 사회적으로 건강한 상태)를 유지 및 향상시킬 방법을 모색하고 있는 방향으로 의식이 변화하고 있다. 이러한 소비자의 의식향상을 통하여 소비자 행동이 적극적인 건강한 라이프스타일 성향으로 변화하고 있다.

3) 소비자 보호를 위한 제도와 법률의 제정

2004년 소비자 보호법이 제정되고 소비자는 스스로의 안전과 권익을 향상시키기 위하여 의료정보 및 필요한 지식을 습득하는 동시에 자주적이고 성실한 행동과 환경친화적인 소비생활을 하고 있다.

그러므로 의료관련 정보를 통하여 소비생활의 향상과 합리화에 자신의 권익을 보호하기 위한 행동이 적극적으로 변화하고 있다.

수행 내용

재료 · 자료

- 병원경영 및 의료서비스 관련 자료

기기(장비 · 공구)

- 컴퓨터, 문서작성 프로그램, 프린터, 주변기기

안전 · 유의사항

- 병원경영 및 의료서비스 관련 장비의 안전 및 유의사항을 숙지한다.

수행 순서

01 병원에서의 환자권리와 의무에 대한 사례를 들어 분석하라.

삼성서울병원은 환자, 보호자의 요구와 권리에 대한 존중을 기반으로 하여 병원 정책을 운영한다.

'환자의 권리와 의무'는 병원을 이용하는 환자, 보호자의 권리와 의무를 구체적으로 명시함으로써, 권리를 증진시키고 최선의 의료서비스를 제공하는 데 목적이 있다.

1. 환자의 권리

1) 진료 받을 권리

환자는 자신의 건강보호와 증진을 위하여 보건의료서비스를 받을 권리를 갖고, 성별 · 나이 · 종교 · 신분 · 국적 · 언어 · 인종 및 신체적, 정신적, 경제적 사정 등을 이유로 차별받거나 건강에 관한 권리를 침해 받지 아니하며, 의료진은 정당한 사유 없이 진료를 거부할 수 없다.

2) 알 권리 및 자기결정권

환자는 의료진 등으로부터 담당 의료진의 전문분야, 질병상태, 치료목적, 치료계획, 치료방법, 치료예상결과 및 부작용, 퇴원계획, 진료비용, 의학적 연구대상 여부, 장기이식 및 기증 여부 등에 관하여 충분한 설명을 듣고 자세히 물어볼 수 있으며, 이에 관한 동의 여부를 결정할 권리가 있다.

윤리적인 범위 내에서 특정치료 및 계획된 진료가 시작된 이후 이를 중단하거나 거절할 수 있고, 대안적 진료에 대한 설명을 듣고 결정할 수 있다.

3) 비밀을 보호받을 권리

환자는 진료와 관련된 신체상, 건강상의 비밀과 사생활의 비밀을 침해 받지 아니하며, 의료진과 의료기관은 환자의 동의를 받거나 범죄 수사 등 법률에서 정한 경우 외에는 개인정보 공개를 포함하여 비밀을 누설, 발표할 수 없다.

4) 상담 및 조정을 신청할 권리

환자는 의료서비스 관련 분쟁이 발생한 경우, 내부기관 또는 외부기관(한국소비자원, 한국의료분쟁조정중재원 등)에 상담 및 조정을 신청할 수 있다.

5) 가치관이나 신념을 존중 받을 권리

환자는 문화적, 종교적 가치관이나 신념 등의 이유로 차별 받거나 권리를 침해 받지 않다.

6) 신체적 보호와 안정을 취할 권리

환자는 병원에서 발생할 수 있는 위험으로부터 보호받고 심신의 안정을 취한 권리가 있다.

2. 환자의 의무

1) 의료진에 대한 신뢰 및 존중의 의무

환자는 자신의 건강 관련 정보를 의료진에게 정확히 알리고, 의료진의 치료 계획을 신뢰하고 존중하여야 한다.

2) 부정한 방법으로 진료를 받지 않을 의무

환자는 진료 전에 본인의 신분을 밝혀야 하고, 다른 사람의 명의로 진료를 받는 등 거짓이나 부정한 방법으로 진료를 받지 않다.

3) 병원 내 관련 규정 준수 의무

환자는 병원 내 관련 규정을 준수하고 직원과 다른 환자를 존중하여야 하며, 병원과 체결된 재정적 의무를 성실히 이행하여야 한다.

02 세계 각국의 원격의료 도입에 따른 여러 가지 장애요인에 대하여 분석하라.

현재 대다수 국가에서 공통적으로 가지고 있는 〈표 1-1〉처럼 원격의료 장애요인은 기존 기술에 대한 관성이나 혁신에 대한 저항, 보험급여 지급 이슈, 규제 및 데이터 환경 개선 미흡, 기술 활용 부진, 환자 권한 및 국민인식 저조 등으로 지적한다.

원격의료 서비스가 시작되면 헬스케어 산업의 게임체인저가 될 잠재력은 충분하며, 시행과 보급에 있어서는 정부, 기술기업, 헬스케어 서비스 공급자들이 장애요인 해소를 위해 협력할 필요가 있다.

〈표 1-1〉 원격의료 도입의 장애 요인

장애 요인	주요 내용
기술 관성 및 혁신에 대한 저항	• 원격의료에 대한 수요가 높아짐에도 불구하고 한국, 일본, 일부 유럽국가들은 발전된 통신 인프라에도 기술 관성(Technology Inertia)에 빠져 규제 개혁에 미온적 • 아시아, 아프리카, 라틴 아메리카 등지에서는 기존 모바일 시스템과 클라우드 서비스를 통한 원격의료의 도입의 신속히 이루어지지 못하는 실정 • 이를 극복하기 위해서는 정부와 규제 당국, 주요 기술기업, 스타트업 등이 협력할 수 있는 여건을 만들어줄 정치적 리더십과 지침이 필요
보험급여 지급 이슈	• 다수 국가에서 원격의료에 대한 보험급여 지급기준 완화 여부가 원격진료 확산의 장애요인이 되고 있는 상황 • 전국민 의무보험 제도가 시행되는 곳에서는 보험급여 지급기준 완화가 상대적으로 용이할 수 있지만, 수백만명의 미가입자가 있는 국가에서는 쉽지 않은 문제
규제 및 데이터 공유환경 미흡	• 헬스케어 분야가 가지는 특유의 제도적 경직성으로 인해 원격 의료 도입에 필요한 규제 개혁이 지연 - 평상시 이 같은 제도적 경직성은 환자의 사생활 정보 보호 및 의료기관의 안전성을 제고하기 위해 필요하나, COVID-19 판데믹 상황에서는 특히 환자

장애 요인	주요 내용
	정보보호 및 사생활 정보 관련 규제 당국의 신속한 행동이 필요 • 안전 및 기술 표준 역시 스타트업과 기술업체의 시장 진입에 걸림돌 – 아시아 지역 국가들의 팬데믹 대처에서 드러난 초기 성공은 법제도, 표준, 사생활보호와 공공보건 간의 균형을 잡는데 있어서 드러난 신속성 때문 • 보건 의료체계에서 개인정보 보호의 핵심은 지키되 데이터 공유 관련 규제를 완화함으로써 환자 데이터 공유를 원활하게 만들 필요성 부각
AI 기술 활용 부진	• 대다수 국가에서 병원들은 IT예산 부족, 복잡한 레거시 시스템, 인적자원부족 등으로 인해 원격의료 채택이 지지부진 • 최근의 추세는 원격의료는 미국의 MDLIVE, 영국의 Babylon Health, 스웨덴의 Doktor24 등 스타트업들이 주도하는 경향이나, 이들 스타트업 역시 의사들이나 의료계 기득권의 저항을 극복하는데 한계에 봉착 • 코로나19 사태와 같은 비상시에는 병원들 역시 보건서비스 전달체계에서 원격의료를 추진하지 않을 수 없다는 점을 절실하게 경험 중
환자 권한 부여 및 공공 대상 홍보	• 환자들이 집을 떠나지 않고도 편안하게 치료를 받을 수 있다는 것을 인식하는 것이 필요 • 사회적 거리두기 캠페인 전략과 유사하게 정부는 정치적 연설, 공공 보건 캠페인, 온라인 교육 프로그램을 적극적으로 구사함으로써 원격의료채택을 진흥해 나갈 필요성 제기

03 병원 의료데이터의 민간 개방 확대에 대하여 분석하라.

2020년 1월 '데이터3법(개인정보 보호법 · 정보통신망법 · 신용정보법)'이 국회 본회의를 통과함에 따라, 병원에 쌓인 환자의 의료데이터가 적극 활용되도록 민간 개방이 확대된다. 또한 국민이 혁신적 의료기술을 빠르게 접하도록 인공지능(AI)과 같은 신기술이 융복합된 의료기기에 대한 허가가 빨라진다. 건강생활을 실천하면 포인트를 받아 보험료 납부에 쓸 수 있는 제도도 신설된다.

정부는 관계부처 합동으로 수립한 '바이오헬스 핵심규제 개선방안'을 혁신성장전략회의에서 의결해 추진한다. 정부는 바이오헬스 산업을 미래 3대 주력산업으로 육성하기 위해 지난해 9월부터 업계와 함께 규제개선 과제를 발굴해왔다.

이번에 선정된 15개 개선 과제는 크게 신산업 연구환경 조성, 혁신의료기기 육성, 건강관리 서비스 활성화, 불필요한 규제 철폐 등으로 나뉜다.

1. 가명 처리한 의료데이터의 제3자 제공에 관한 법적 근거 마련

먼저 의료데이터 활용과 민간 개방이 확대된다. 그동안 의료데이터의 개인 비식별화 조치가 미흡해 신약이나 의료기기 개발에 활용이 어려웠다.

이미 개인정보보호법이 개정돼, 앞으로 데이터 이용 절차와 가명 처리에 필요한 보안 조치 등 가이드라인이 마련된다.

4차 산업혁명의 핵심인 빅데이터 활용에 어려움이 없도록 개선하되 가명 처리된 정보조차 제공하기 싫은 개인의 주체권을 존중하기로 했다. 복지부 담당자는 "가명 처리된 정보 제공도 원치 않는다고 명시한 경우 제외하는 '옵트아웃(opt-out)제도'를 도입할 방침"이라고 말했다.

2. 5대 보건의료 빅데이터센터 구축해 연동…폐지방 재활용 허용

데이터 생산과 활용을 지원할 5대 보건의료 데이터 센터가 구축된다. 보건의료 빅데이터센터, 국립보건연구원 유전체센터, 데이터 중심병원 지원센터, 인공지능 신약개발센터, 피부 유전체 분석센터 등으로 나눠 효율성을 높인 뒤 연계해 데이터 가치를 높일 계획이다.

지방흡입술로 나온 인체 폐지방을 앞으로는 줄기세포 연구 등에 재활용할 수 있게 된다. 마이크로바이옴(인체 내 미생물)이나 오가노이드(장기 유사체) 등 새로운 인체유래 파생 연구자원에 대한 기관생명윤리위원회(IRB) 심의 가이드라인이 마련돼 연구현장의 혼란을 해소한다.

바이오헬스 분야에도 대한민국 명장 제도가 도입된다. 지금까지 총 37개 분야 97개 직종에서 명장이 선정돼 장려금 등이 지원됐으나 바이오개발에는 없었다.

3. 가상현실 의료기기 품목 신설, 우선 심사로 혁신기술 활성화

혁신 의료기기 육성과 관련해서는 VR(가상현실)과 AR(증강현실) 기반의 융복합 의료기기에 대한 품목을 신설한다. 최근 이 같은 소프트웨어 개발이 증가하고 있으나 별도의 품목이 없어 해외 수출 등에 애로가 많았다. AI 영상진단기기처럼 새로운 기술이 도입된 혁신의료기기는 우선심사제도로 특례를 부여하고 선진입, 후평가 제도도 확대된다.

4. 건강관리서비스에 인증제 도입, 건강인센티브제 시범사업

최근 여러 건강관리 서비스가 개발되고 있으나 소비자가 효과를 판단하기 어렵다는 지적에 따라, 인증제를 도입해 선택에 참고가 되도록 제시한다. 또한 아프면 돕는 사후치료

중심의 건강보험 제도에서 벗어나, 건강생활을 잘 실천한 사람에게 보상을 제공하는 건강생활실천지원금제(건강인센티브제) 시범사업을 2021년 7월부터 실시한다.

소비자가 직접 의뢰해 받는 유전자검사(DTC)의 허용 범위를 확대해 기업 경쟁력을 높이고, 유사한 인증제도가 복수로 운영되는 유전자 검사기관 인증제를 단일화한다.

5. 이중규제 등 불필요한 규제 철폐…의료기기 광고규제 합리화

이외에도 첨단의료복합단지 입주기업의 생산시설 규모제한을 완화하고, 의료기기에 대한 전기생활용품 안전인증 면제를 확대한다. 1회용 의료기기 업체에 부과됐던 폐기물 부담금에 대한 내용을 개선하고, 의료기기 광고 규제를 완화한다. 지금은 사진이나 그림으로 의료기기 사용 전후를 비교할 수 없지만 소비자 이해를 높일 수 있다는 점에서 허용할 방침이다.

이번 규제개선방안에 대해 "바이오헬스 신산업 육성을 통해 국민이 혁신적 의료기술을 신속히 접하고, 국민건강 증진에 기여할 수 있도록 핵심규제 위주로 선정했다. 4차 산업혁명 시대의 대표적 미래 먹거리 산업인 보건산업이 성장하여 일자리 창출 및 혁신성장에 기여할 수 있을 것으로 기대한다."

04 병원에서 의료의 질(Quality) 향상 관련 사례에 대하여 분석하라.

최근 의료환경의 변화는 의료기관에 많은 영향을 미치고 있으며, 그 결과 대부분의 의료기관에서 경영성과가 악화되고 있다. 정부의 건강보험 재정안정을 위한 각종 정책, 의료인과 의료기관의 절대 수 증가로 인한 의료시장 내 경쟁의 심화, 그리고 일반 국민들과 환자들의 의료에 대한 지식, 기대의 증대와 이용행태의 변화가 주된 환경변화 요인이라 하겠다.

이러한 환경변화 중에서 의료정책의 변화는 의료계가 공동으로 대처하여야 할 사항이지만 의료시장 내에서 고객의 선택을 받는 일은 의료기관의 몫이라 할 수 있다.

일반적으로 기업에서는 경쟁에서 살아남기 위해 기본적으로 가격과 품질을 통하여 고객을 대상으로 승부를 하게 된다. 그러나 의료기관에서는 가격에 해당되는 건강보험 수가가 대부분 정부에 의해 규제되고 있으므로 의료의 질이 경쟁상황에서 생존할 수 있는 유일한 수단이 된다고 할 수 있다.

의료에 있어 질(Quality)의 문제는 직업적, 윤리적 과제가 아니라 의료기관 경영에 있어 가장 핵심적인 화두가 되었으며 질 향상, 경쟁력 확보, 고객만족, 수익증대의 사이클이 의료기관 경영의 주된 활동이 되고 있다.

1. 누구를 위한 의료 질인가?

과거 의료에 있어 질의 문제는 의료공급자 측면에서 관심을 가지는 주제였다. 의료의 특성상 의료인들은 양질의 의료를 제공하여야 한다는 직업적 윤리관에 의해 과소진료, 과잉진료를 지양하고 전문인으로 수용하기 어려운 질이 낮은 진료를 제거하는데 목적이 있었다. 그러나 최근 의료에 대한 소비자들의 지식이 증가하고 경쟁시장에서 고객만족이 의료기관 경영의 중요한 과제로 대두되면서 의료의 질은 고객중심의 접근을 요구하고 있다. 공급자가 의료의 질을 정의하는 것이 아니라 고객이 정의한 양질의 의료를 공급자가 수용하여야 하는 시대가 된 것이다. 질 향상을 위한 노력을 하기에 앞서 항상 고객이 요구하는 의료는 무엇인가라는 질문을 하는 것이 필요하게 되었다.

따라서 의료에 있어 양질의 의료란 '고객의 타당한 욕구를 충족시켜 주는 것'이라 정의하고 있으며, 의료의 질 향상도 그 초점이 공급자 중심에서 고객중심으로 바뀌게 되었다.

2. 의료의 질 향상을 위한 대상

의료의 질을 다룬 유명한 학자인 Donabedian은 의료는 본질적으로 기술적인 측면(Technical Aspects), 의사-환자와의 관계(Doctor-patient Relationship), 그리고 안락성(Amenities)으로 구성되어 있다고 하였다.

의료기관에서 고객만족을 위해 의료의 질 향상을 도모한다면 위의 3가지 요소가 균형 있게 향상되어야 양질의 의료를 제공할 수 있게 된다. 최근 시설, 인테리어 등의 외적인 요소와 친절, 인사와 같은 친절성이 의료의 질 향상의 주체인 것처럼 인식되고 있는 경향이 있으나 이는 고객만족을 위한 부분일 뿐이며, 의료의 질 향상을 위한 올바른 접근은 아니라 할 수 있다.

의료기관의 유형이나 특성에 따라 고객의 기대가 다르므로 의료기관에서는 그 기관의 특성에 따라 전문적 지식과 기술에 바탕을 둔 의료를 시행하여야 하며, 고객에게 신뢰를 줄 수 있고 고객이 자신을 위해 최선을 다하고 있다고 인식하는 의사-환자 관계가 정립되어야 하며, 여기에 의료이용의 편리성과 안락성이 가미되어야 올바른 양질의 의료라 할 수 있다. 따라서 고객만족을 위한 양질의 의료를 위해서는 의료의 본질적 속성 3가지가 균형 있게 향상되어야 한다.

3. 의료의 질 향상을 위한 접근

의료기관에서 의료의 질 향상을 하기 위해서는 크게 2가지 접근방법이 있다.

하나는 문제가 있다고 판단되는 의료행위나 결과를 찾아내어 관리하는 것이고, 다른 하나는 현재 제공되고 있는 의료의 전반적인 수준을 향상시키는 것이다.

전자는 과거 QA(Quality Assurance)라고 하여 주로 임상적인 측면에 초점을 두고 bad apple을 찾아내려고 하였던 것이고, 후자는 최근 논의되고 있는 CQI(Continuous Quality Improvement)를 말한다.

의료기관에서 양질의 의료를 시행하기 위해서는 QA와 CQI 프로그램이 조화를 이뤄 운영되는 것이 바람직하다.

QA 프로그램을 통해서는 수용하기 어려운 의료행위나 결과를 찾아내어 예방하여야 하며, CQI 활동을 통해서는 고객의 욕구를 충족시킬 수 있는 의료의 질 향상을 도모해야 한다. CQI는 본질적으로 고객중심의 사고 속에 직원들의 참여와 창의성을 바탕으로 객관적 자료를 활용하여 업무과정을 개선해 가는 활동이다.

최근 많은 의료기관들이 CQI 활동에 관심을 보이면서 CQI 프로그램을 활발히 실시하고 있는 의료기관들이 늘어나고 있는 추세여서 고무적이라 생각된다.

그러나 CQI가 의료기관에 정착하기 위해서는 최고 경영자를 비롯한 리더들의 질 중심의 사고와 솔선수범과 질 향상을 추구하는 조직문화가 뒷받침이 되어야 하며, 특히 의사들의 참여가 핵심적인 요인이라는 것을 잊지 말아야 한다. 의료에 있어 가장 중심에 있는 의사들이 고객만족을 위한 프로세스 개선에 적극 참여하여야 진정한 의료의 질 향상을 기대할 수 있다.

의료환경의 변화와 함께 의료기관에서도 의료의 질에 대한 중요성이 점차 강조되고 있다. 지금과 같은 경쟁시대에서 의료기관의 생존은 의료의 질을 통한 경쟁적 우위확보와 고객만족만이 보증할 수 있다는 확실한 인식이 필요하며, 이는 일반기업이 의료계에 보여준 교훈이라 할 수 있다.

의료기관에서 의료의 질 향상 활동이 성공적으로 정착되기 위해서는 질 향상이 고객을 위한 것이라는 점을 명확히 하고, 의료의 본질적 요소를 균형 있게 다루어야 하며, 특히 최근 논의되고 있는 CQI 활동이 유용한 수단이라는 인식이 필요하다 하겠다.

05 병원의 SWOT 분석 및 대응전략에 대하여 분석하라.

1. 환경 분석

환경 분석은 병원 시장을 둘러싸고 발생하는 다양한 요인들에게 초점을 두고 있다. 특히 전략개발에 직간접적으로 영향을 미칠 수 있는 환경 요인의 변화 추이를 분석하는 것으로써 환경 요인에는 인구 통계적 환경, 경제적 환경, 사회 · 문화적 환경, 기술적 환경, 법적 · 정치적 환경, 자연적 환경 등이 있다. 또한 환경 분석은 의료 환경의 변화에 따라 조직 내부의 적합성을 제공하기 위해 조직의 미션과 전략에 영향을 미치는 내외적 환경 요인을 체계적으로 분석함으로써 조직의 현 위치를 파악하고 향후 나아갈 전략 방향을 설정하는 것을 의미한다.

2. 의료 환경의 변화

병원의 내부환경 변화로는 병원 규모의 변화와 병상 수 증가에 따른 이용률 하락, 전문병원의 출현과 약진 등이 있으며, 외부환경의 변화는 병원간 의료서비스 경쟁이 날이 갈수록 더욱 심화되고 있다.

1) 소비자 요인

국민 소득 수준의 증가, 국민 의료비 증가, 소비자 권리 의식의 변화, 질병 구조의 변화하고 있다.

2) 기술적 요인

의료 기술의 발전과 고가 장비 도입 설치, 의료 정보 시스템의 발달 등이 있다.

3) 제도적 요인

의료 제도의 개혁, 의료 수가 제도의 변화, 의료서비스 기준 강화, 의료서비스 시장의 개방 압력 등에 직면해 있다.

3. 병원의 SWOT 분석

병원 내부의 강점과 약점을 파악하고, 병원 외부의 기회와 위협 요인을 규명하는 환경 분석이다. 병원경영은 내·외부환경으로부터 끊임없이 영향을 받기 때문에 병원과의 경쟁, 타 병원의 경영 상태, 진료 인원, 경영 전략 등을 객관적인 입장에서 평가하고 전략 수립이 필요하다. 병원의 조직은 내부 능력의 강점과 약점이 존재하며, 병원의 외부환경은 병원의 기회와 동시에 위협 요인이 될 수 있다. 따라서 병원의 강점은 최대한 활용하고 약점은 최소화하여 위협 요인을 극복하여야 한다. 병원의 SWOT 분석과 중점 전략 과제를 도출하는 데는 경쟁자 분석, 본원(자사) 분석, 고객 분석 등이 활용되고 있다.

1) 병원의 SWOT 분석

병원의 SWOT 분석 내용은 〈표 1-2〉과 같다.

〈표 1-2〉 SWOT 분석 내용

강점(Strengths)	약점(Weakness)
병원이 경쟁 병원과 비교하여 우위를 점하는 조직의 특별한 속성	병원이 경쟁 병원과 비교하여 활동 능력이 우위에 있지 않은 속성
기회(Opportunities)	**위협(Threats)**
병원을 둘러싸는 환경 요인 중 병원에 큰 편익을 가져올 가능성이 큰 환경 요인	병원을 둘러싸는 환경 요인 중 병원이 큰 손실을 줄 가능성이 큰 환경 요인

2) SWOT 분석 대응 전략

SWOT 분석의 대응 전략 내용은 〈표 1-3〉와 같다.

〈표 1-3〉 SWOT 분석 대응 전략 내용

내부 요인 / 외부 요인	내부 강점(S) (Strengths)	내부 약점(W) (Weakness)
외부 기회(O) (Opportunities)	SO전략(공격적 전략)	WO전략(방향 전환 전략)
외부 위협(T) (Threats)	ST전략(다각화 전략)	WT전략(방어적 전략)

① SO전략은 병원 내부의 강점과 외부환경의 기회를 활용하여 극대화하는 전략으로 병원의 입장에서는 가장 바람직하다고 할 수 있다.

② ST전략은 병원이 내부적으로 다른 기관과 비교한 결과 장점이 있으나 외부적으로 위협이 되는 상황에 부딪힌 경우이다. 이때에는 외부의 위협을 최소화하거나 없애고자 조직 내부의 강점(㉮ 마케팅 능력, 조직 관리 능력 등)을 최대한 활용하는 전

략이 필요하다.

③ WO전략은 병원이 외부적으로 기회는 있으나 내부적으로 부족한 면이 있는 상황에 부딪친 경우로 내부의 약점을 보완하기 위하여 조직 외부로부터 필요로 하는 기술이나 인력 등을 도입하여 활용하는 전략이다.

④ WT전략은 병원이 외부적으로나 내부적으로 좋지 않은 상황에 부딪친 경우이다. 이 때에는 약점과 위협을 최소화하는 전략 수립이 필요하다.

3) SWOT 분석 시 고려 사항

SWOT 분석은 조직 내부의 강점과 약점을 외부적 환경의 위협과 기회를 조화시켜 장래의 발전 방향을 모색하는 환경 분석 방법이며, 작성 시 고려 사항은 다음과 같다.

〈표 1-4〉 SWOT 분석 시 고려 사항

	강 점	약 점
내부적 요인	① 독특한 능력 ② 적합한 재무적 지원 ③ 좋은 경쟁기술 ④ 이용자의 호의적 생각 ⑤ 인정받고 있는 시장선도자 ⑥ 규모의 경제 활동 ⑦ 원가상의 우위 ⑧ 경쟁적 우위 ⑨ 제품혁신 능력	① 불분명한 전략 ② 경쟁적 지위 쇠퇴 ③ 낙후된 시설 ④ 평균 이하의 수익성 ⑤ 주요 기술이나 능력 부족 ⑥ 경쟁적 압박에 대한 대응 취약 ⑦ 연구개발 부족 ⑧ 시장에서 빈약한 지위 ⑨ 전략 변경에 필요한 자금부족
	기 회	위 협
외부적 요인	① 새로운 고객집단 확보 ② 새로운 시장 및 세부시장 진입 ③ 고객의 욕구 해결을 위한 제품 계열 확장 ④ 관련 제품 다각화 ⑤ 좋은 전략 집단으로 이동할 수 있는 능력 ⑥ 경쟁기업 간의 전략적 제휴 ⑦ 빠른 시장 성장	① 새로운 경쟁자 진입 가능성 ② 대체품 판매량 증가 ③ 느린 시장성장 ④ 역행하는 정부의 방침 ⑤ 경쟁적 압력 증가 ⑥ 경기 침체의 가변성 ⑦ 증가하는 고객 또는 공급 업자의 힘 ⑧ 구매자의 요구 및 취향의 변화 ⑨ 인구 통계적 변화

4) SWOT 분석 시 참고 사항

① 강점(Strong Point), 약점(Weak Point), 기회 요인(Opportunity), 위협 요인(Threat)을 BSC(Balanced Scorecard) 모형 및 경영 전략, 정보화 기반과 함께 분석하면 효과적이다.

② BSC 모형 : 조직이 발전하기 위한 재무, 고객, 프로세스, 학습의 4가지 측면 간의 균형을 강조하고, 이를 지속적으로 관리·발전시키기 위해 Robert Kaplan과 David Norton에 의해 제안된 평가 모형이다.

- 재무 측면 : 기업 활동의 결과는 수익성이며, 그 일부는 발전이 원동력이 되는 학습과 성장에 전략적인 재투자가 필요하다.
- 고객 측면 : 고객은 수익과 기업 존재의 원천이며, 상품·서비스에 대한 고객의 평가와 시장 점유율 등이 성과 기준에 포함되어야 한다.
- 내부 프로세스 측면 : 양질의 상품·서비스를 고객에게 제공하기 위해서는 내부 프로세스가 효율적·효과적 운영이 필요하다.
- 학습 및 성장(또는 혁신) 측면 : 내부 프로세스의 혁신을 위해서는 숙련되고 동기가 부여된 인적 자원과 축적된 지적 자원, 각종 정보 자원 등의 분배가 적절히 이루어져야 한다.

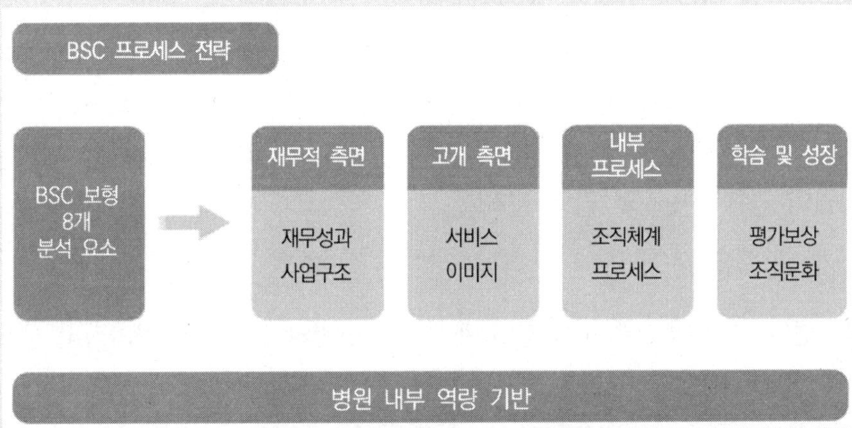

[그림 1-4] BSC 프로세스 전략도

5) 내부 및 외부환경 분석 시 참고 사항

① 내부환경 분석

- 조직의 자원, 수행 능력, 역량에 대해 이해
  - Resources(자원) : 가시적 vs 비가시적
  - Competencies(수행 능력) : 경쟁 우위의 원동력
  - Capabilities(역량) : 장원과 수행 능력의 결합
- 내부환경 분석 과정
  - 강점과 약점 파악
  - 각각의 강점과 약점을 형태별로 구분하고 순위를 부여

- 각각의 강점과 약점에 대한 경쟁 상대도 평가
- 경쟁 우위와 경쟁 열위 파악
- 전략 형성에 있어 경쟁 우위, 경쟁 열위에 집중된 전략 구상

② 외부환경 분석

- 외부환경 중심으로 효과성과 효율성
- 조직 외부에서 일어나는 현상에 대한 이해와 이러한 현상이 조직에 제공하는 메시지 파악(일반 환경, 의료시장 환경, 경쟁구도와 경쟁사 전략)
- 의료시장 환경(정부기관, 제3자, 협회, 이익 집단, 이해 집단 등)
- 외부환경 분석 과정은 조사, 감시, 추적, 예측, 평가

③ 경쟁자 분석

- 경쟁자 파악(직접 경쟁 상대 vs 잠재적 경쟁 상대)
- 경쟁자의 강점과 약점 파악
- 경쟁자의 전략적 움직임 및 전략 예측
- 경쟁자 분석(시장 점유율, 성장 전략)을 파악함으로써 조직의 새로운 비즈니스 기회 모색 및 효과적인 대응 전략 수립에 기여

4. 병원의 경영 진단 및 경영 분석

1) 병원경영 진단

병원의 경영 분석 정보에 의해 경영 체계로서 병원의 건실성을 평가하고 문제점을 도

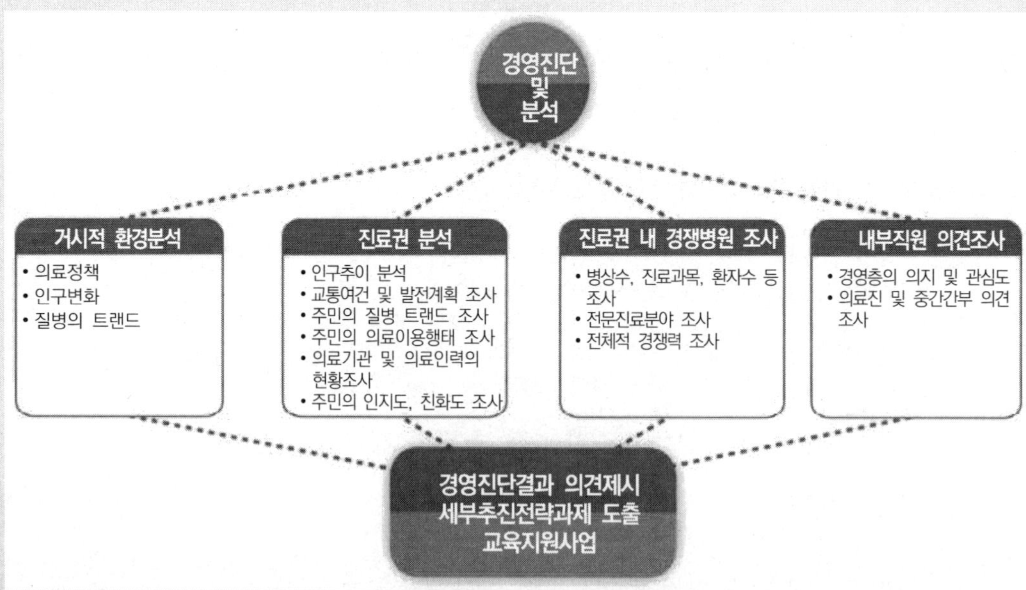

[그림 1-5] 병원경영 진단 및 분석

출하여 문제 해결 전략을 도출하는 과정을 의미하며 경영, 진단 및 분석내용은 [그림 1-5]와 같다.

2) 병원경영 분석

병원의 경영상태를 경영 요소별로 측정 · 판단하는 과정을 말한다.

① 경영환경 분석 : 의료(보장) 제도, 의료 시장(진료권과 환자원), 경쟁 의료기관과 경쟁 우위 수준 등

② 경영 성과 분석 : 환자 진료 실적, 의료 수익 실적, 의료의 질 수준 등

③ 경영 과정 분석 : 효율성, 효과성과 재무제표 생산성(수익성, 안전성, 유동성, 활동성, 성장성) 등

④ 경영체 구조의 분석 : 규모, 투자 자본, 투입 자원, 조직, 인력, 경영 방침 규정, 조직문화 및 분위기 등

5. 진료권 분석

진료권이란 어떤 의료기관이 있을 경우 그 기관을 이용할 주민들의 공간적 분포 범위로서 병원이 위치한 곳에서 환자가 주로 내원하는 지역을 의미하며, 주 진료권과 부 진료권으로 구분된다. 따라서 진료권 분석은 병원의 시장 분석과 경영 진단에 유용하게 활용되고 있다. 진료권은 병원과 진료과에 따라 많은 차이가 있으며, 특수 전문 병원의 진료권은 일반 병원보다 넓으며, 안과나 피부과 등은 일반과에 비해 진료권 지역이 넓다고 할 수 있다. 일반적으로 주 진료권은 내원 환자의 70% 이상을 점하는 지역, 부 진료권은 20~40%의 내원 환자가 찾아오는 지역을 의미한다. 기존 연구에 따르면 종합병원 이용 환자의 70% 정도는 반경 10Km 이내 주민이 주로 이용하고 있다.

〈표 1-5〉 진료권의 구분

의료기관 종별	주 진료권	부 진료권
일반 병 · 의원	반경 600m 이내 도보 이용 10분 이내	반경 1000m 이내 교통 이용 20분 이내
전문병원	반경 10km 이내 교통 이용 30분 이내	위치하는 행정 구역 전체
종합병원	반경 10km 이내 교통 이용 30분 이내	위치하는 대도시 및 주변 소도시

그러나 전문 분야는 이용자의 의료서비스 이용 방법에 따라 일반 병원과 차이가 있으며, 주로 반경 10Km 이내 주민이 주로 이용하는 것으로 판단된다.

6. 경쟁자(경쟁 병원) 분석

경쟁이란 양질의 서비스를 저가격에 제공하는 시장의 원리인 동시에 혁신의 원동력으로써 경쟁이 없으면 의료기관은 특정 부분을 독점하게 되지만, 현재는 병원의 규모, 도시, 지역, 진료 분야별 서비스 경쟁이 날이 갈수록 더욱 심화되고 있다.

따라서 경쟁 병원에 대한 구체적인 경영 전략 분석이 필요하다.

① 우리 병원의 경쟁 병원은 어떤 병원인가?

② 경쟁의 본질이 우호적 · 협조적인가? 또는 공격적 · 비협조적인가?

③ 경쟁이 될 병원이 새로 진입할 것인가?

④ 경쟁 병원의 환자 추이는?

⑤ 경쟁 병원의 강점과 약점은?

⑥ 경쟁 병원의 고객 기대의 충족도는?

⑦ 경쟁 병원이 새로운 서비스를 도입하였는가?

학습활동.1 교수 · 학습 방법

교수 방법

- 병원경영의 이해에 대한 관련 용어, 구성, 방식 이해 정도를 파악한 후 수업을 진행한다.
- 교수자의 주도로 병원경영의 이해 등의 내용을 PPT 자료로 제시한 후 설명한다.
- 가능하면 사전에 개인별 학습 자료를 준비하여 모든 학생이 참여할 수 있는 문제 해결식 수업, 협력수업이 가능하도록 한다.
- 병원경영의 이해 전 과정을 작업의 순서에 따라 단계적으로 실습이 이루어질 수 있도록 지도한다.
- 교재를 통해 수업을 준비하는데 있어서 필요한 모든 정보나 팁, 힌트 등 도움이 될 만한 내용들을 확인할 수 있다.
- 학생들이 만들게 될 각 모델들은 수업시간에 중점적으로 다뤄질 부분과 어휘, 질문, 답을 포함하고 있으며 또한 탐구할만한 추가적인 아이디어들도 포함하고 있다.

학습 방법

- 병원경영의 이해에 대한 관련 용어를 숙지하고, 병원경영의 이해에 대해 이해한다.
- 병원경영의 이해의 각 단계별 중점 사항을 체계적으로 학습한다.
- 병원경영의 이해의 수행순서의 전 과정을 실습한다.
- 병원경영의 이해의 내용을 이해한다.
- 병원경영의 이해를 이해하고 숙달이 될 때까지 학습한다.

학습활동.1 평가 및 피드백

평가 준거

- 평가자는 피평가자가 수행 준거 및 평가내용에 제시되어 있는 내용을 성공적으로 수행할 수 있는 지를 평가해야 한다.

학습내용	평가항목	성취수준		
		상	중	하
병원경영의 이해	병원경영의 이해를 이해할 수 있다.			

평가 방법

• 작업 포트폴리오

학습내용	평가항목	성취수준		
		상	중	하
병원경영의 이해	병원경영의 이해를 이해할 수 있다.			

• 필기시험

학습내용	평가항목	성취수준		
		상	중	하
병원경영의 이해	병원경영의 이해를 이해할 수 있다.			

• 체크리스트를 통한 관찰

학습내용	평가항목	성취수준		
		상	중	하
병원경영의 이해	병원경영의 이해를 이해할 수 있다.			

• 피드백

1. 작업 포트폴리오
   - 제출한 보고서를 평가한 후 주요 사항에 대하여 표시하여 돌려준다.
2. 필기시험
   - 평가 결과 성적이 저조한 학생은 보고서 제출 기회를 부여한다.
3. 체크리스트를 통한 관찰
   - 실습 과정에서 평가한 후 개선해야 할 사항 등을 정리하여 돌려둔다.

참 | 고 | 문 | 헌

- 건치신문, http://www.gunchinews.com
- 국가법령정보센터, 소비자보호법, https://law.go.kr/LSW/소비자보호법
- 국가법령정보센터, 의료법, https://law.go.kr/LSW/
- 나무위키, https://namu.wiki/w/병원
- 삼성서울병원, 환자의 권리와 의무, http://www.samsunghospital.com/
- 이주연, 병원 의료데이터 민간 개방 확대…혁신 의료기기 육성, 헬스조선, https:/ /health. chosun. com, 2020.1.15
- 임솔, 경증 환자까지 쏠림 3년간 빅5병원 외래 20% 증가, https:// www.medigatenews.com, 2020.10.6
- 정디연, 전국민 건강보험 시행 30주년, 메디게이트, https://www.medigatenews.com/news/ 2019.7.23
- 조현우, 의료의 질 향상, 의학신문, http://www.bosa.co.kr, 2003.5.23
- 2020 하반기 글로벌 보건산업 동향 심층조사, 한국보건산업진흥원, 2020.12
- CRITEO 블로그, 포스트 코로나 시대의 10가지 소비자 행동 변화 트렌드, www.criteo.com, 2020.6.7
- NCS 학습모듈, 병영경영기획(LM0601020103_13V1.1), 교육

학습 1	병원경영의 이해
학습 2	**의료서비스의 이해**
학습 3	병원서비스 품질경영
학습 4	병원 브랜드 경영
학습 5	병원홍보 및 마케팅
학습 6	고객중심의 병원경영
학습 7	병원 의료서비스와 태도관리
학습 8	성장을 위한 병원경영 노하우
학습 9	좋은 조직문화 만들기
학습 10	DISC 성향분석의 활용
학습 11	의료서비스 접점(MOT) 분석
학습 12	고객중심의 의사소통
학습 13	성과를 내는 의료상담 전략

학습 목표	1. 의료서비스의 이해를 이해할 수 있다.

2-1 의료서비스의 개념

1. 의료서비스의 개요

1) 서비스의 본질

서비스(Service)는 소비자의 편익이나 만족의 목적으로 인간 또는 설비와의 상호작용을 통하여 제공되는 무형의 행위이다.

즉 봉사, 최선을 다함, 노고, 돌봄의 의미를 가지고 있는 서비스의 어원은 Servus(노예)에서 유래된 말로 다른 사람을 위한 봉사이다.

서비스의 구성은 Before Service, Sales Service, After Service로 구성되고 물적 서비스와 인적 서비스로도 구분된다.

2) 의료서비스의 개념

의료는 건강의 보호, 향상이 일차적 기능이다. 의료의 일환으로 서비스를 생산하거나 기타의 조치를 취하는 과정에서 고용증대, 관련 산업의 성장 촉진, 사회연대의식의 강화 등 건강효과 이외의 사회적 편익이 발생하기도 하지만 이들은 부차적인 것이다.

보건의료를 통하여 제공되는 서비스는 사람을 직접 대상으로 하는 것을 의료서비스라고 하고, 생활환경을 건강에 적합하도록 조성하기 위한 환경보건 서비스라고 한다.

의료서비스의 개념은 건강의 보호, 향상을 일차적 과제로 삼고 질병에 대처하여 직접 사람에게 행하여지는 모든 조치라고 정의할 수 있다.

의료서비스는 통상적으로 사용되듯이 환자의 진료만을 의미하는 것이 아니다. 다만 진료에 보건의료 부문의 가장 많은 자원이 투입되고 있으며, 따라서 그만큼의 초점이 될 수밖에 없다는 것은 유념해 둘 필요가 있을 것이다.

2. 의료서비스의 특성

1) 무형성(Intangibility)

의료서비스는 서비스를 경험하기 전이나 그 이후에도 서비스의 가치를 정확하게 평가하기 어렵고, 서비스를 잘못 택했을 경우에는 생명까지 위험한 상황이 벌어질 수 있으므로 환자들은 더더욱 선택에 대해 불안감을 갖고 조심스럽게 접근하게 된다. 이러한 특성 때문에 병원서비스의 이용자들은 구전이나 과거의 경험을 많이 신뢰하게 되며 의료기관의 규모나 시설, 장비, 의료진의 기술에 대한 사회적인 인정을 확인할 수 있는 학력이나 자격증, 자세하고 친절하게 설명해 주는 의료진의 커뮤니케이션 등 다양한 간접적인 증거를 통해 선택을 하게 된다. 따라서 무형성의 특성을 극복하기 위해서는 환자의 서비스 만족도를 높일 수 있도록 하는 것이 중요하다.

구매에 앞서 진료 또는 수술(시술) 등의 결과를 미리 알 수 없으며, 진료(치료 및 수술 등) 이후의 결과를 정확하게 표현할 수 없다. 따라서 서비스의 구체성과 유형성을 증대시키기 위해 노력하며, 서비스의 특징을 묘사하기보다 서비스의 혜택을 강조할 수 있다.

예를 들면 원장의 명성이나 유명도, 외적인 시설과 같은 실체적 단서 강조하거나, 이용 고객의 후기 등 가시화할 수 있는 정보를 알릴 수 있다.

2) 이질성(Heterogeneity)

의료서비스는 특히 서비스의 주체인 사람의 의존도가 높아, 같은 사람이라도 그 날의 업무 컨디션에 따라 또는 서비스하는 사람의 특성에 따라 표준화시키기가 상당히 어려운 특성이 있어 고객의 기대와 실제성과의 불일치성이 존재한다. 그렇기 때문에 가능하면 환자를 응대하는 CS 매뉴얼 등의 표준화된 매뉴얼을 활용하여 교육하는 것이 중요하고, 내부고객의 만족도를 높여 이직으로 인해 환자의 이탈률을 줄일 수 있도록 하는 것이 중요하며, 팀 커뮤니케이션을 통해 환자에게 서비스 만족도를 높일 수 있는 정보를 공유하는 것이 필요하다.

같은 내용의 서비스라 해도 제공하는 사람뿐 아니라 시간과 장소에 의존하므로 가변적이다.

3) 소멸성(Perishability)

의료서비스는 보관, 저장하거나 재고를 남길 수 없다. 수요 예측이 불가능이 하기에 소멸성을 극복하기 위해서는 환자에 대한 예약 제도를 시행하여 수요와 공급 간의 균형과 조화를 이룰 수 있도록 적절하게 분산하거나, 야간 및 휴일 진료 등을 통해 서비스 공급을 증대시켜 만족도를 높일 수 있다.

서비스는 저장될 수 없어서 고객이 찾지 않으면 가치를 발휘하지 못하여 소멸되므로 재고로 저장되지 않는다.

4) 비분리성 · 동시성(Inseparability, Simultaneity)

의료서비스는 제공과 동시에 소비하게 되는 특성이 있어 병원서비스를 제공하는 사람은 고객과 직접 접촉하게 되므로, 접점별로 환자의 특성에 따른 맞춤식의 서비스를 제공하도록 해야 만족도가 높아질 수 있다. 따라서 의료기관의 인력 선발과 교육에 세심한 노력이 필요하다.

서비스는 사람이든 기계이든 그 제공자로부터 분리되지 않으며 포장되었다가 고객이 그것을 필요로 할 때 구매될 수 없다.

3. 병원서비스의 품질

1) 서비스 품질

서비스 품질(Service Quality)은 서비스 속성의 집합이 사용자를 만족시키는 정도가 서비스의 품질이며, 이것을 흔히 기대에 대한 인식의 일치라고 한다. 즉 고객의 서비스 기대에 대한 상대적인 인식으로 고객이 서비스 사용 전에 가졌던 기대보다 고객의 서비스 이용 후에 갖는 인식이 더 큰 경우에 서비스 품질이 있다고 판단된다.

2) 서비스 가치

서비스 가치는 고객이 서비스를 받기 위해 지불한 비용, 시간 등과 제공 받은 서비스의 효율성에 관한 전반적인 평가이다

3) 서비스 품질의 차원

고객이 서비스의 품질을 평가를 위해 고객이 사용하는 공통적이고 일반적인 10가지 차원(Parasuraman, Zeithaml, Berry)과 서비스 품질 측정도구(Servqual)는 서비스 기업이 고객의 기대와 평가를 이해하는데 사용할 수 있는 다문항 척도(Multiple-item-scale)이다.

〈표 2-1〉 원래의 10개 차원과 SERVQUAL의 5개 차원

서비스 품질 평가 10차원	SERVQUAL 차원	일반 차원의 정의
유형성	유형성(Tangibles : T)	물리적 시설, 장비, 직원, 커뮤니케이션 자료의 외양적 단서
신뢰성	신뢰성(Reliability : R)	약속한 서비스를 믿을 수 있고 정확하게 수행할 수 있는 능력
대응성	대응성 (Responsiveness : R)	고객을 돕고 신속한 서비스를 제공하려는 태도와 의지
능력	확신성 (Assurance : A)	필요한 기술 소유 여부와 서비스를 수행할 지식소유 여부
예절		일선 근무자의 정중함, 존경, 배려, 친근함
신빙성		서비스 제공자의 신뢰성, 진실성, 정직성
안전성		위험, 의심의 가능성이 없는 것
가용성	공감성 (Empathy : E)	접촉 가능성과 접촉 용이성
커뮤니케이션		고객들이 이해하기 쉬운 고객언어로 이야기하는 것, 고객의 말에 귀 기울이는 것
고객이해		고객의 욕구를 알기 위해 노력하는 것

2-2 병원조직의 특성

1. 병원조직의 특성

병원조직의 특성은 환자진료와 교육, 연구, 공중보건을 위한 다양한 사업을 목적으로 유지와 발전을 위해 경영하는 이원적인 지휘체계로서 기업에 비해 조직력이 약하다.

의료 전문직인 진료부분과 행정직의 관리부분 갈등이 상존하고, 다수의 전문직종으로 구성된 다양하고 복잡한 조직이다. 진료부문의 전문화와 세분화가 이루어진 직능적인 조직체계이고, 전직이나 이동이 심한 조직이다. 피라미드형 조직으로 계층적 업무질서와 경직적인 절차 및 규정에 의존하는 조직구조이고, 라인 부문보다 스탭 부분의 성격이 강한 참모 조직의 형태이다.

2. 의료서비스의 분류

의료서비스의 분류에서 질병사의 단계에 의한 분류는 건강증진(Health Promotion), 예방(Prevention), 진단과 치료(Diagnosis And Treatment), 재활(Rehabilitation)으로 분류한다.

병원 내의 의료서비스의 분류는 진료서비스, 간호서비스, 약제서비스, 병동서비스, 원무행정서비스, 급식서비스, 편의 · 부대시설서비스, 실버서비스 등으로 분류된다.

3. 병원서비스 코디네이터의 역할

최근의 의료환경 변화와 함께 그동안 서비스의 사각지대로 여겨져 왔던 병원도 의사중심에서 환자중심으로의 체질개선이 요구되고 있다.

환자가 고객으로서 서비스를 받고 있다는 만족을 제공해야 한다는 개념이 설득력을 얻고 있으며 이 과정에서 병원 이미지 개선을 위한 전문 코디네이터의 역할이 커지고 있다.

코디네이터는 환자에 대한 서비스 개선을 중심으로 병원 이미지 확립, 환자상담과 사후관리, 직원 간 친절서비스 교육을 통한 직원간의 관계조정 역할, 병원 내 경영개선을 위한 마케팅 기획, 수납과 예약업무 등 다양한 분야를 담당하고 있으며 점차 세분화되고 있는 추세이다.

근본적으로 서비스 관련 직종인 코디네이터는 무엇보다 환자를 대하는 기본자세가 중요하다.

여기에 중간 관리자로서 또는 중재자로서의 리더십과 환자를 대하면서 생기는 문제점에 대처할 수 있는 긍정적 사고와 활달한 성향이 필요하다.

1) 코디네이터의 의미

조정자, 의견을 종합하는 사람으로 병원의 서비스 리더로서 환자와 병원의 중간에서 교량적인 역할을 하여 상호간의 원활한 커뮤니케이션을 돕는 사람이다.

2) 코디네이터의 필요성

① 진료서비스에 대한 전문화로 고객 만족도가 높아져 소개 비율이 증가할 수 있다.
② 의료진의 분업화된 진료 집중 시간이 많아져 진료서비스의 고품격을 실행하여 매출을 높일 수 있다.
③ 전문화된 역할의 분업화로 인해 직원들의 병원 이직율을 낮출 수 있다.

3) 병원 코디네이터의 역할과 업무

(1) 리셉션 코디네이터

리셉션 코디네이터는 고객 맞이 및 고객 응대, 리셉션 관리, 대기실 환경관리, 전화응대, 진료예약 처리, 예약 변경 및 취소, 보험 및 미수금관리, 텔레마케팅, 리콜&해피콜 서비스 등의 역할과 업무를 한다.

(2) 상담 코디네이터

상담 코디네이터는 상담 프로세스 관리, 신규 고객의 초진 상담, 상담실 관리, 고객 소개율 관리, 기존 고객 진료 서비스 및 진료 추가 상담, 리콜&해피콜 서비스, 상담팀 관리, VIP관리, 진료비상담, 진료 동의율 증진, 진료안내 및 상담 교육훈련 등의 역할과 업무를 한다.

(3) 서비스 코디네이터

서비스 코디네이터는 대고객 서비스, 병원 홈페이지 및 내부 SNS 관리, 홍보물 제작 관련, 사무 행정, 고객 응대 서비스 프로세스 개선, 고객 응대 CS 교육, 의료서비스 모니터링, 비서 업무, 병원 협력사 관리, 병원 마케팅 전략기획, 홍보 기획 및 제안 관련 업무, 매출과 수익성 분석업무 등의 역할과 업무를 한다.

4) 코디의 자질

(1) 태 도

병의원에 내원하는 다양한 부류의 사람을 상대하고, 예상치 못한 여러가지 상황에 대처해야 하므로 긍정적이며 적극적이고 유연한 사고방식이 필요하다. 코디네이터는 병원 내부에서 고객 서비스를 리드하는 역할이기에 모범적이고 성실한 태도의 책임 의식이 필요하다.

(2) 기 술

서비스인으로서 적절한 이미지 메이킹, 태도와 표정 관리, 상황별 고객 안내 요령, 불만고객 응대 등의 고객응대 CS스킬을 기본으로 경청과 공감, 설득의 커뮤니케이션 스킬, 문서 작성 기술, 내부고객 코칭 및 교육 스킬 등이 필요하다.

(3) 지 식

병원서비스의 특성, 의료서비스 품질요소, 고객만족 요소, 의료시장의 환경 등 의료서비스에 대한 기초지식 및 현장에서의 적응력과 문제해결력이 필요하다.

(4) 열정과 사명감

자신의 일과 자신이 근무하는 병원에서 이루어지는 진료와 서비스에 대한 확신이 필요하며 주기적인 고객 서비스 점검 및 보완이 필요하다. 또한 자기관리가 철저히 이루어져야 한다.

수행 내용

재료 · 자료

- 병원경영 및 의료서비스 관련 자료

기기(장비 · 공구)

- 컴퓨터, 문서작성 프로그램, 프린터, 주변기기

안전 · 유의사항

- 병원경영 및 의료서비스 관련 장비의 안전 및 유의사항을 숙지한다.

수행 순서

01 병원에서 환자와의 대화 응대 방법에 대하여 분석하라.

1. 기본 응대 방법

항상 눈맞춤(Eye Contact)을 해 주는 것이 바람직하다. 왜냐하면 환자와의 눈맞춤이 서로 간의 신뢰감을 높여 주기 때문이다. 눈맞춤을 할 때는 상대방의 미간을 보면서 대화하는 것이 좋다.

대화를 할 때, 얼굴 표정은 밝고 온화한 표정을 유지하는 것이 좋다. 환자와의 대화에서 몸의 방향은 항상 환자를 향하도록 한다.

적당한 목소리로 말하며 컴플레인 상황, 설득, 내부 직원 코칭, 동료 간의 작은 충돌 상황일수록 작은 목소리로 말한다. 적당한 속도로 정보, 시간, 검사, 이름, 날짜, 절차에 관해 천천히 그리고 또박또박 정확하게 말한다. 여유 있는 목소리로 끝까지 분명하게 설명하며 완전한 문장으로 전달하는 것이 좋다.

예를 들어 "잠시만요.", "잠시만 기다려 주십시오." 의 완전한 문장을 사용한다. 부정적이거나 단정적인 용어는 줄이도록 한다.

예를 들어 "절대 그럴 리 없어요."보다는 "제가 다시 한 번 확인해 드리겠습니다. 잠시만 기다려 주십시오."라고 말하는 것이 좋다.

가끔은 변명을 해야 할 때도 있으나, 변명은 오히려 환자를 화나게 만드는 일이므로 단순하고 핵심적인 말만 하도록 한다.

예를 들면, "죄송합니다. 제가 좀 바빴습니다. 곧 처리해 드리겠습니다. 잠시만 기다려 주십시오." 등과 같은 것이다.

2. 환자에게 말을 걸 때

맑고 밝은 표정과 함께 정확한 발음, 맑은 목소리로 적당한 속도를 유지하며 말한다. 언어는 문어체가 아닌 자연스러운 구어체 표현으로 하며, 어휘는 환자의 기준에서 전문 용어보다는 이해하기 쉬운 단어로 사용한다.

환자의 관심과 흥미에 초점을 맞추고, 이해하지 못한 부분은 정중하게 다시 물어보도록 한다. 환자에게 설명할 때는 자신이 알고 있는 내용이라고 해서 생략하면 안 된다. 환자와의 대화에서는 한 번 말하고 두 번 이상 들어주고 세 번 이상 맞장구치는 1, 2, 3 화법으로 하는 것이 가장 중요하다.

3. 환자의 말을 들을 때

침묵을 지키고 귀를 기울여 주며 환자의 속마음까지 이해하려는 경청의 자세를 취한다. 환자의 말을 도중에 끊지 않도록 주의한다. 환자의 말을 들을 때는 잘 듣고 있음을 표현하는 가벼운 리액션을 보여 줘야 하며, 가끔씩 환자가 한 말을 반복해 주는 것도 좋다.

환자의 말에 성급한 판단이나 조언은 하지 않으며, 대화 도중에 부득이 전화를 받을 때에는 양해를 구하도록 한다. 특히 데스크 등에서 모니터를 보면서 응대해야 할 때에는 수시로 환자와 시선을 마주치도록 한다.

02 병원에서 환자와 대화하는 다양한 화법에 대하여 분석하라.

1. 쿠션 언어 화법

환자에게 부탁을 해야 하는 경우, 원만하게 협조를 얻는 청유형(의뢰형) 화법을 사용한다.

※ 네, 호칭 + 쿠션 언어 + 청유형 화법
- 네, 고객님! 죄송합니다만, 잠시만 기다려 주시겠습니까?
- 네, 고객님! 번거로우시겠지만, 이쪽으로 자리를 옮겨주시겠습니까?

※ 상황별 표준 대화법

① 진료 시간이 늦어질 때
→ 고객님, 죄송합니다만 조금만 더 기다려 주시면 감사하겠습니다.

② 진료 후 절차(수납, 검사 등)에 대해 안내할 때
→ 고객님, 이쪽으로 오시겠습니까? 제가 검사실로 안내해 드리겠습니다.

③ 환자가 검사 및 투약, 운동을 거부할 때
→ 고객님, 힘드시더라도 지금 검사를 하시는 게 좋습니다.

④ 입원 기간이나 비용에 대해 물을 때
→ 고객님, 괜찮으시다면 제가 자세히 설명해 드리겠습니다.

⑤ 환자가 원하는 병실이 없을 때
→ 고객님, 죄송합니다만 잠시만 이 병실을 사용하시면 빠른 시간 내에 원하시는 병실로 옮겨 드리도록 노력하겠습니다.

⑥ 진료비 내역에 대해 설명할 때
→ 고객님, 제가 바로 알아봐드리겠습니다.

⑦ 주차권 발급 및 정산할 때
→ 고객님, 괜찮으시다면 주차권 발급은 이쪽에서 해주시면 고맙겠습니다.

2. 플러스 화법

전화 통화나 사람을 만나 자연스럽게 대화하기 위해 쓰이는 인사 대화법이다.

예를 들어 자연스러운 대화를 하기 위해 날씨, 식사, 안부, 옷 스타일, 헤어스타일 등에 대한 칭찬의 화법으로 어색하지 않은 대화를 이끌어 낸다.

3. 칭찬 화법

환자의 충성심을 이끌어 내는 칭찬 대화법을 말한다.

칭찬은 사람을 춤추게 한다는 말이 있듯이, 칭찬을 받으면 누구나 기분이 좋아진다는 말이다. 비언어적 칭찬으로는 스킨십, 따뜻한 표정, 미소 등이 있다.

또는 언어적 칭찬으로는 단순 칭찬, 포인트 칭찬, 비유 칭찬, 소유물 칭찬 등이 있다.

4. 긍정 화법

환자의 입장에서 생각하고 완곡하게 표현하여 환자의 수용을 이끌어 내는 대화법을 말한다.

- 안 됩니다.
  ☞ 네, 고객님 죄송하지만 + (설명) + 어렵습니다. + (대안)
- 모릅니다.
  ☞ 네, 고객님 + (사과)죄송합니다. + 바로 확인해 보고 말씀드리겠습니다.

※ 바람직한 표준 대화법

① 안 돼요.

→ 고객님, 죄송합니다만 본원 규정으로는 처리가 곤란할 것 같습니다.

② 없어요.

→ 고객님, 죄송합니다만 지금 찾으신 것이 모두 소진되었습니다.

③ 몰라요.

→ 고객님, 죄송합니다만 제가 바로 확인해 드리겠습니다.

④ 기다리세요.

→ 고객님, 죄송합니다만 잠시만 기다려 주시겠습니까?

⑤ 몇 시까지 오세요.

→ 고객님, 괜찮으시다면 00시까지 오실 수 있으신가요?

⑥ 아까 설명했잖아요.

→ 고객님, 괜찮으시다면 제가 다시 설명해 드리겠습니다.

5. 1, 2, 3 화법

(1번) 말하고,
(2번) 듣고,
(3번) 이상 맞장구치는 방법

※ 적극적인 듣기에서 맞장구치는 요령

① 적절한 제스처 보여 주기

→ 고개 끄덕이기, 박수 치기

② 음성 반응 표현하기

→ 아! 그렇구나, 어머!

③ 관심 어린 질문 던져 주기

→ 정말요? 너무 힘드셨겠어요. 그럼 다른 방법은 시도해보셨어요?

④ 환자의 말을 반복하고 요약해 주기 + 감정적 공감 표현

→ (상대의 말을 요약해서 복창 후)그러셨다니, 진짜 놀라셨겠어요.

※ 듣기를 할 때, 이런 사항은 피하기

① 말을 중간에서 끊기

② 대화 중간에 화제 돌리기

③ 다른 곳으로 시선을 계속 돌리거나 지루해하기

④ 들으면서 동시에 다른 사람에게 이야기하기

03 고객서비스 관련 10 · 10 · 10 법칙에 대하여 분석하라.

10 · 10 · 10 법칙은 '고객을 유지하는 데 10달러, 고객을 잃는 데 10분, 잃은 고객을 다시 얻는 데 10년'이라는 것이다.

즉 병원의 특성상 처음 선택한 병원에서 진료를 받거나 수술을 한 환자의 경우, 진료 서비스가 마음에 들지 않는다고 해서 바로 다른 병원으로 옮겨 가기가 어려운 것이 현실이다.

병원의 직원들도 신규 환자가 재진 환자가 되는 것은 당연한 이치라 생각하고, 그 때문에 환자나 보호자가 제시하는 의견은 일상적인 푸념이라고 생각하는 경우가 많다. 그래서 고객의 소리를 흘려듣거나 개선의 의지를 보이지 않는 경우도 있으며, 기존의 의료 환경에서는 어쩔 수 없는 일이라고 자포자기해 버리는 경우도 있다.

그러나 우리가 주목해야 하는 것은 몇몇 불만을 표현하는 고객이 불만 고객의 전부가 아니라는 것이다.

개선을 바라고 불만족한 사항을 표현하는 고객은 불만 고객 전체의 5%에 지나지 않으며, 침묵하고 떠나가는 고객이 95%라고 한다면 불만 고객에 대한 안일한 생각은 달라져야 할 것이다.

학습활동.2 교수 · 학습 방법

교수 방법

- 의료서비스의 이해에 대한 관련 용어, 구성, 방식 이해 정도를 파악한 후 수업을 진행한다.
- 교수자의 주도로 의료서비스의 이해 등의 내용을 PPT 자료로 제시한 후 설명한다.
- 가능하면 사전에 개인별 학습 자료를 준비하여 모든 학생이 참여할 수 있는 문제 해결식 수업, 협력 수업이 가능하도록 한다.
- 의료서비스의 이해 전 과정을 작업의 순서에 따라 단계적으로 실습이 이루어질 수 있도록 지도한다.
- 교재를 통해 수업을 준비하는데 있어서 필요한 모든 정보나 팁, 힌트 등 도움이 될 만한 내용들을 확인할 수 있다.
- 학생들이 만들게 될 각 모델들은 수업시간에 중점적으로 다뤄질 부분과 어휘, 질문, 답을 포함하고 있으며 또한 탐구할만한 추가적인 아이디어들도 포함하고 있다.

학습 방법

- 의료서비스의 이해에 대한 관련 용어를 숙지하고, 의료서비스의 이해에 대해 이해한다.
- 의료서비스의 이해의 각 단계별 중점 사항을 체계적으로 학습한다.
- 의료서비스의 이해의 수행순서의 전 과정을 실습한다.
- 의료서비스의 이해의 내용을 이해한다.
- 의료서비스의 이해를 이해하고 숙달이 될 때까지 학습한다.

학습활동.2 평가 및 피드백

평가 준거

- 평가자는 피평가자가 수행 준거 및 평가 내용에 제시되어 있는 내용을 성공적으로 수행할 수 있는 지를 평가해야 한다.

학습내용	평가항목	성취수준		
		상	중	하
의료서비스의 이해	의료서비스의 이해를 이해할 수 있다.			

평가 방법

• 작업 포트폴리오

학습내용	평가항목	성취수준		
		상	중	하
의료서비스의 이해	의료서비스의 이해를 이해할 수 있다.			

• 필기시험

학습내용	평가항목	성취수준		
		상	중	하
의료서비스의 이해	의료서비스의 이해를 이해할 수 있다.			

• 체크리스트를 통한 관찰

학습내용	평가항목	성취수준		
		상	중	하
의료서비스의 이해	의료서비스의 이해를 이해할 수 있다.			

• 피드백

1. 작업 포트폴리오
   - 제출한 보고서를 평가한 후 주요 사항에 대하여 표시하여 돌려준다.
2. 필기시험
   - 평가 결과 성적이 저조한 학생은 보고서 제출 기회를 부여한다.
3. 체크리스트를 통한 관찰
   - 실습 과정에서 평가한 후 개선해야 할 사항 등을 정리하여 돌려둔다.

참 | 고 | 문 | 헌

- 건치신문, http://www.gunchinews.com
- 국가법령정보센터, 소비자보호법, https://law.go.kr/LSW/소비자보호법
- 국가법령정보센터, 의료법, https://law.go.kr/LSW/
- 나무위키, https://namu.wiki/w/병원
- 삼성서울병원, 환자의 권리와 의무, http://www.samsunghospital.com/
- 서비스 품질, https://m.blog.daum.net/moonsabu/7865206, 2009.11.30
- 송병기, 병원 코디네이터의 바른 이해, 메디칼업저버(http://www.monews.co.kr), 2002.8.26
- 이주연, 병원 의료데이터 민간 개방 확대…혁신 의료기기 육성, 헬스조선, https://health.chosun.com, 2020.1.15
- 임솔, 경증 환자까지 쏠림 3년간 빅5병원 외래 20% 증가, https://www.medigatenews.com, 2020.10.6
- 정디연, 전국민 건강보험 시행 30주년, 메디게이트, https://www.medigatenews.com/news/ 2019.7.23
- 조현우, 의료의 질 향상, 의학신문, http://www.bosa.co.kr, 2003.5.23
- 2020 하반기 글로벌 보건산업 동향 심층조사, 한국보건산업진흥원, 2020.12
- CRITEO 블로그, 포스트 코로나 시대의 10가지 소비자 행동 변화 트렌드, www.criteo.com, 2020.6.7
- NCS 학습모듈, 병영경영기획(LM0601020103_13V1.1), 교육부

학습 1	병원경영의 이해
학습 2	의료서비스의 이해
학습 3	**병원서비스 품질경영**
학습 4	병원 브랜드 경영
학습 5	병원홍보 및 마케팅
학습 6	고객중심의 병원경영
학습 7	병원 의료서비스와 태도관리
학습 8	성장을 위한 병원경영 노하우
학습 9	좋은 조직문화 만들기
학습 10	DISC 성향분석의 활용
학습 11	의료서비스 접점(MOT) 분석
학습 12	고객중심의 의사소통
학습 13	성과를 내는 의료상담 전략

학습 3

학습 목표

1. 병원서비스의 품질경영을 이해할 수 있다.

3-1 병원경영과 품질경영

1. 품질경영의 개념

품질경영(QM)은 품질에 관한 경영의 일부로 정의하고 있으며, 경영은 방침과 목표를 수립하고 그 목표를 달성하기 위한 상호 관련되거나 상호 작용하는 조직의 집합이다.

병원의 품질경영은 목표의 설정과 함께 목표 달성을 위한 서브시스템의 구축과 운영이 요구된다는 뜻이며, 이를 위해서는 3가지 서브시스템을 구축하여야 한다.

1) 병원 품질경영 – 업무시스템

병원 품질경영을 실행하는데 필요한 품질목표와 품질방침을 정하고, 이를 달성하기 위해 필요한 인적·물적 자원을 확보·지원하고, 각 계층별, 기능별 조직, 구조, 절차, 프로세스를 정하여 문서화하는 병원의 품질경영시스템을 구축한다.

2) 병원 품질경영 - 평가시스템

병원경영의 문서화된 절차, 프로세스를 실행하며 관련 근거를 기록하고, 그 실행 결과를 분석, 검토하여 평가한다. 즉 병원 품질경영의 결과를 정보화하고 평가하는 체계를 갖춘다.

3) 병원 품질경영 - 정보시스템

병원의 품질목표 달성을 위한 지속적인 피드백 활동이 유기적으로 연계되어 유지와 개선활동이 지속되도록 Follow up하는 병원 품질정보 운영시스템을 구축한다.

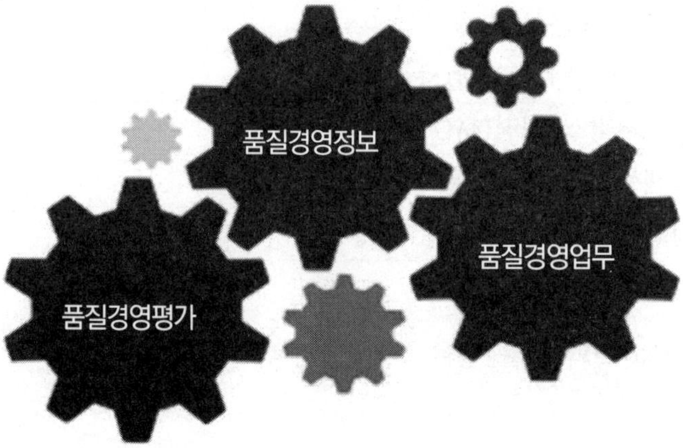

[그림 3-1] 병원 품질경영시스템의 구축

2. 병원 품질경영의 4가지 세부 요소

'병원경영'이란 '조직을 지휘하고 관리하는 조정 활동'으로 정의를 내리고 있다. 그러므로 병원 품질경영, 즉 'Hospital Quality Management'란 품질에 관하여 조직을 지휘하고 관리하는 것으로 이해할 수 있다. 병원 품질경영을 4가지 세부 요소로 분류하고 정의하고 있다.

1) 병원 품질기획(Quality Planning : QP)

병원의 품질목표를 세우고, 병원의 품질목표를 달성하기 위하여 필요한 운영 프로세스 및 관련 자원을 규정하는 데 중점을 둔 병원의 품질경영의 일부의 Task를 뜻한다.

2) 병원 품질관리(Quality Control : QC)

병원의 품질요구사항을 충족하는 데 중점을 둔 병원의 품질경영의 일부의 Task를 의미한다.

3) 병원 품질보증(Quality Assurance : QA)

병원의 품질요구사항이 충족될 것이라는 신뢰를 제공하는데 중점을 둔 병원의 품질경영의 일부의 Task를 의미한다.

4) 병원 품질개선(Quality Improvement : QI)

병원의 품질요구사항이 충족시키는 능력을 증진하는 데 중점을 둔 병원의 품질경영의 일부의 Task를 의미한다.

3-2 병원서비스의 전사적 품질경영(TQM)

1. 의료서비스와 품질

전국민 의료보험 실시로 인해 진료비 부담이 낮아지고, 국민소득과 개인의 건강에 대한 관심의 증대되면서 환자로서의 권리의식 및 의료서비스에 대한 기대수준이 증가하고 있다. 소비자들은 이제 과거와 달리 의료서비스의 일방적 수용자에서 벗어나 스스로 병원을 선택할 수 있으며, 자신의 의사를 강하게 표출하는 등 의료서비스 시장이 공급자 중심의 시장에서 소비자 중심으로 시장으로 급격하게 이동하고 있다.

또한 병원의 규모와 치료영역이 증가하면서 경쟁 역시 치열해 지고 있다. 의료기관의 개업 수는 점차 줄어들고 폐업율은 상승하는 등 경쟁에 도태되는 병원들이 속출하고 있는 것이다.

이러한 치열한 경쟁과 소비자 위주의 시장 전환은 병원들에게 의료서비스 패러다임의 확대라는 피할 수 없는 과제에 직면하게 하고 있으며, 서비스 품질을 주기적으로 평가하는 의료기관 평가제도와 인증제도에 적극 참여하게 하는 계기가 되고 있다.

많은 병원들이 서비스 품질에 대한 관심을 갖게 된 결정적 동기는 서비스 품질에 의료소비자들의 병원 선택에 결정적 영향을 미치기 때문이다.

서비스 품질 상승을 통해 병원혁신을 이루고하 하는 경영방침을 같이 하면서 다양한 시사점을 제공하게 되었다.

1) 의료서비스의 개념

의료(Medicine)는 '인간의 질병예방, 조기발견, 치료하기 위하여 사용되는 물건이나 행하는 처치, 안녕에 영향을 미치는 사람 또는 기관을 뜻하며 건강한 삶을 유지하고 질병을 예방하며 질병으로부터 오는 고통을 경감 및 완치하기 위해 다루는 과학 및 기술로서 일정의 지식과 기술을 가진 개개인의 불특정 의료소비자들에게 작용하는 제반활동'을 의미한다고 할 수 있다.

그러므로 의료서비스는 의료의 고유목적 행위인 진단과 치료, 처방 및 투약에만 국한되지 않고, 의료행위로 인해 파생되어 나타나는 의료 외적 행위까지 모두 포함해 개념화한 것으로서 인간을 수혜의 대상으로 하는 높은 지식수준의 전문업을 의미한다.

2) 의료서비스의 품질

그렇다면 양질의 의료서비스란 어떤 것인가?

좋은 의료서비스는 의료체계의 궁극적 목표를 달성하는 것이며 이는 의료서비스 이용자가 접근성, 품질, 지속성, 효율성 등의 요소를 모두 활용할 수 있는 것이다.

첫번째로 접근성(Accessibility)은 시간·공간적 접근의 용이성을 뜻하며, 의료소비자에게 의료서비스가 필요할 때 쉽고 편하게 접근하고 적절한 의료서비스를 받을 수 있는 것을 의미한다.

두번째로 품질(Quality)은 최첨단의 과학 기술과 지식을 보건의료에 최대한 신속하고 정확하게 적용해야 함을 뜻한다.

의료서비스의 질적인 측면에서 가장 중요한 구성요소는 의료인의 전문적인 지식과 능력이며, 의료인은 항상 최신의 의료기술과 전문적 지식을 지녀야할 뿐 아니라 인간존중의 윤리적 측면에서도 부족함이 없어야 한다.

셋째, 지속성(Continuity)은 현재 의료서비스가 세분화되고 전문화되어 의료소비자들에게 제공하지만, 단편적인 진료에 그치지 않고 질병을 치료·예방하고 사회로 성공적인 복귀를 할 수 있도록 연계되어야 하며 육체적인 건강과 더불어 정신적인 안녕도 성취되어야 함을 뜻한다.

마지막으로 효율성(Efficiency)은 보건의료서비스를 의료소비자들에게 제공할 때, 불필요한 자원을 살펴 양질의 의료서비스를 제공하고자 하는 것으로서 과잉진료, 필요 없는 입원 등을 없애는 것이다. 한편 조기진단과 치료를 강조하여 최소한의 의료비용으로 최대 효과를 얻도록 유도하는 의료소비의 경제 원칙을 의미하기도 한다.

의료서비스의 개념은 의료의 혜택이 제공되는 환경과 성과에 주로 초점을 맞추고 있다. 의료서비스를 협의의 개념과 광의의 개념으로 나누어 설명하면서, 의료서비스를 제공한 후에 단기적인 성과를 의미하는 협의적 정의 그리고 제공한 의료서비스에 대한 의료소비자들의 장기적인 태도를 의미하는 광의의 개념으로 분류한다.

이러한 정의의 기준을 바탕으로 의료서비스 질을 구성하는 차원에서 서비스가 아무런 문제를 발생시키지 않고 제대로 제공되었는지, 서비스의 운영과 제공 방식이 편리한지, 그리고 제공한 의료서비스가 환자의 기대 수준에 적절했는지의 정도가 서비스 품질을 결정짓는 중요한 요인이다. 이와 더불어 의료서비스의 품질 차원은 단편적일 수 있어 보다 다양한 차원의 접근을 통해 더 구체적인 품질차원 수준을 개발해야 한다.

서비스 품질은 서비스 업종과 관계없이 보편적으로 고객의 성과와 기대사이의 차이에 대한 전체적인 평가로 정의하면서 특정 서비스의 우수성과 관련된 고객의 전반적인 서비스의 판단 및 태도이다.

고객들의 서비스 유형(산업)에 따라 서비스 품질 평가 항목에서 상대적으로 중요도에는 차이가 나타날지라도 기본적으로 유사한 평가기준을 가지고 있고 다음과 같은 10가지 세부 서비스 품질 요인이 있다.

① 확신성(서비스 성과의 일관성, 예정된 서비스 제공 시간 준수, 고객 개별에 대한 관심, 고정 고객의 인지)
② 반응성(서비스 제공자의 신속한 대응능력, 종업원의 의향이나 신속성, 서비스의 시기 적절성)
③ 능력(서비스 제공에 필요한 지식과 기술의 소유)
④ 접근성(서비스에 대한 접근가능성, 전화이용 및 영업시간의 편리성, 편리한 장소)
⑤ 예의(서비스 제공자의 친절함, 친밀한, 공손함 및 배려)
⑥ 커뮤니케이션(고객에게 이해할 수 있는 수단으로 메시지 전달, 서비스 비용에 대한 설명, 고충처리의 보장)

⑦ 신뢰성(서비스의 신뢰 및 정직, 고객의 이익을 진심으로 원함, 서비스의 일관적 수행)
⑧ 안전성(고객의 위험인식과 의심 제거, 육체적 물리적 안정, 재무적 안정)
⑨ 고객에 대한 이해(고객욕구 이해 정도, 고객 특정 욕구 파악 능력, 고객에 대한 개별적 관심)
⑩ 유형성(서비스의 물리적 증거, 물리적 시설 및 도구, 종업원의 외모, 서비스를 이용하는 다른 고객)

2. 전사적 품질경영의 개념

TQM(Total Quality Management)이란 품질에 중점을 두고, 전원 참여에 의해 고객 만족과 조직구성원 및 사회에 대한 이익창출로 장기적인 성공에 목표를 두는 조직 전체의 체계적 노력을 의미한다. TQM은 몇 가지 프로그램의 집합이 아니라 일종의 관리시스템이다. 이러한 TQM의 개념에는 다음과 같은 철학적 기반이 깔려 있다.

첫째, 품질은 고객에 의해 정의된다는 것이다. 즉 고객의 욕구에 의해 재화나 용역의 특성이 정의되어야 하며, 이렇게 함으로써 진정한 고객만족 나아가서 고객의 즐거움(Customer Delight)까지 창출할 수 있다는 것이다.

둘째, 고객만족을 창출하는 재화와 용역을 생산하는데 있어서의 과정을 중시하여 인간위주의 관리시스템(People-focused management System)을 지향하는 것이다. 즉 조직구성원이 작업공정에서 뿐만 아니라 문제인식과 문제해결, 자료수집 및 의사결정, 리더십과 집단토의기법 등에서 충분히 훈련을 받고 교육을 받는다면 그들은 계속적인 개선 메커니즘의 기능을 제대로 수행할 수 있을 것이므로 그들의 능력을 강화시킬 필요가 있다는 것이다.

따라서 TQM이 성공적으로 운용되기 위해서는 최고관리자의 리더십을 기반으로 끊임없는 교육훈련과 참여의식에 의해 능력이 개발된 조직구성원이 과학적인 품질관리기법과 합리적인 사고방식을 활용하여 조직 내의 모든 절차를 표준화하고 지속적으로 개선함으로써 고객만족을 달성하며 궁극적으로는 조직의 장기적인 성장을 추구하는 관리시스템이다.

요약하면 TQM은 '궁극적 목적인 고객만족과 관리개선을 위하여 고객지향적인 서비스 품질에 초점을 두고 전 직원의 참여를 통하여 지속적 서비스 개선을 도모해 나가는 통합관리체계'라고 정의할 수 있다.

3. 병원경영와 TQM 관계

우리나라의 의료산업은 의료시장의 개방, 의료기술의 발전, 의료기관 개설의 증가, 인구의 급속한 고령화로 인한 의료 수요 변화 및 의료 정보화 등의 의료기관 외부적 환경 요인과 의료서비스의 질적 고급화와, 의료기관 종사자들의 욕구 다양화 등의 내적 요인으로 의료 환경은 급속히 변화하고 있다.

이러한 의료기관과 의료기관을 둘러싼 환경 변화에 적응하기 위하여 고객중심의 경영으로 혁신하고자 시도하고 있으며, 의료서비스 품질 향상을 통한 고객 만족을 높이기 위하여 TQM(Total Quality Management)을 실행하고 있다.

TQM은 제품 및 서비스 품질 향상을 통해 고객만족을 극대화하기 위한 전사적 차원의 지속적인 개선활동으로, 인적자원 성과, 프로세스 성과, 제품 · 서비스 성과, 고객성과 및 재무성과 등에 정의 영향을 미치는 것으로 보고 있다.

TQM은 제조업을 중심으로 발달해 왔으나 TQM 활동이 조직의 성과를 높이는 중요한 경영전략 및 방법으로 인식됨에 따라 교육, 의료, 비영리 및 행정조직까지 확산되고 있다.

특히 의료기관에서의 TQM 활동은 의료기관에서 시행하는 진료의 질을 향상시키고 외부고객인 환자들의 만족도를 높이려는 의료기관의 총체적 경영활동이라 할 수 있다. 따라서 TQM 활동을 통해 의료기관은 외부고객인 환자들의 만족도를 향상시킴으로써 의료기관의 경영 효율성을 달성할 수 있게 되므로, TQM 제도 도입은 경영 개선을 위해 매우 중요한 의미를 갖는다고 할 수 있다.

의료기관 관련 TQM 활동 연구는 크게 활동 요인과 경영 성과에 대한 연구로 구분할 수 있다.

경영 성과와 관련된 연구에서는 비재무적 성과인 고객만족도에 대한 분석을 들 수 있겠다. 외부고객인 환자들의 만족도는 진료 서비스의 질적 향상을 통해 가능하며, 진료 서비스 질적 향상은 내부고객(의료기관 종사자)이 만족함으로써 달성된다.

따라서 내부인 의료기관 종사자들의 만족도가 향상되면 그들이 제공하는 서비스의 질이 높아질 것이고, 환자들과 직접적인 접촉이 있는 의료기관 종사자들을 통하여 외부 고객인 환자들을 만족시킴으로써 경영성과를 향상시키는 효과를 얻게 되므로 고객만족도는 내부고객만족에 의하여 얻어진다고 할 수 있다.

이처럼 환자와 직접적인 접촉이 이루어지는 의료기관 종사자들의 태도와 행동이 고객과 서비스 조직의 성과에 중요한 영향을 준다는 사실을 고려한다면 서비스 조직은 어떤 경영관행으로 종업원의 태도를 호의적으로 변화시킬 것이며, 조직이 원하는 바람직한 서비스를 수행하도록 할 수 있을 것인가를 생각해 보아야 한다.

내부고객의 만족도는 의료기관에서 지원하는 경영전략의 결과로 의료기관 종사자들의 능력이 최대한 발휘될 수 있는 기회를 제공하게 하는 것이라고 할 수 있다.

진료와 관련된 서비스의 질적 평가에 결정적인 역할을 하는 종업원들의 서비스 태도와 행동은 조직의 지원정도와 지원에 대한 만족에 의해 영향을 받는다고 할 수 있다.

TQM 활동 정도를 통하여 의료기관 종사자들이 수행하는 업무에 만족할 수 있도록 충분한 지원이 시행된다면 의료기관 종사자들은 보다 나은 서비스를 외부고객인 환자들에게 제공하게 되고, 만족을 느낀 고객이 충성 고객군을 형성함으로써 기업의 경영성과 향상을 가져다 줄 수 있다. 따라서 직무 만족과 종업원 몰입으로 나타나는 내부고객 만족도를 이끌어 내기 위한 연구는 종업원의 지원 측면에서 접근되어야 할 것이다.

의료기관의 조직문화도 상·하전달식의 일률적인 관행에서 벗어나 직원들이 조직의 의사결정에 참여할 수 있는 문화를 조성하고, 조직 구성원들간의 의사소통의 문제로 인한 상호간의 불신풍조, 개인주의 등의 문제점을 줄일 수 있는 의사소통의 장을 마련하고 종사자 서로간의 동료애는 발휘하여 상호간의 만족도를 높일 수 있어야할 것이다.

또한 의료기관을 경영하는 경영층에서는 종사자들이 본인들의 업무에 대한 의사결정과 정책제안에 대한 참여의 폭을 넓혀주어야 할 것이며, 인적자원관리 측면에서도 공정하고 구성원들의 장점과 능력을 최대한 발휘할 수 있는 기회제공과 신기술 및 지식의 습득 기회를 보장하여야 할 것이다.

이러한 방법들이 실현되기 위해서는 경영자들이 의료기관의 수익 창출이 외부고객만족에 있는 것이 아니라 내부고객의 만족도에 따라 경영성과가 달라진다는 사실을 인지해야 한다.

내부고객의 만족도에 그들이 외부고객인 환자들에게 대하는 서비스의 질이 달라지고 있는 것은 바로 경영성과로 이어진다는 사실을 간과해서는 안 될 것이다.

수행 내용

재료 · 자료

• 병원경영 및 의료서비스 관련 자료

기기(장비 · 공구)

• 컴퓨터, 문서작성 프로그램, 프린터, 주변기기

안전 · 유의사항

• 병원경영 및 의료서비스 관련 장비의 안전 및 유의사항을 숙지한다.

수행 순서

01 병원경영에서 품질경영의 실현을 위한 7가지 원칙에 대하여 분석하라.

병원경영에서 품질경영을 실현하기 위한 원칙으로 7가지를 정의하여 다음과 같이 제시하고 있습니다.

1. 고객중시

현재와 미래의 고객과 시장의 요구사항, 니즈, 기대 및 선호를 분석하여 경영정보의 근간으로 설정하고 이를 충족시킬 수 있도록 기획 및 운영한다.

2. 리더십

경영진이 비전, 방침, 가치 및 목표를 설정하고 이를 달성할 수 있도록, 조직을 경영 의도대로 지속적으로 이끄는 능력이다.

3. 인원의 적극참여

병원 조직원을 비롯한 병원 이해 관계자가 능동적이고 주도적으로 주어진 과제 수행에 참여하는 병원조직 문화의 구축과 인원의 과제해결을 위한 개인 역량을 극대화해야만 한다.

4. 프로세스 접근법

과제의 인식과 해결이 효과적으로 수행되도록 관련된 자원과 활동을 프로세스 전체적 관점으로 접근이 필요하다.

5. 개 선

병원 조직의 총체적 성과에 대한 지속적이고 유연한 개선활동의 전개되어야 한다.

6. 증거기반 의사결정

모든 의사결정 및 운영에 사실을 기반으로 하는 품질정보에 의거하여 실행하여만 한다.

7. 관계관리 및 관계경영

병원조직 및 병원조직의 공급자인 환자와의 상호 이익이 되는 파트너십 가치를 창조하고, 고객을 심층 분석하여 고객별 특성에 맞는 고객관계 경영을 추구해야만 한다.

02 경영혁신 기법의 발전과정과 병원서비스 TQM에 대하여 분석하라.

1. 경영 혁신기법의 발전과정

경영혁신 활동은 20세기 초기 시작된 테일러의 과학적 관리법을 시작으로 기업경영의 전 분야에 걸쳐 지속적으로 발전해 왔다. 경영혁신 활동의 발전과정은 4단계로 구분할 수 있다. 1단계는 도구개발 단계, 2단계는 운동발전 단계, 3단계는 영역확대 단계, 4단계는 방법론 통합단계로 제시된다.

1) 제1단계(20세기 초)

최소의 경영혁신 활동은 경영혁신 활동의 기본적인 개념과 도구가 출현하는 과정에서 시간연구와 동작 분석을 통해 노동자의 생산성 향상에 이바지한 테일러의 과학적 관리법 등을 사용하고 있다. 테일러는 노동능률을 좌우하는 작업량, 작업 방법, 작업동작 및 작업 속도 등을 과학적으로 분석해 노동의 규정 시간을 정하고 작업량에 따라 작업자의 봉급을 차등적으로 지급하기 시작함으로써 1인당 노동생산성을 크게 향상시켰다. 이후 헨리 포드는 1931년 자동차 생산설비에 Conveyor System(컨베이어 시스템)을 통한 패키지 생산 시스템을 도입, 대량생산 체계를 구축했다. 테일러는 노동을 기계화하고 작업자를 기계의 일부로 인식하고 노동 생산성에만 중점을 두어 인간의 심리적·사회적인 측면을 많이 경시하였다. 이러한 과학적 관리법은 제1차 세계대전 후 노동조합의 대두와 전후 세계적 추세였던 민주화 사조의 영향으로 도전에 직면하게 되었다. 당시 관리론은 경영자나 관리자가 일에 대한 명령을 내리고 작업자는 그에 상응하는 보수에 따라 일만 하면 되는 비과학적 관리시스템으로 인간의 생리적, 심리적, 사회적 측면을 제대로 고려하는 것이 아니었다. 이에 따라 인간관계에 초점을 맞춰 과학실험을 통해 경제 환경뿐만 아니라 심리, 사회 환경에도 영향을 미칠 수 있다는 인간관계론이 대두되게 되었다.

2) 제2단계(1950년~1980년)

WW2(제2차 세계대전) 후 일본 기업을 중심으로 한 전사적 품질관리와 종합적 설비 보전, 적시 생산 시스템, 무결점 운동의 발전 단계이다. 이는 경영혁신활동을 운동으로 발전시킨 단계이며 최고경영층을 중심으로 한 전사적인 경영혁신 활동으로 발전했다. TQC(Total Quality Control)는 1970년 후반 일본에서 시작된 전사적인 품질관리 활동으로 SQC(Statistical Quality Control : 통계적 품질관리)와 품질분담조 활동을 중심으로 생산 현장 경영혁신의 기법과 성공요인에 관한 연구 현장뿐 아니라 최고경영자인 사장을 포함한 설계·제조·판매·총무·인사 등 전직원이 품질 개선에 참여하는 종합적인 품질관리 활동이다.

3) 제3단계(1980년~2000년 전반)

국가 측면의 경영혁신 활동을 추진하는 단계로, 일본 기업의 부상에 자극을 받은 미국 정부와 기업이 전사적 품질경영, 업무 재설계, 전사적 자원관리 등의 다양한 혁신 방법을 개발·시행한 단계이다. 미국은 1973년 오일쇼크를 경험해, 일본 기업이 TQC, TPM 등을 통해 품질 개선과 경쟁력을 강화한 데 반해, 미국 기업은 규모의 확장에만 중점을 두어, 상대적으로 일본 기업보다 경쟁력이 약해져 있었다. 이에 따라 국가 차원에서 맬컴볼

드리지 품질대상(Malcolm Baldrige National Quality Award)을 제정해 기업의 품질 향상 활동을 지원했다. 이는 경영혁신 활동의 영역을 넓혀 국가 차원에서 경영혁신 활동을 추진하는 단계이다. 1990년대는 기업 핵심 경쟁력이 고수익 저비용에서 시장 변화율로 변화하고, 거기에 따라 시장지향적인 경영 혁신 기법이 개발·도입되었다. 시장 변화에 신속히 대응하기 위해 조직체계를 부서 중심에서 팀 중심으로, 전사적인 프로세스 개선과 고객 만족에 역점을 두었다. 이를 위해 벤치마킹, 성장전략, BPR, ERP 등이 경영혁신 기법으로 소개되었다.

4) 제4단계(2000년 중반~현재)

지금까지 출현했던 다양한 경영혁신 방법이 통합되는 통합단계로써, 이전에는 경영혁신 방법의 활동이 불충분했던 서비스나 연구개발 분야까지 경영혁신 활동이 확대되어 다양화된 방법과 체계화된 로드맵이 이용되고 있다. 특히 2000년대 중반부터는 인터넷 발전과 정보통신기술의 발전에 의해 벤처 붐이 일어나 관련 기업 간의 상품 제조와 거래 등을 통해서 새로운 시장을 창출·확대하는 것이 경영혁신 활동의 핵심이 되었다.

이에 따라 지식경영, 전략적 제휴, 제약이론, 아웃소싱, 고객 관계관리, 공급망 관리, 식스시그마, 블루오션, 경영정보 시스템, 연구개발을 위한 창조적 문제해결 기법 등과 같은 여러 가지 경영혁신 기법들이 도입되었다.

이러한 경영혁신 기법의 발전과정을 요약하면 다음의 〈표 3-1〉과 같다.

〈표 3-1〉 경영혁신 기법의 발전과정

구 분	경쟁력의 핵심	제품개발 전략	프로세스	기 술	조 직	경영혁신 기법
20세기 초반	생산성	대량생산	순차적	과학적 관리	라인조직	SQC
1950~1970년대	품질	고품질	순차적	통계 기법	분임조	TQC, TPM
1980년대	수익	저비용	순차적	생산성 향상	부서중심	TQM, JIT, ZD
1990년대	시장점유율	적기공급	동시병행	정부 고유	프로젝트 팀	고객만족, BPR, 벤치마킹, 성장전략
2000년대~	시장규모	혁신	기업 간 협업	지적 자산화	민첩 대응팀	지식경영, ERP, 아웃소싱, 식스 시그마, CRM, SCM

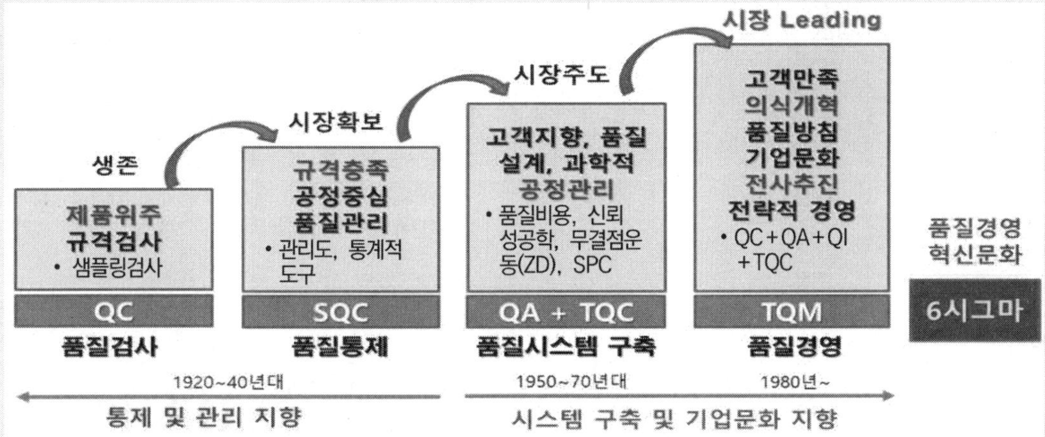

[그림 3-2] 경영혁신 기법의 발전과정

2. 병원서비스의 전사적 품질경영(TQM : Total Quality Management)

TQM은 전사적 품질경영 또는 종합적 품질경영으로 이해되며 제품이나 서비스의 품질뿐 아니라 회사 내의 모든 업무, 즉 경영, 작업환경, 조직구성원의 자질까지도 모두 품질개념에 포함해야 한다.

TQM은 1960년대에 시작된 전사적 품질관리(TQC)의 개념으로 발전하였다. 하지만 TQC에서는 통계학적인 것이 주 방법론이었다면 TQM은 통계학적인 것 이외에 조직방법론과 관리방법론에 많은 비중을 두고 있다.

병원의 서비스 품질을 개선하기 위해 병원업무의 능률적인 면도 고려해야 한다는 품질관리의 영향을 받으며 발전했다.

따라서 TQM은 경영, 기술 수준으로 운영되던 고객지향의 품질관리 활동을 마케팅, 노사관계, 생산, 인사, 서비스 등 병원 전 분야로 확대해야 하며 경영 부문의 품질 관리만으로는 성공하지 못하고 병원의 모든 조직이나 구성원이 서비스 품질관리의 실천자여야 성공할 수 있다.

03 병원선택과 병원서비스 품질의 관계에 대하여 분석하라.

병원들은 경쟁력을 가지고 고객을 확보하기 위한 다양한 노력들을 하고 있으며, 환자와 보호자가 만족할 수 있는 서비스와 방안들을 모색하는 것은 불가피할 것이다.

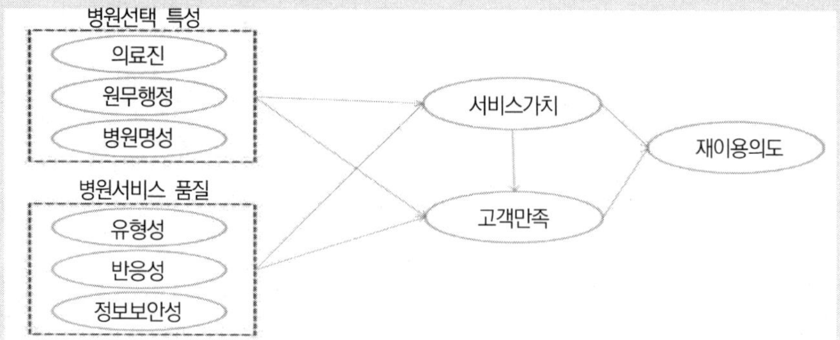

[그림 3-3] 병원선택과 병원서비스 품질과의 관계

따라서 최근 병원의 고객서비스에 대한 연구가 활발히 진행되고 있는데 환자에게 제공하는 서비스의 중요성과 서비스 가치, 고객 만족도 향상을 통한 고객확보 방안에 대한 연구들이 있다.

병원을 선택하는 환자 및 보호자(또는 고객, 또는 이용자)의 특성에 대한 연구를 살펴보면 병원선택 요인으로 의료진의 명성, 의료기술, 전통성, 친분, 거리 등을 제시하였다.

병원 및 의료서비스의 특성에 관한 연구들 중 의료서비스 품질에 관한 연구들을 살펴보면 유형성, 반응성, 신뢰성, 접근성, 이용성, 정확성 등을 요인으로 활용하여 의료서비스 품질이 고객만족 및 재이용 의도에 미치는 영향을 결과로 제시하였다.

1. 병원선택의 특성

환자 및 보호자가 의료서비스를 선호하는데 가장 중요하게 고려하는 속성으로 병원의 유형, 물리적인 외관, 접근성, 의사의 명성, 의사의 예약, 1일 병실요금 등이 있다.

또는 주거지에서의 가까운 거리, 편리성, 의사의 경력, 전문의의 유무, 최신의 시설·기술의 유무, 알고 있는 병원 스텝, 병원 스텝에 대한 과거 경험, 저렴한 비용, 병원의 규모, 종교적 제휴관계 등이 있다.

2. 병원선택에 영향을 미치는 요인

병원선택에 영향을 미치는 요인으로 의술의 신뢰성, 병원시설의 편리성, 진료절차의 신속성, 진료비의 적절성, 접근의 용이성, 의사의 실력, 환자상태에 대한 의료진의 설명, 그리고 의료장비의 현대성 등이 있다.

개인적인 특성의 관점에서 병원선택 요인에서 기업병원의 경우, 시설의 현대성, 병원의 청결도, 다양한 서비스, 교통의 편리성, 접근의 용이성 등이다.

그리고 대학병원의 경우, 의사의 실력과 의술에 대한 자신감, 의사의 친절도, 의사의 명성, 그리고 의료시설의 훌륭함과 같은 의사 중심의 요인이다.

결국은 병원선택의 요인이 고객만족, 서비스가치, 고객충성도, 그리고 재방문 의도와 관련이 있다.

3. 병원의 서비스 품질

1) 병원의 의료서비스

의료서비스를 의료행위(진단, 진료) 및 부가적으로 생성되는 의료 외적 행위로써 의료 소비자에게 제공되는 중간적 생산물이며 지적 전문업으로 정의하였다.

의료서비스 분야는 일반 서비스와는 달리 고도로 전문화되고 과학화된 서비스의 특징을 가지고 있다. 따라서 의료서비스 품질에 대한 개념과 정의도 매우 다양하기 때문에 측정 도구도 독자적으로 개발되어 사용해왔다.

의료기관에서도 고객중심 경영으로 인해 환자가 인지하고 있는 품질에 대한 중요성이 대두되면서 일반 서비스산업에서 사용되고 있는 측정도구들이 받아들여지고 있다.

이러한 의료서비스의 질을 측정하기 위해서 의료서비스 제공에 직접적으로 영향을 미치는 구조, 과정 또는 진료결과를 전체 또는 일부분의 요인을 측정하는 것이 의료서비스를 측정하기 위하여 가장 적합한 방법이다.

의료서비스 가치란 환자가 의료서비스에 대해 지불한 것과 서비스에서 느끼는 효용에 대한 전반적인 평가로 정의할 수 있다.

2) 병원서비스의 품질요인

환자는 육체적, 정신적으로 스트레스가 높은 상황으로 내원하게 됨으로 병원서비스에 대한 객관적인 품질보다 환자에 의해 인지된 품질이 더 중요하다.

또한 환자진료를 위한 의사결정시 보호자가 여러 역할을 수행함으로 품질측정에 있어 보호자 측면도 고려되어야 한다.

병원서비스의 품질 요인은 의료서비스에 대한 환자의 믿음, 병원의 신뢰도, 치료의 질, 부대시설 및 서비스, 물리적 시설, 진료 대기시간, 환자에 대한 심적 배려 등이 있다.

병원서비스 품질의 구체적인 구성요인은 접근성, 포괄성, 지속성, 효율성, 의사의 행동, 진료 수준, 의료적 보살핌의 이용 가능성, 접근체계, 의료적 보살핌의 계속성과 시설 이용의 편리성, 청결, 병원 내 분위기, 입원서비스, 진료・검사・투약서비스, 식사서비스 그리고 편의시설 서비스 등이다.

의료서비스는 의료기관의 외향적 요소(외형성), 의료서비스 제공에 대한 믿음의 정도(신뢰성), 의료서비스의 정확성 정도(확신성), 환자에 대한 신속한 반응 정도(응답성), 환자에 대한 개인적 관심 정도(공감성) 등으로 구성되어 있다.

3) 정보보안

정보의 홍수, 빅데이터 시대, 개인의료정보의 중요성 등 병원 보안의 중요성에 대해 점점 관심이 높아지고, 중요성이 부각되고 있다.

기술의 발달로 신속하고 정확한 의료서비스가 가능하게 되었지만, 보안 관련 여러 가지 문제점이 수반되고 있다.

이렇게 정보 보안성에 대한 중요성은 점점 높아져 가고 있고 원격의료서비스 이용 시에 개인의료정보 보안이 더욱 중요하다.

정보 보안성은 병원서비스 품질의 한 요인으로 보고 있고, 병원선택 특성과 병원서비스 품질에 절대적으로 영향을 미친다. 그러므로 병원경영의 서비스 품질 요인으로 정보 보안성이 중요한 이슈로 부각되고 있다.

의료정보 보안의 중요성이 점점 커지고, 이에 대한 의식이 점점 높아지는 현실에서 정보 보안성이 병원 경쟁의 또 다른 경쟁력이 될 수 있음을 인지하고 병원경영에 적극적으로 활용 및 교육될 수 있도록 해야 한다.

4) 고객만족

환자 만족(Patient Satisfaction)이라는 용어가 보건의료 분야에 있어서 지속적으로 주목 되고 있다. 환자만족이라는 것은 환자가 의료서비스 품질에 대해 갖는 개념과 분리될 수 없기 때문에 불만족은 고객을 잃는 것을 의미할 뿐 아니라, 의료기관의 브랜드 이미지에 손실을 가져오는 것을 의미하기도 한다. 환자만족은 오늘날과 같이 경쟁적인 의료시장 환경에서는 매우 중요하다.

환자만족도를 진료에 대한 인식(Orientation Toward Care)과 진료상황(Conditions of Care)의 2가지 차원으로 나눈다.

여기서 진료에 대한 인식은 병원을 이용할 때 환자들이 원하는 것과 기대하는 것을 의미하며 진료상황은 진료방법이라든지, 병원의 위치, 대기시간, 비용, 진료결과 등 실제로 진료가 이루어진 과정을 의미한다.

진료에 대한 인식과 실제로 진료가 주어진 상황이 서로 일치하면 환자들은 만족하게 되지만 일치하지 않으면 환자들은 불만족하게 된다.

고객만족은 서비스 이용자의 경험과 기대치 간의 차이를 주관적으로 평가하는 것이지만, 의료서비스의 품질을 평가하는 기준으로도 간주된다.

환자의 만족은 의료서비스의 품질을 평가하는 중요한 결과가 되고 있으며, 병원 재이용 의사, 타인에게 권유 의사와도 관련되는 등 의료서비스에 대한 환자의 기대치와 실제 경험치 간의 차이에서 이루어지는 주관적 판단이다.

환자만족도란 의료서비스 질을 측정하기 위한 지표에 의해 개념화될 수 있는 태도(Attitude)라고 정의하고, 의료서비스에 대한 다차원적인 평가(Multidimensional Evaluation)로서 환자들은 의료서비스에 대한 개별 속성을 (1) 매우 만족 ~ (6) 매우 불만족의 리커트척도로 평가할 수 있다.

서비스 질과 만족도에 대한 선행변수로써 서비스의 질뿐만 아니라 그 서비스를 획득하기 위해 지출된 비용(서비스 가치)을 함께 고려하여야 한다.

고객만족도를 높이기 위해서는 병원이 주기적인 의료서비스 품질 관리를 통해 수준 높은 의료서비스를 제공하고자 많은 노력을 기울여야 한다. 고객이 인지하는 의료서비스품질 변수 중에서 의사진료서비스, 간호사서비스는 고객만족에 직접적으로 영향을 미친다. 이는 의사 및 간호사의 진료 및 치료가 고객의 입장에서 이해하기 쉽게 충분한 설명을 필요로 한다. 즉 충분한 설명은 진료 및 치료를 수행하는 데 필요할 뿐만 아니라 충분한 정보제공을 통해 고객의 주체적 판단에 도움이 된다. 이를 위해 고객별로 충분한 진료시간이 확보되어야 할 것이며, 특히 수술에 국한되지 않은 진찰, 검사, 치료 등의 모든 진료단계에서 고객에게 필요한 정보를 사전에 제공하여 충분히 이해가 되도록 하여야 한다.

학습 3

학습활동.3 교수 · 학습 방법

교수 방법

- 병원서비스의 품질경영에 대한 관련 용어, 구성, 방식 이해 정도를 파악한 후 수업을 진행한다.
- 교수자의 주도로 병원서비스의 품질경영 등의 내용을 PPT 자료로 제시한 후 설명한다.
- 가능하면 사전에 개인별 학습자료를 준비하여 모든 학생이 참여할 수 있는 문제 해결식 수업, 협력수업이 가능하도록 한다.
- 병원서비스의 품질경영 전 과정을 작업의 순서에 따라 단계적으로 실습이 이루어질 수 있도록 지도한다.
- 교재를 통해 수업을 준비하는데 있어서 필요한 모든 정보나 팁, 힌트 등 도움이 될 만한 내용들을 확인할 수 있다.
- 학생들이 만들게 될 각 모델들은 수업시간에 중점적으로 다뤄질 부분과 어휘, 질문, 답을 포함하고 있으며 또한 탐구할만한 추가적인 아이디어들도 포함하고 있다.

학습 방법

- 병원서비스의 품질경영에 대한 관련 용어를 숙지하고, 병원서비스의 품질경영에 대해 이해한다.
- 병원서비스의 품질경영의 각 단계별 중점 사항을 체계적으로 학습한다.
- 병원서비스의 품질경영의 수행순서의 전 과정을 실습한다.
- 병원서비스의 품질경영의 내용을 이해한다.
- 병원서비스의 품질경영을 이해하고 숙달이 될 때까지 학습한다.

학습활동.3 평가 및 피드백

평가 준거

- 평가자는 피평가자가 수행 준거 및 평가 내용에 제시되어 있는 내용을 성공적으로 수행할 수 있는 지를 평가해야 한다.

학습내용	평가항목	성취수준		
		상	중	하
병원서비스의 품질경영	병원서비스의 품질경영을 이해할 수 있다.			

평가 방법

• 작업 포트폴리오

학습내용	평가항목	성취수준		
		상	중	하
병원서비스의 품질경영	병원서비스의 품질경영을 이해할 수 있다.			

• 필기시험

학습내용	평가항목	성취수준		
		상	중	하
병원서비스의 품질경영	병원서비스의 품질경영을 이해할 수 있다.			

• 체크리스트를 통한 관찰

학습내용	평가항목	성취수준		
		상	중	하
병원서비스의 품질경영	병원서비스의 품질경영을 이해할 수 있다.			

• 피드백

1. 작업 포트폴리오
   - 제출한 보고서를 평가한 후 주요 사항에 대하여 표시하여 돌려준다.
2. 필기시험
   - 평가 결과 성적이 저조한 학생은 보고서 제출 기회를 부여한다.
3. 체크리스트를 통한 관찰
   - 실습 과정에서 평가한 후 개선해야 할 사항 등을 정리하여 돌려둔다.

참 | 고 | 문 | 헌

- 건치신문, http://www.gunchinews.com
- 국가법령정보센터, 소비자보호법, https://law.go.kr/LSW/소비자보호법
- 국가법령정보센터, 의료법, https://law.go.kr/LSW/
- 나무위키, https://namu.wiki/w/병원
- 박정홍, 병원 선택 특성과 보안성 및 병원 서비스 품질 특성이 재이용의도에 미치는 영향, 병원경영학회지 제24권 제1호, 2019.3
- 배성숙, 경영혁신의 기법과 성공요인에 관한 연구, KBM Journal, 2019.12.26
- 삼성서울병원, 환자의 권리와 의무, http://www.samsunghospital.com/
- 서비스 품질, https://m.blog.daum.net/moonsabu/7865206, 2009.11.30
- 송병기, 병원 코디네이터의 바른 이해, 메디칼업저버(http://www.monews.co.kr), 2002.8.26
- 심규범, 의료기관의 종합적 품질경영(TQM)과 내부고객만족에 대한 구조모형, Journal of Digital Convergence, 2015.10.13.
- 양흐정 · 김광수 · 정상윤, 통계적 품질관리 4.0, https://fintecuriosity-11.tistory.com/대한표준협회미디어
- 이주연, 병원 의료데이터 민간 개방 확대…혁신 의료기기 육성, 헬스조선, https://health.chosun.com, 2020.1.15
- 임솔, 경증 환자까지 쏠림 3년간 빅5병원 외래 20% 증가, https://www.medigatenews.com, 2020.10.6
- 정디연, 전국민 건강보험 시행 30주년, 메디게이트, https://www.medigatenews.com/news/2019.7.23
- 조현우, 의료의 질 향상, 의학신문, http://www.bosa.co.kr, 2003.5.23
- 2020 하반기 글로벌 보건산업 동향 심층조사, 한국보건산업진흥원, 2020.12
- CRITEO 블로그, 포스트 코로나 시대의 10가지 소비자 행동 변화 트렌드, www.criteo.com, 2020.6.7
- NCS 학습모듈, 병영경영기획(LM0601020103_13V1.1), 교육부

학습 1	병원경영의 이해
학습 2	의료서비스의 이해
학습 3	병원서비스 품질경영
학습 4	**병원 브랜드 경영**
학습 5	병원홍보 및 마케팅
학습 6	고객중심의 병원경영
학습 7	병원 의료서비스와 태도관리
학습 8	성장을 위한 병원경영 노하우
학습 9	좋은 조직문화 만들기
학습 10	DISC 성향분석의 활용
학습 11	의료서비스 접점(MOT) 분석
학습 12	고객중심의 의사소통
학습 13	성과를 내는 의료상담 전략

학습 목표	1. 병원브랜드 경영을 이해할 수 있다.

4-1 병원 브랜딩의 이해

1. 브랜드 플랫폼에 대한 이해

브랜드 플랫폼이란 사전적 의미는 강령, 정강, 주의, (행동, 결정 따위의) 기반, 근거, 기준 등으로 브랜드가 추구하는 가치 체계의 원칙 등을 나타내는 것으로 브랜드 강령, 브랜드 헌장, 브랜드 백서 등으로 이해할 수 있다.

브랜드 구매자나 소비자는 제품과 서비스의 품질이나 가격과 같은 유형적 가치보다 브랜드가 가지고 있는 내면의 무형적 가치에 더 중요함을 두고 항상 새로운 가치를 추구한다. 즉 브랜드 구매자들은 돈을 지불하고 살 수 있는 기능적 가치보다 돈을 지불할 만큼 중요하다고 생각하는 신념적 가치를 추구한다는 것이다.

브랜드 플랫폼의 핵심은 '브랜드가 고객들에게 어떠한 가치 창출을 위하여 무엇을 해야 하는가?', '경쟁 브랜드들과 어떻게 차별화할 것인가?' 하는 변하지 않는 영구적인 브랜드의 본질적 가치체계를 구축하는 것이다.

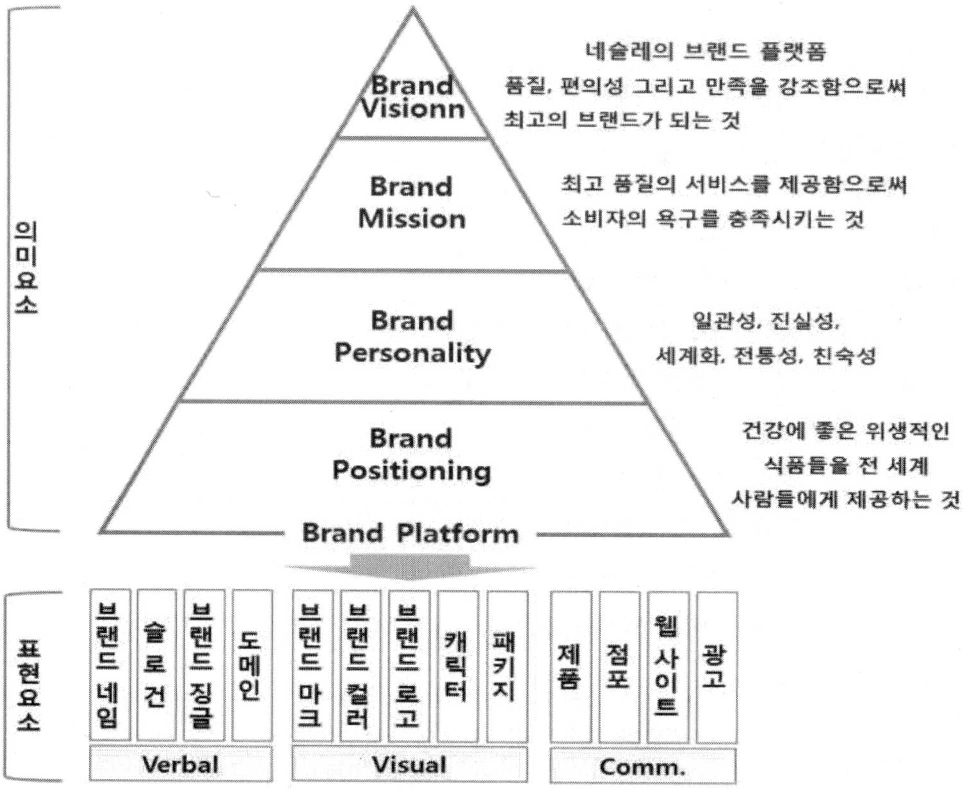

[그림 4-1] 브랜드 플랫폼과 아이덴티티 시스템

2. 병원 브랜드 플랫폼의 구성 내용

1) 병원 브랜드 비전(Brand Vision)

병원 브랜드가 내부 종사자와 고객을 위하며 존재하는 이유와 모든 이해 관계자들에게 제공하려는 미래의 가치로, 항상 미래 지향적이며 모든 이해 관계자들에게 혜택을 제공할 수 있어야 하며 내재된 가치가 포함되어 있어야 한다.

2) 병원 브랜드 미션(Brand Mission)

병원 브랜드가 지켜야 할 사명으로 병원 브랜드 비전을 달성하기 위한 실행 계획 또는 실천 의지로, 브랜드 비전이 정신적 가치라면 브랜드 미션은 그것을 구현하기 위한 실천적 행동 목표이다.

3) 병원 브랜드 개성(Brand Personality)

경쟁 브랜드와의 차별화를 이끌어 낼 수 있는 병원 브랜드의 독특한 특성이나 품격이다.

4) 병원 브랜드 포지셔닝(Brand Positioning)

소비자의 마음속에 심어 주고자 하는 병원의 브랜드 이미지 목표이며 3가지의 원칙이 있다.

① 소비자들은 흥미 없는 메시지에는 관심을 두지 않고 무시하는 경향이 있기 때문에 목표 고객이 독특함과 중요성을 느낄 만한 메시지가 있어야 한다.
② 실현 가능성이 없거나 실체가 없는 포지셔닝은 소비자의 신뢰도를 떨어뜨리므로 포지셔닝은 실현될 수 있는 브랜드의 핵심 역량에 근거를 두어야 한다.
③ 목표 고객을 설득할 수 있는 경쟁 브랜드와의 비교 우위의 이점이 있어야 한다.

3. 병원 브랜드 수립을 위한 시장환경 분석 및 병원자체분석

1) 병원 브랜드 플랫폼을 수립하기 위한 환경 분석

병원을 둘러싸고 있는 외부환경과 자체 병원의 내부환경에 대한 분석을 실시하는 SWOT 분석과 3C 분석, STPD 전략 수립, 그리고 플랫폼을 구축하는 실행 단계로 나눌 수 있다.

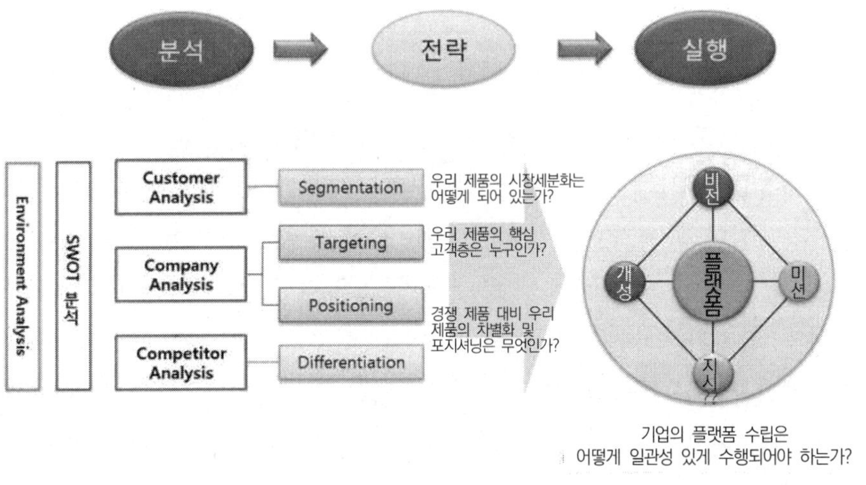

[그림 4-2] 병원 브랜드 플랫폼 개발 절차

2) 병원 관련 산업동향 분석

병원 관련 산업을 둘러싸고 있는 산업주기와 경쟁 강도에 대한 분석을 실시하여 병원 브랜드의 현재 위치와 경쟁자에 대하여 정확히 파악함으로써 명확한 플랫폼을 수립할 수 있다.

3) 자체 병원 분석

현재의 브랜드를 보유하고 있는 병원에 대한 조직, 진료서비스, 브랜드 측면에 대하여 분석을 함으로써 실현 가능한 전략을 수립할 수 있다.

4) 핵심 고객 분석

병원 브랜드와 가장 밀접하게 연관된 핵심 내부 및 외부 고객에 대하여 정확하게 정의함으로써 고객의 욕구를 충족시킬 수 있는 플랫폼을 수립할 수 있다.

4. 병원 브랜드 플랫폼 수립 절차

1) 최고 경영진 심층 인터뷰

성공한 대부분의 병원 브랜드의 경우 브랜드 비전이 최고 경영자 또는 설립자에게서 나온 것을 알 수 있다. 그러므로 최고 경영진과의 심층 인터뷰는 필수적이다. 이것은 최고 경영진이나 설립자가 가지고 있는 브랜드에 대한 확고한 신념이 브랜드 플랫폼의 내용에 들어 있을 때 브랜드의 존재 가치를 가질 수 있다.

2) 중간 관리자 집단 워크숍

병원의 어느 조직이든 중간 관리자 집단이 참여하여 브랜드 플랫폼 워크숍이나 그룹 인터뷰를 실시해 보다 많은 참여자의 다양한 의견을 청취해야 한다.

최고 경영진만의 생각으로 브랜드 플랫폼이 수립된다면 병원 브랜드 경영을 담당하는 실무자들이 병원 브랜드 플랫폼의 내용을 충분히 이해할 수 없게 되고 브랜드 경영 의지가 약화될 수 있다.

중간 관리자와 직원들의 적극적이고 폭넓은 참여가 더욱 풍부한 아이디어를 산출하고, 중간 관리자들이 브랜드의 미래 도전과 기회에 대하여 더 잘 이해할 수 있어 건강한 플랫폼을 만들 수 있다.

3) 내부 및 외부고객 조사

병원 브랜드는 궁극적으로 소비자의 것이다. 병원 브랜드의 존재 가치는 소비자들이 원하는 것에 바탕을 두어야 한다. 브랜드의 힘은 고객이 브랜드에 대한 다양한 지식과 정보를 가지고 체험할 때 강해진다.

그러므로 강한 브랜드를 만들기 위해서는 고객들이 원하는 생각, 느낌, 신념, 의견, 이미지가 브랜드 플랫폼에 포함되어야 한다. 고객 지향적인 병원브랜드 플랫폼을 만들기 위해서는 시장 조사, 소비자 조사를 통하여 그들이 원하는 것, 경험하는 것, 추구하는 가치들을 정확하게 파악해야 한다.

학습 4

4) 경쟁 병원의 브랜드 벤치마킹

브랜드의 가장 중요한 기능 중 하나는 경쟁 병원의 브랜드와의 차별화이다. 그러므로 경쟁 병원의 브랜드와 차별화를 이끌어 내기 위해서는 경쟁 병원의 브랜드에 대한 많은 정보가 필요하다. 그리고 수집된 정보를 바탕으로 경쟁 병원 브랜드의 브랜드 플랫폼, 강정과 약점, 브랜드 시장 환경 등을 분석하여 차별화된 브랜드 병원 플랫폼을 수립할 수 있다.

4-2 병원경영의 미션 및 비전 수립

1. 미션 및 비전의 개념

1) 미션(Mission)

경영상의 판단 기준이며 정신적 근거가 되기 때문에 전 직원이 추구해야 할 목표이다. 즉 병원의 미션은 조직의 사명 및 존재 이유를 의미한다. 따라서 병원의 현 위치를 파악하고 미래에 어떻게 운영할 것인지를 검토한 후 결정한다. 미션에 포함해야 할 사항으로는 사업의 범위, 고객과 제공되는 가치, 향후 전망과 나아갈 방향을 제시하여야 한다.

(1) 사 명

① 개인이나 기업의 존재 이유를 문서로 공식화한 것
② 맡겨진 임무, 역할, 과업, 소명(召命) 등을 의미

③ 사명 선언의 목적은 개인이나 기업의 위치를 올바르게 설정해 주고, 활동할 수 있도록 북돋아 주며, 그 활동을 측정하는 잣대 역할을 하는 것

(2) 내 용

① 설립자의 개설 목적, 포부, 철학
② 직원(의사직 포함)의 포부, 희망, 바램

(3) 미션 기술서 양식

① 우리는 왜 존재 하는가 : 주요 목적, 요구되는 사항, 해결된 문제 등
② 우리는 누구를 위해 존재 하는가 : 주요 고객
③ 우리는 무엇을 존재하기 위해 존재하는가 : 제공되는 핵심 서비스
④ 우리는 무엇을 위해 존재하는가 : 성공을 결정하는 장기적 성과

(4) 예 시

① 누구에게 : 인류, 국가, 국민, 주민, 고객
② 무엇을 : 임상, 교육, 연구
③ 어떻게 : 최상, 고품격, 최적
④ 동사 : 만들다, 창조하다, 추구하다

2) 비전(Vision)

비전은 병원이 지향하고 있는 미래상으로써 조직이 장차 실현해 나가야할 미래 성장에 대한 보다 세속적인 목표를 의미한다. 급변하는 의료 환경 속에서 단기적 환경 변화와 단기 성과에 흔들림이 없는 경영이 가능하게 하여야 하기 때문에 비전 경영은 대단히 중요하다. 또한 비전은 미래 행동을 위한 뚜렷한 방향을 다시 제시하여 새로운 목표가 설정되도록 해 주는 영속적인 것이다.

(1) 비전이란

① 미래의 모습, 최종적으로 도달할 꿈, 목표
② 성취 가능, 현실적, 평가 가능, 조직 내 공유
③ 훌륭한 비전은 짧고 영감을 주어야 하며, 계량화할 수 있어야 한다.

(2) 내 용

설립자 및 직원이 얻고자 하는 결실이다.

(3) 예 시

① 누구에게 : 고객, 직원, 환자

② 무엇을 : 임상 진료 성과, 병원 규모, 수익성, 만족도

③ 어느 정도 : 최고, 1등, 100억, 100%

(4) 병원의 비전 설정 시 고려 사항

① 개인의 노력이 조직의 목표와 연결되고 목표 달성을 위해 직원의 적극적인 참여와 의욕을 고취할 수 있어야 한다.

② 도전적이면서 실현 가능성이 있는 목표가 제시되어야 한다.

③ 병원의 직원들에게 병원이 나아가야 할 방향을 명확히 제시하여야 한다.

④ 간결하고 쉽게 이해할 수 있어야 한다.

⑤ 최고 경영진과 직원들 간에 비전에 대한 동기 부여와 공감대가 형성되어야 한다.

3) 핵심 가치(Core Values)

미션을 수행하고 비전을 달성하기 위하여 모든 구성원이 공유해야 할 가치나 신념으로 효과적인 비전은 반드시 조직의 핵심 이념을 담고 있어야 한다. 또한 조직의 핵심 이념은 지도 원칙과 신조의 체계인 '핵심 가치'와 조직의 가장 근본적 존재 이유인 '핵심 목적'의 두 부분으로 구성된다.

(1) 핵심 가치

① 사물의 중심이 되는 쓸모, 중요성

② 규범, 규칙, 표준, 기준

(2) 예 시

① 인간 존중, 고객중심, 인재 경영

② 사실과 성과 중시

(3) 본원의 다짐

직원들의 공약, 공약, 약속, 각오

2. 미션 및 비전의 수립 목적

병원장은 병원의 장기적인 발전을 위한 조직의 미션과 비전을 결정하여 승인하고 전 직원이 공유할 수 있도록 공표함으로써 조직을 효율적으로 운영하기 위함이다.

3. 미션과 비전의 관계

미션은 보통 한 가지로 정해지고 변하지 않는 반면, 비전이란 상황과 시기에 따라서 변할 수 있으며 두 가지 이상이 될 수 있다. 즉 목적은 바뀌지 않지만 목표는 가변적이기 때문이다.

따라서 이 둘은 함께 공존함으로써 미션에 의해 가치를 실현하고, 비전을 통해 성장과 발전을 계속하는 에너지원을 보유하게 된다. 이 미션과 비전의 대립과 긴장이 끊임없는 변화의 직접적인 원인으로 작용하게 된다.

4. 미션 및 비전의 계획 수립

병원의 경영팀 또는 기획실에서는 미션 및 비전 수립에 대한 계획을 각 파트장 또는 부서장 회의 시 공지하고 최고 경영자의 의지가 담긴 내용을 포함하여 계획 수립안(양식 포함)을 부서별(팀별)로 하달한다.

1) 미션 및 비전의 수립 절차

미션 및 비전 계획 수립(하달) → 태스크포스팀 구성 → 미션 · 비전의 수립 워크숍 또는 직원 참여(의견 제시) → 심의 → 경영진 보고 및 품의 → 미션 및 비전 설정 → 미션 및 비전 선포

2) 태스크포스팀 구성

병원의 미션 및 비전의 설정을 위해 준비하고 심의할 태스크포스팀을 구성한다. 구성원은 10명 이내로 하며, 부서장(팀장) 또는 관련 전문가와 의료진이 참여하도록 한다.

3) 미션 및 비전의 수립에 대한 교육

① 주관 부서는 전 직원을 대상으로 미션 및 비전의 개념과 타 병원의 설정 사례에 대하여 설명하고 교육한다(전 직원 교육 전 미션 · 비전 수립에 대한 간부 워크숍을 먼저 실시할 수도 있다.).

② 미션 및 비전의 수립에 앞서 설립자(이사장) 또는 병원장의 경영 이념에 대해서도 교육한다.

③ 시달한 양식의 작성 요령에 대해서 설명하고 부서장(또는 직원)이 적극 참여하도록 교육을 실시한다.

④ 교육 강사는 외부 전문가를 초빙하여 교육을 실시한다.

4) 미션 · 비전의 수립에 대한 제안(요청)

경영팀 또는 기획실에서는 미션 · 비전의 수립에 대한 제안 문서를 각 부서(팀)에 시달하고 양식에 의거하여 제안하도록 한다.

5. 미션 및 비전 수립 시 참고 사항

1) 미 션

① 타 조직과 구분되는 조직 고유의 철학
② 조직의 존재 이유이자 목적
③ 지속성을 유지하되 변화에 대응하여 수정이 가능하도록 융통적인 설정 필요
④ 미션(사명) 선언문의 구성은 목표 시장 및 고객, 제공하는 서비스의 형태, 시장 범위 및 지역, 조직의 자화상 및 대중으로부터 기대하는 이미지

2) 비 전

① 비전은 조직의 미래 자화상이자 희망
② 비전 선언문의 성격은 조직의 미래에 대한 영감을 줄 수 있어야 하고, 도전적이되 일관성이 있고 명료해야 한다. 또한 미래지향적이고 사회로부터 인정받을 수 있는 희망적인 메시지를 전달

6. 병원의 미션 및 비전의 제안에 대한 심의

부서 단위 또는 직원이 제시한 미션 및 비전의 제안에 대한 것을 태스크포스팀에서 집계하고 검토한 후 수립 안을 작성하여 자체 심의를 한다.

7. 심의(안) 경영진 보고 및 품의

태스크포스팀에서 작성된 심의(안)을 경영진(이사장 또는 병원장)에게 보고 후 수정 및 보완하여 내부 품의를 거쳐 미션 및 비전을 확정(설정)한다.

4-3 병원경영의 미션 · 비전 설정 및 이행

1. 미션 및 비전 수립(설정) 결과 공지

① 미션 · 비전의 수립 결과를 부서장 회의 또는 전직원 조회 시 공지한다.
② 주관 부서는 문서로 미션 및 비전 수립(설정) 결과를 각 부서에 시달한다.
③ 부서장은 직원(부서원)에게 미션 · 비전의 설정 배경과 내용을 설명한다.

2. 미션 · 비전 선포식 준비

① 병원의 총무팀(총무과) 또는 기획실에서 미션 · 비전의 선포식을 준비한다.
② 해당 부서장은 선포식 전에 최고 경영진에게 선포식 시안을 만들어 보고한다.
③ 선포식 전에 영상물 제작에 대한 홍보 부서에 자문과 지원을 받도록 한다.
④ 선포식에 초청할 '인사'파악과 선포할 직원을 먼저 선정하도록 한다.
⑤ 선포식에 따른 이벤트 행사도 병행하여 실시하도록 준비한다.
⑥ 선포식 준비가 완료되면 내부 품의를 거쳐 각 부서장에게 공지한다.

3. 미션 · 비전 선포식(행사)

① 미션 및 비전 선포식은 가능한 전 직원 조회 또는 워크숍 때 하는 것이 직원의 공감대 형성과 동기 부여와 이행에 효과적이다.
② 선포식 행사는 병원의 최고 경영진과 이사진, 보직자가 모두 참석하여 병원이 더욱 도약하고 성장 발전하는 데 계기가 되도록 한다.
③ 미션 · 비전 선포식 장면은 영상물로 제작하여 향후 병원의 주요 행사 시 활용한다.
④ 미션 · 비전의 선포 내용을 병원의 홍보 자료(뉴스레터, 소식지, 현수막, PR, 홈페이지, 화보, 지역 언론 등)로 활용한다.

4. 병원의 미션 · 비전의 이행

미션은 조직의 사명과 존재 이유로써 조직이 설계될 때 부여된 근본적인 목적과 향후 조직이 나아갈 바람직한 방향을 의미한다. 비전은 환경의 변화를 고려하여 미래에 도달하여야 할 바람직한 모습(장래성)을 의미하기 때문에 선포한 미션 · 비전이 이행되어 병원이 새롭게 발전하고 도약하는 데 동기 부여와 계기가 되어야 한다. 따라서 최고 경영자의 이행에 대한 의지와 직원들의 참여 의식이 무엇보다 중요하다.

5. 병원의 목표 수립 반영

① 수립된 비전 달성을 위한 병원의 경영 목표(사업 계획 또는 중장기 발전 계획)에 반영될 수 있도록 하여야 한다.

② 병원 및 부서의 목표관리제(MBO) 실시할 때 수립된 비전에 대한 세부 실행 목표가 반영될 수 있도록 해야 한다.

학습 4

6. 미션 · 비전을 수행하기 위한 활동

① 월례회 및 병원의 행사 때 복창 등으로 모든 직원이 공유하여 조직 및 개인의 가치가 일치하도록 신뢰 조직을 구현한다.

② 병원에서 미션을 사용하는 공문서의 상단 병원 명칭 위에 표기하여 구성원에게 주지시키는 것은 물론, 대내외적으로 홍보 효과를 높일 수 있도록 한다.

7. 미션 · 비전의 공지 및 이행을 위한 준수 사항

① 미션 및 비전의 수립 내용을 병원의 홈페이지 등에 공지하여 방문자에게 병원의 사명과 비전 목표를 알린다.

② 수립된 미션 · 비전을 병원의 홍보와 마케팅 자료로 적극 활용할 수 있도록 제도적 장치를 마련한다.

③ 수립된 미션 · 비전은 병원의 주요 행사 및 교육 시 동영상 방영 또는 수립 내용을 공지하여 비전 달성에 전 직원이 적극 노력한다.

④ 병원의 경영진은 미션 · 비전의 중요성을 인식하고 직원들이 비전 달성에 자긍심을 갖도록 계기를 제공한다.

8. 미션 · 비전 이행에 대한 모니터링

① 병원의 경영팀 또는 기획실에서는 미션 · 비전이 각 부서에서 수행 및 이행되고 있는지를 파악한다.

② 직원들이 수립된 미션 · 비전을 숙지하고 달성 의지가 있는지를 점검한다.
③ 연 1회 이상은 병원의 비전 달성 목표와 추진 사항을 조사 · 분석하여 경영진에게 보고한다.

9. 병원의 사회적 책임

병원은 일반 기업에 비교하면 국민 건강에 미치는 영향이 매우 크기 때문에 일반 산업체에 비교하여 높은 사회적 책임을 지고 있다고 할 수 있다. 따라서 병원의 경영 전략과 조직의 이념에 있어서 사회적 책임에 대한 적극적인 시각을 가지는 것이 필요하다.

10. 참고 사항

① 행사 거행 시 중요한 사항은 실무적으로 검토한 후 이를 종합한 기본(안)을 사전에 병원장에게 보고한다(일시, 장소, 초청 인사, 참석 대상, 소요 예산, 이벤트 행사, 선포 직원, 행사 및 홍보 방법 등).
② 병원에서 선포식을 시행 할 때 이벤트 행사(병원홍보 영상물 방영, 기념 및 선물 증정 등)를 병행하는 것이 효과적이다.
③ 병원의 비전 수립 목표가 성공적으로 달성한 병원을 방문하여 조사한다(수립 내용, 전략 목표, 달성 사례 등).
④ 미션 및 비전 수립 내용을 의료진도 적극 참여할 수 있도록 계도 · 홍보한다.

수행 내용

재료 · 자료

- 병원경영 및 의료서비스 관련 자료

기기(장비 · 공구)

- 컴퓨터, 문서작성 프로그램, 프린터, 주변기기

안전 · 유의사항

- 병원경영 및 의료서비스 관련 장비의 안전 및 유의사항을 숙지한다.

학습 4

수행 순서

01 병원 이미지 관리의 내용에 대하여 분석하라.

1. 병원 이미지의 개념

병원의 이미지는 병원의 구성원인 직원 한 사람 한 사람의 용모와 첫인상, 행동, 병원 시설이나 장비, 병원에서 제공하는 서비스 등이 하나로 결집된 의료소비자의 주관적 느낌이다. 또한 병원에 대한 여러 가지 정보와 실제 진료경험과 광고 또는 홍보 내용, 추천인의 구전 내용 등과 같은 여러 가지 커뮤니케이션을 통해 의료소비자의 마음속에서 브랜드 이미지가 만들어져 의료소비자의 인식과 선택에 중요한 영향을 미칠 수 있다.

병원의 브랜드 이미지는 의료 소비자가 병원을 선택할 때 중요한 영향을 미치므로 자신의 병원 브랜드 이미지에 영향을 주는 요인을 파악해 볼 필요가 있다. 과거에는 병원의 브랜드 이미지를 결정짓는 요인으로는 병원의 규모 및 건물, 위치, 시설, 의료기기 등과 의료인의 친절과 의술 등이 영향을 미쳤으나 최근에는 병원의 지역사회 봉사와 직원의 무료봉사활동 등 사회적 요인까지도 중요한 브랜드 이미지로 인식되고 있다. 긍정적인 병원의 브랜드 이미지는 고객의 경험을 좀 더 만족스럽게 해 주는 역할을 하며, 이러한 이미지는 병원의 귀중한 자산이 된다. 좋은 병원 이미지가 형성되어 있다면 사소한 문제점은 기꺼이 받아들인다.

2. 병원과 브랜드 이미지 형성

어떤 사람이나 어떤 병원의 모습을 떠올리면 그 사람이나 그 병원의 이름과 함께 마음 속에 떠오르는 얼굴, 생김새, 표정, 음성, 말투, 옷차림, 걸음걸이, 함께 있을 때의 느낌, 성격, 실력, 신뢰감 등 수많은 생각들이 얽히고 풀리면서 점차 하나의 형체가 만들어진다.

이렇게 우리 나름의 사고와 취향에 따라 편집되어 만들어지는 그 사람이나 그 병원에 대한 생각의 덩어리, 하나로 통합되는 독특한 감정, 고유한 느낌이 있는데, 이것이 바로 한 사람이나 한 병원이 가지고 있는 행위 결과로서의 이미지라고 할 수 있다.

병원의 브랜드 이미지는 한 개인이 어떤 특정한 대상에 대해 가지고 있는 신념, 즉 병원에 있어서 소비자가 특정한 병원의 여러 속성에 대해 가지고 있는 신념들을 바로 그 병원의 이미지라고 한다.

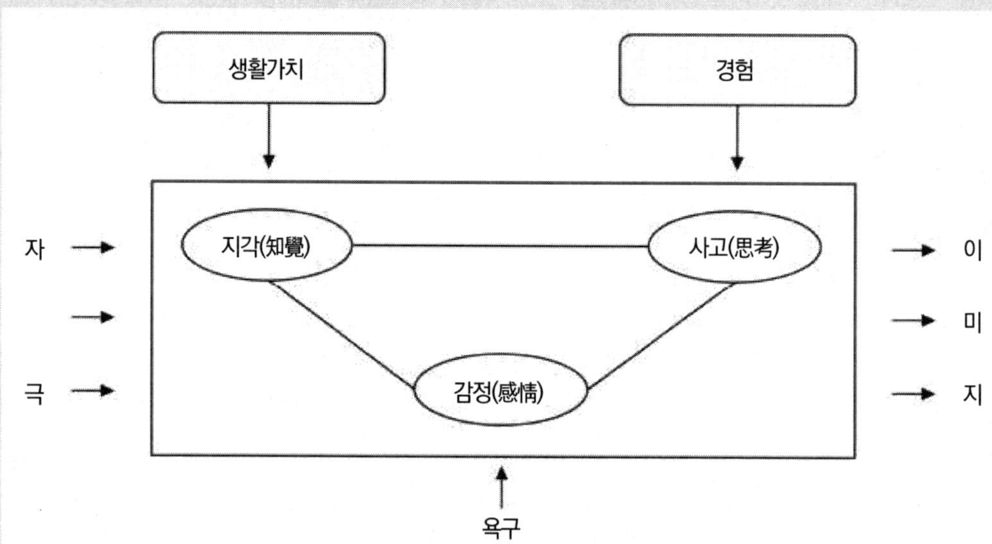

[그림 4-3] 이미지의 형성 과정

[그림 4-3]처럼 이미지 형성 과정은 크리시(Crissy)에 의하면 지각 과정(Perception Process), 사고 과정(Thinking Process), 감정 과정(Feeling Process)의 3가지 기본적인 심리적 과정의 상호 작용을 통하여 이루어지는데, 그 의미는 다음 〈표 4-1〉과 같다.

〈표 4-1〉 이미지 형성의 내용

구 분	내 용
지각 과정	인간이 환경에 대하여 의미를 부여하는 과정이다. 이 과정은 주관적이며 선택적으로 이루어지기 때문에 동일한 대상에 대하여 다른 의미를 부여하게 되는 것이다.
사고 과정	과거와 관련된 기억과 현재의 지각이라는 두 가지 투입 요소가 있다. 사고는 이들 요소를 혼합한 것이며, 어떤 대상에 대하여 개인이 갖는 이미지는 과거의 기억과 현재의 지각이 혼합되어 형성되는 것이다.
감정 과정	지각과 사고 이전의 감정에 의하여 반응하는 과정이다. 감정적 반응은 확장 효과를 가진다. 어떤 대상에 대한 감정은 좋은 이미지와 나쁜 이미지의 형성과 직접적으로 관련된다.

학습 4

3. 병원의 이미지 관리

병원의 이미지 관리에는 어떤 부분이 있는지 파악하고, 병원 이미지의 중요성을 이해한다.

〈표 4-2〉 병원 이미지 관리의 내용

부 분	내 용
병원 이미지	본 병원은 전반적으로 주변 사람으로부터 좋은 평판을 듣고 있다.
	본 병원의 의료 수준은 상당히 높다고 느낀다.
	본 병원의 홍보가 잘되어 있다고 느낀다.
	본 병원의 직원들의 용모는 산뜻하고 단정하여 믿음을 준다.

02 각 병원의 홈페이지에서 미션 · 비전의 수립 사례에 대하여 분석하라.

병원의 미션 및 비전 설정 사례는 다음과 같다.

1. S대학 병원

1) 미 션

세계 최고 수준의 교육, 연구, 진료를 통하여 인류가 건강하고 행복한 삶을 누릴 수 있도록 한다.

2) 비 전

① 최상의 진료로 가장 신뢰받는 병원
② 생명의 미래를 여는 병원
③ 세계 의료의 리더를 양성하는 병원
④ 의료 선진화를 추구하는 정책 협력 병원

3) 핵심 가치

① 고객중심
② 인재 존중
③ 혁신 추구
④ 사회 공헌
⑤ 상호 협력

2. 서울 A병원

1) 미 션

끊임없는 도전과 열정으로 높은 수준의 진료, 교육, 연구를 성취함으로써 인류의 건강한 삶에 기여한다.

2) 비 전

① 누구에게나 가장 신뢰받는 병원
② 최적의 의료를 제공하는 병원
③ 창의적인 연구와 충실한 교육이 이루어지는 병원
④ 직원 모두가 행복하고 긍지를 느끼는 병원
⑤ 건실한 경영으로 성장, 발전하는 병원

3) 핵심 가치

① 나눔과 배려
② 정직과 신뢰
③ 사실 및 성과 중시
④ 공동체 중심사고
⑤ 미래 지향

3. H병원(대장항문 전문 병원)

1) 미 션

창조와 도전으로 앞선 의술을 제공하여 고객 감동을 실현한다.

2) 비 전

① 끊임없는 연구와 교육으로 최적의 가치를 창조하는 병원

② 앞선 의술과 열린 마음으로 고객이 행복한 병원

③ 고객의 가까운 곳에서 다시 찾는 병원

④ 건강한 병원으로 성장

⑤ 발전하는 병원

3) 핵심 가치

① 열정&창조

② 나눔&배려

③ 고객 최우선주의

④ 인재중심주의

⑤ 화합 &협력

학습 4

03 병원의 브랜드 설정을 위한 경영진 인터뷰에 대하여 분석하라.

1. 인터뷰에 필요한 자료를 수집하고 분석한다

해당 인터뷰의 배경과 인터뷰의 원활한 진행을 위해서 사전에 충분한 자료를 수집하고 분석한다.

2. 인터뷰 질문지를 작성한다

인터뷰의 결과물은 인터뷰 질문지의 작성 여부에 따라 많이 달라질 수 있다. 그러므로 프로젝트를 진행하는 데 있어 필요한 사항이 빠지지 않도록 만전을 기해 질문지를 작성한다.

3. 프로젝트 담당자와 질문지 내용에 대하여 협의하고 확정한다

경영진은 약속된 시간 외에는 인터뷰하는 데 어려움이 많으므로 담당자와 사전에 인터뷰 질문지 내용은 물론이고 인터뷰 대상, 인터뷰 일정, 인터뷰 장소, 인터뷰 진행 시간을 확인해야 한다.

4. 인터뷰를 실시한다

인터뷰는 질문지 외에 다양한 내용이 오갈 수 있으므로 녹음과 필기를 동시에 진행하여 인터뷰에서 나온 모든 내용을 정확하게 확보해야 한다.

5. 인터뷰 내용을 분류한다

다양한 내용을 사전에 설계된 인터뷰 질문지에 맞게 분류해야 한다.

6. 인터뷰 보고서를 작성한다

분류된 인터뷰 내용에 대한 결과 보고서를 작성한다.

7. 인터뷰 조사 결과에 대하여 보고 및 공유를 한다

인터뷰 조사 결과에 대하여 클라이언트 브랜드 담당자에게 보고하고 프로젝트 팀과 공유하여 원활한 프로젝트를 진행할 수 있게 한다.

Tip

- 브랜드 경영 전략 수립은 최고 의사 결정권자가 가지고 있는 브랜드에 대한 모든 생각이 매우 중요하므로 반드시 최고 의사 결정권자와 인터뷰를 진행해야 한다.
- 인터뷰 진행 시 사전에 녹음을 한다고 반드시 양해를 구하고 진행을 해야 한다. 그렇지 않으면 인터뷰 대상자가 당황하여 충분한 답변을 듣지 못할 수 있다.
- 원활한 인터뷰 진행을 위하여 사전에 인터뷰 대상자에게 질문지를 제공하여 질문에 답변할 수 있는 충분한 시간을 주는 것도 좋은 방법이다.

04 병원의 브랜드 지식구조에 대하여 분석하라.

1. 브랜드 지식구조의 이해

브랜드 지식구조란 브랜드 자산의 핵심을 이루는 것으로 브랜드 인지와 브랜드 이미지로 구성되어 있다. 바람직한 브랜드 지식구조를 결정하는 문제는 소비자들의 마음속에 브랜드를 포지셔닝하는 것과 관련이 있다.

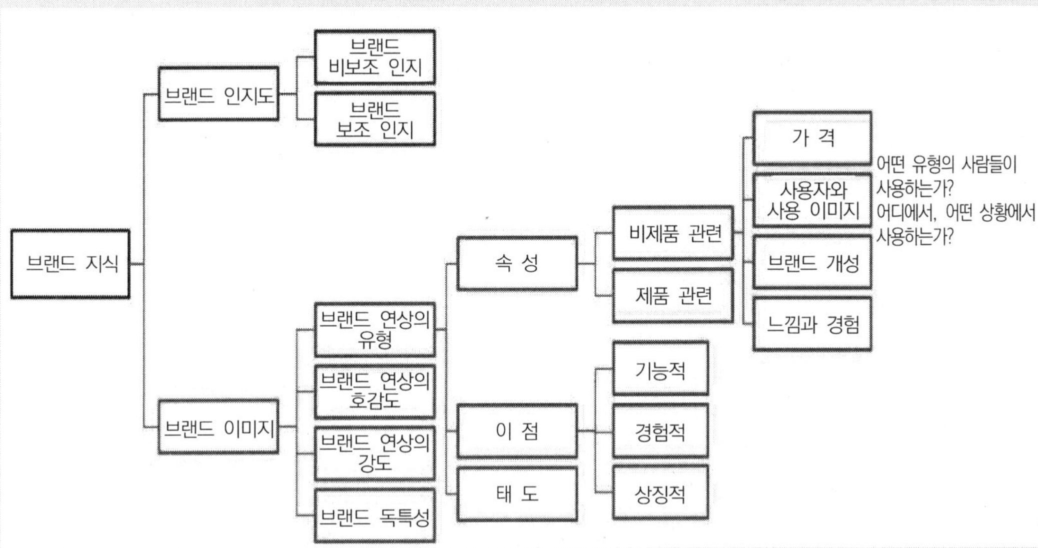

[그림 4-4] 브랜드 지식구조

1) 브랜드 인지

다양한 조건하에서 브랜드를 구별할 수 소비자의 능력으로 소비자 기억속의 브랜드 중심이나 궤적의 강도와 관련되어 있다. 브랜드 인지의 깊이는 브랜드가 마음속에 떠오를 가능성과 용이성이 있으며, 브랜드 인지의 폭은 그 브랜드가 마음속에 떠오르게 될 구매 및 사용 상황이나 단서의 수와 관련이 있다.

(1) 보조 인지

브랜드에 하나의 실마리가 주어졌을 때 브랜드를 과거에 접해 본 적이 있다고 확신하는 능력으로 반복적인 노출을 통해 브랜드에 대한 친밀감을 증대시킴으로 창출시킬 수 있다.

학습 4

(2) 비보조 인지

제품군이나 그 제품군에 의해 충족되는 욕구 또는 구매나 사용 상황이 단서로 주어졌을 때 기억 속에서 그 브랜드를 소비자들의 능력과 관련되어 있는 것으로 적절한 제품군이나 다른 단서들을 연결시켜 줄 기억 속의 연결고리가 필요하다. 비보조 인지 중 특정 카테고리에서 해당 브랜드를 가장 먼저 연상하는 최초 인지(Top of Mind)는 소비자가 가장 많이 사용하거나 선호하는 브랜드로 실제 시장 점유율을 추정할 수 있는 중요한 지표이다.

2) 브랜드 이미지

브랜드 연상에 의해 표현되며 소비자들의 기억 속에 새겨진 브랜드에 대한 인식들로 구성되어 있으며 제품 관련 속성, 비제품 관련 속성, 기능적, 경험적, 상징적 이점 등과 같이 다양한 형식으로 나타나다. 브랜드 자산이 생기기 위해서는 이러한 연상들 중 명 가지가 강력하고 호의적이며 독창적이어야 한다.

2. 브랜드 지식 구조의 결정

기업이 소비자들에게 해당 브랜드에 대하여 알려 주고 싶은 것이 무엇인지를 결정하는 방법으로 포지셔닝과 관련이 있다.

① 목표 고객이 누구인가?
② 주요 경쟁자는 누구인가?
③ 해당 브랜드가 경쟁 브랜드들과 얼마나 유사한가?
④ 경쟁 브랜드들과 어떻게 차별화되는가?

3. 자사 및 경쟁사 아이덴티티 분석

아이덴티티란 경쟁사와 차별화된 해당 브랜드만의 독특하고 호의적인 목표 이미지를 목표 소비자의 인식 속에 만들고자 하는 것이다. 그러므로 차별화된 아이덴티티를 수립한다는 것은 반드시 경쟁사가 존재할 때만 가능하다.

이때 경쟁사를 어떻게 정의할 것인가는 경쟁적 준거점을 어디에 두느냐에 따라 달라질 수 있다.

4. 아이덴티티 소비자 조사 이해

브랜드 아이덴티티란 기업의 브랜드가 소비자의 인식 속에 형성되어지길 바라는 호의적인 연상 이미지와 관련된 것이다. 그러나 소비자는 매우 주관적이기 때문에 기업이 바라는 그대로 연상 이미지를 형성해 주지 않는다. 그러므로 브랜드를 운영하는 기업의 입장에서는 주기적으로 소비자 아이덴티티 조사를 실시하여 기업의 브랜드가 현재 소비자에게 어떻게 인식되고 있는지 브랜드의 건강성을 평가하고 자산의 원천을 밝히며, 브랜드 자산을 향상시키기 위한 브랜드 관련 활동의 종합 검사이다. 이러한 아이덴티티를 진단하고 관리하기 위해서는 내부 조사 및 외부 조사를 해야 한다.

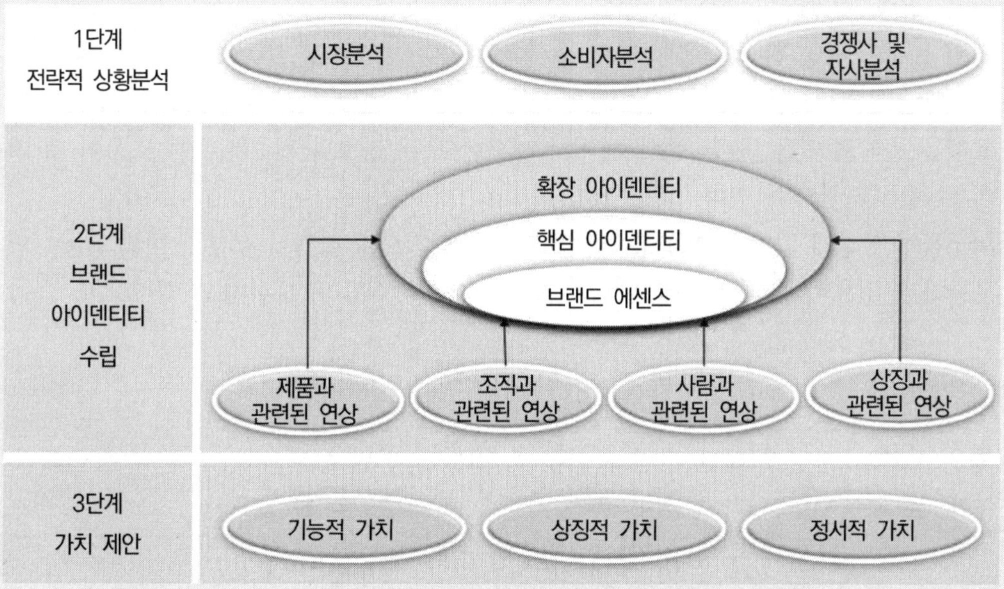

[그림 4-5] 브랜드 아이덴티티 구축모델

학습활동.4 교수 · 학습 방법

교수 방법

- 병원 브랜드 경영에 대한 관련 용어, 구성, 방식 이해 정도를 파악한 후 수업을 진행한다.
- 교수자의 주도로 병원 브랜드 경영 등의 내용을 PPT 자료로 제시한 후 설명한다.
- 가능하면 사전에 개인별 학습자료를 준비하여 모든 학생이 참여할 수 있는 문제 해결식 수업, 협력수업이 가능하도록 한다.
- 병원 브랜드 경영 전 과정을 작업의 순서에 따라 단계적으로 실습이 이루어질 수 있도록 지도한다.
- 교재를 통해 수업을 준비하는데 있어서 필요한 모든 정보나 팁, 힌트 등 도움이 될 만한 내용들을 확인할 수 있다.
- 학생들이 만들게 될 각 모델들은 수업시간에 중점적으로 다뤄질 부분과 어휘, 질문, 답을 포함하고 있으며 또한 탐구할만한 추가적인 아이디어들도 포함하고 있다.

학습 방법

- 병원 브랜드 경영에 대한 관련 용어를 숙지하고, 병원 브랜드 경영에 대해 이해한다.
- 병원 브랜드 경영의 각 단계별 중점 사항을 체계적으로 학습한다.
- 병원 브랜드 경영의 수행순서의 전 과정을 실습한다.
- 병원 브랜드 경영의 내용을 이해한다.
- 병원 브랜드 경영을 이해하고 숙달이 될 때까지 학습한다.

학습활동.4 평가 및 피드백

평가 준거

- 평가자는 피평가자가 수행 준거 및 평가 내용에 제시되어 있는 내용을 성공적으로 수행할 수 있는 지를 평가해야 한다.

학습내용	평가항목	성취수준		
		상	중	하
병원 브랜드 경영	병원 브랜드 경영을 이해할 수 있다.			

평가 방법

• 작업 포트폴리오

학습내용	평가항목	성취수준		
		상	중	하
병원 브랜드 경영	병원 브랜드 경영을 이해할 수 있다.			

• 필기시험

학습내용	평가항목	성취수준		
		상	중	하
병원 브랜드 경영	병원 브랜드 경영을 이해할 수 있다.			

• 체크리스트를 통한 관찰

학습내용	평가항목	성취수준		
		상	중	하
병원 브랜드 경영	병원 브랜드 경영을 이해할 수 있다.			

• 피드백

1. 작업 포트폴리오
   - 제출한 보고서를 평가한 후 주요 사항에 대하여 표시하여 돌려준다.
2. 필기시험
   - 평가 결과 성적이 저조한 학생은 보고서 제출 기회를 부여한다.
3. 체크리스트를 통한 관찰
   - 실습 과정에서 평가한 후 개선해야 할 사항 등을 정리하여 돌려둔다.

참 | 고 | 문 | 헌

- 건치신문, http://www.gunchinews.com
- 국가법령정보센터, 소비자보호법, https://law.go.kr/LSW/소비자보호법
- 국가법령정보센터, 의료법, https://law.go.kr/LSW/
- 박정홍, 병원 선택 특성과 보안성 및 병원 서비스 품질 특성이 재이용의도에 미치는 영향, 병원경영학회지 제24권 제1호, 2019.3
- 배성숙, 경영혁신의 기법과 성공요인에 관한 연구, KBM Journal, 2019.12.26
- 삼성서울병원, 환자의 권리와 의무, http://www.samsunghospital.com/
- 서비스 품질, https://m.blog.daum.net/moonsabu/7865206, 2009.11.30
- 송병기, 병원 코디네이터의 바른 이해, 메디칼업저버(http://www.monews.co.kr), 2002.8.26
- 심규범, 의료기관의 종합적 품질경영(TQM)과 내부고객만족에 대한 구조모형, Journal of Digital Convergence, 2015.10.13
- 양호정 · 김광수 · 정상윤, 통계적 품질관리 4.0, https://fintecuriosity-11.tistory.com/, 대한표준협회미디어
- 이주연, 병원 의료데이터 민간 개방 확대…혁신 의료기기 육성, 헬스조선, https://health.chosun.com, 2020.1.15
- 임솔, 경증 환자까지 쏠림 3년간 빅5병원 외래 20% 증가, https://www.medigatenews.com, 2020.10.6
- 정디연, 전국민 건강보험 시행 30주년, 메디게이트, https://www.medigatenews.com/news/2019.7.23
- 조현우, 의료의 질 향상, 의학신문, http://www.bosa.co.kr, 2003.5.23
- 2020 하반기 글로벌 보건산업 동향 심층조사, 한국보건산업진흥원, 2020.12
- CRITEO 블로그, 포스트 코로나 시대의 10가지 소비자 행동 변화 트렌드, www.criteo.com, 2020. 6.7
- Hsieh, MH., A. Lindridge. Universal Appeals with Local Specifications. Journal of Product& Brand Management, 2005 : 14(1) : 14-28.
- Keller, Managing the Corporate Brand: The Effects of Corporate Images and Corporate Brand Extensions,. Research Paper, No. 1216, Graduate School of Business, Stanford University, Stanford, CA 94305. 1993.

학습 목표

1. 병원홍보 및 마케팅을 이해할 수 있다.

5-1 병원홍보의 유형 및 방법

1. 병원의 홍보

1) 홍보의 의의

일반적인 홍보(Public Relation)의 정의는 '국가나 기업 또는 단체와 같은 조직체가 고객이나 종업원, 일반 대중으로부터 신용과 이해를 얻고 그들로부터 관심을 끌어들이기 위해 펼치는 모든 활동'을 지칭한다. 최근 홍보 대상이 일반 대중, 즉 공중(公衆)을 대상으로 하는 활동으로 이루어지고 있어 '조직과 공중 사이의 커뮤니케이션 관리'로 정의하기도 한다.

또한 특정 제품을 구매할 소비자를 대상으로 단기간 내에 일방적으로 메시지를 전달하는 '광고'와는 달리 홍보는 불특정 다수의 공중을 대상으로 상호 의사소통 채널을 갖고 장기간 조직의 필요한 메시지를 전달하고 우호적인 감정을 만든다는 점에서 차이점이 있다. 특히 병원의 홍보는 지역 사회에 우수한 병원이라는 인식을 확보하고, 지역 주민에 대한 병원의 이미지 향상과 서비스 내용을 적극적으로 알려 줌으로써 다른 병원과의 차별성을 강조하는 데 목적을 두어야 한다.

2) 홍보의 필요성

우리나라 의료체계는 80% 이상의 의료기관이 민간에 의해 운영되지만 국민건강보험제도에 의해 진료 수가를 국가로부터 지급·통제받는 공공재의 성격이 강하다. 또한 생명과 건강을 지켜야 한다는 엄격한 윤리성과 공익성이 사회로부터 부여되어 있기도 하다. 그러나 병원의 생존을 위해 이윤 추구와 공공성의 양면성 속에서 지속적으로 증가하는 의료기관 수는 필연적으로 한정된 의료시장을 두고 병원 간 경쟁을 초래할 수밖에 없었고, 직접적인 병원광고가 법적으로 규제되고 있는 상황에서 병원은 홍보를 통한 고객(환자)의 선택 기회를 늘릴 수밖에 없게 되었다. 또한 의료서비스를 제공하는 병원에서 홍보가 필요한 중요한 이유로는 의료서비스가 가진 특성과 급변하는 의료 환경의 변화에서 찾을 수 있다.

병원홍보 필요성의 증대 요인은 다음과 같다.

① 병원 간 환자 유치 경쟁 가열 : 행위별 보험 수가 체계 하에서는 환자들은 병원의 선택 폭이 크기 때문에 병원의 우수성과 장점을 널리 알리는 홍보 활동을 통해 적극적으로 고객을 끌어들이기 위한 필요성이 대두되었다.

② 건강정보 수요의 증가 : 국민 소득 향상에 따라 건강 증진에 대한 정보 요구도가 증가하여 일반 공중은 물론 언론 매체에서도 병원을 통한 검증된 건강정보의 요청이 증가하였다.

3) 홍보효과

병원에서의 홍보는 기업체의 제품 광고와 달리 제한된 메시지를 효율적으로 전달하기 때문에 홍보의 역할이 매우 크며, 내부고객과 외부고객의 홍보 효과가 있다.

(1) 내부고객

의료기관 내 모든 내부 직원에게 조직에 대한 신뢰성을 확보하고, 자신이 소속된 의료기관의 이미지와 브랜드향상을 통하여 소속감의 증대와 외부고객에 대한 의료서비스 제공에 동질성을 가질 수 있게 하며, 병원소식지(뉴스레터), 원내방송, 홈페이지, 홍보 교육 프로그램 등이 있다.

(2) 외부고객

외부고객 자신이 병원을 선택할 수 있도록 도움을 주는 역할을 수행하는 것으로써 의사의 실력, 의술의 신뢰감, 친절하고 자세한 설명, 교통, 대기 시간, 시설 환경, 응급 의료서비스 제공 능력, 안전한 의료시스템과 수준 높은 의료품질이 계속 이용할 수 있도록 도움을 주는 것이다.

외부고객에 대한 홍보는 병원 소식지, 뉴스레터, 병원 브로슈어, 병원 소개 책자, 홈페이지, 건강 교육 프로그램, 보도자료 생산 및 배포, 지역 사회 관련 이벤트, 언론인에 의학 지식 제공, 지역 주민을 위한 커뮤니케이션 활동, 병원 견학 기회 제공 등이 있다.

학습 5

2. 병원의 홍보부서

병원의 홍보부서는 병원의 규모와 조직의 운영 방침에 따라 홍보팀(실), 또는 대외 협력실, 기획실 등에서 홍보 및 마케팅 업무를 수행하고 있으며, 역할은 매우 다양하다.

홍보부서의 업무 및 역할은 다음과 같다.

① 뉴스레터 제작
② 병원 소식지 제작
③ 병원의 홈페이지 관리
④ 언론홍보(방송, 신문, TV 등)
⑤ 홍보기획
⑥ 병원의 각종 문화활동
⑦ 병원안내 및 검진 브로슈어 제작
⑧ 광고업무
⑨ 홍보용 동영상 제작
⑩ 단체 업체(기관, 학교) 병원 방문자 안내
⑪ 주요 행사 기획 등

3. 광 고

광고란 판매를 목적으로 상품에 대한 정보를 여러 가지 매체를 통하여 소비자에게 널리 알리는 의도적인 활동을 의미한다. 의료법에 명시된 광고에 관한 규정은 다음과 같다.

1) 광고 관련 법규

(1) 의료광고의 금지 등(의료법 제56조)

① 의료법인 · 의료기관 · 의료인이 다음 각 호의 어느 하나에 해당하는 매체를 이용하여 의료광고를 하려는 경우 미리 광고의 내용과 방법 등에 관하여 보건복지부 장관의 심의를 받아야 한다.
② 의료법인 · 의료기관 또는 의료인은 의료법 제56조에 명시한 사항(1~11항)에 해당하는 의료광고를 하지 못한다.
③ 의료법인 · 의료기관 또는 의료인은 거짓이나 과장된 내용의 의료광고를 하지 못한다.
④ 의료광고는 방송법 제2조1호의 방송과 그 밖에 국민의 보건과 건전한 의료경쟁의 질서를 유지하기 위하여 제한할 필요가 있는 경우로서 대통령령으로 정하는 방법으로는 하지 못한다.
⑤ 금지되는 의료광고의 구체적인 기준 등 의료광고에 관하여 필요한 사항은 대통령령으로 정한다.

(2) 광고의 심의(의료법 제57조)

① 의료법인 · 의료기관 · 의료인이 다음 각 호의 어느 하나에 해당하는 매체를 이용하여 의료광고를 하려는 경우 미리 광고의 내용과 방법 등에 관하여 보건복지부 장관의 심의를 받아야 한다.
1. 「신문 등의 진흥에 관한 법률」 제2조에 따른 신문 · 인터넷 신문 또는 「잡지 등 정기 간행물의 진흥에 관한 법률」 제2조에 따른 정기 간행물
2. 「옥외 광고물 등 관리법」 제2조 제1호에 따른 옥외 광고물 중 현수막, 벽보, 전단 및 교통시설 · 교통수단에 표시되는 것
3. 전광판
4. 대통령령으로 정하는 인터넷 매체

① 제1항에 따른 심의를 받으려는 자는 보건복지부령으로 정하는 수수료를 내야 한다.
② 보건복지부 장관은 제1항에 따른 심의에 관한 업무를 제28조에 따라 설립된 단체에 위탁할 수 있다.
③ 제1항에 따른 심의 기준 · 절차 및 제3항에 따른 심의 업무의 위탁 등 의료광고의 심의에 관하여 필요한 사항은 대통령령으로 정한다.

(3) 의료광고 심의 절차(의료법시행령 제25조)

① 의료광고의 심의를 받으려는 의료법인 · 의료기관 · 의료인은 보건복지부령으로 정하는 신청서에 해당 의료광고 내용을 첨부하여 제24조 제2항 또는 제3항에 따라 의료광고 심의 업무를 위탁받은 기관(이하 "심의 기관"이라 한다.)에 제출하여야 한다.
② 제1항에 따른 신청을 받은 심의 기관은 30일 이내에 제28조에 따른 의료광고심의위원회(이하 "심의위원회"라 한다.)의 심의를 거쳐 심의 결과를 신청인에게 문서로 통지하여야 한다. 다만, 부득이한 사유로 그 기간에 심의 결과를 통지할 수 없는 경우에는 신청인에게 지연 사유와 처리 예정 기간을 통지하여야 한다.
③ 신청인은 제2항에 따라 통지받은 심의 결과에 이의가 있으면 심의 결과를 통지받은 날부터 15일 이내에 재심의를 요청할 수 있다.
④ 제3항에 따라 재심의를 요청받은 심의 기관은 심의위원회의 재심의를 거쳐 재심의를 요청받은 날부터 30일 이내에 재심의 결과를 신청인에게 문서로 통지하여야 한다.

(4) 의료광고 심의 기간

의료법시행령 제24조(의료광고의 심의 대상 및 심의 업무의 위탁)에 의거하여 광고 심의는 대한의사협회와 대한치과의사협회 및 대한한의사협회 산하 '의료광고심의위원회'에서 수행하고 있다. 관련 시행령에 적용되는 매체에 광고를 게재하고자 하는 의료기관은 해당 소속 협회 의료심의위원회에서 규정한 절차에 따라 광고 신청 후, 심의를 통과해야 한다. 통과된 광고물은 신청한 게재 기간 동안만 해당 매체에 광고를 집행할 수 있으며 그 광고물에는 필수적으로 심의 번호를 적시해야 한다. 또한 기타 유형의 매체 광고 집행 시에는 소속의료광고 심의위원회 질의를 통해 진행하는 것이 좋다.

2) 서비스 광고

(1) 의료서비스 광고의 범위

의료서비스 광고는 재화나 용역의 서비스와는 달리 광고의 주체나 내용, 범위, 목적을 비롯하여 광고 매체 등에 있어 많은 제한을 하여왔으나, 2009년 의료법 개정을 통하여 의료 제공자의 자율성을 일부 보장하는 방식으로 바뀌었다. 따라서 의료법 개정을 통하여 의료광고는 기존의 포지티브 방식을 탈피하여 몇 가지 금지 항목을 제외하고 모든 광고를 허용하는 네거티브 방식으로 바뀌었다. 이는 의료 제공자에게 의료광고의 자율성을 일부 보장하면서도 근본적으로 환자의 알 권리를 보장하는 내용이며, 시대적 요구를 반영하여 환자나 보호자의 욕구를 충족시키기 위한 것이다. 의료광고의 형평성과 시장 원리에 따른 자율성을 확대하기 위하여 의료기관은 국민들에게 보다 많은 의료정보를 제공할 필요가 있다.

(2) 서비스 광고의 역할

광고는 일반적으로 정보 제공, 고객 설득, 회상, 제품 기억, 구매행동 유도 등의 역할을 가지게 되며 부가적으로 구매 위험 요소의 감소, 서비스 포지셔닝 확립, 브랜드 로열티 증가와 재구매 행동 유도 등의 역할도 수행한다.

① 의료서비스 광고 유형 및 심의 대상

〈표 5-1〉 의료서비스 광고 유형 및 심의 대상

구 분	광고 매체 유형	비 고
심의 대상	신문, 인터넷 신문, 정기 간행물	배너광고 포함
	옥외 광고물, 현수막, 벽보, 전단, 교통수단(지하철, 버스, 택시 등), 교통시설(지하철 역사, 공항, 항만, 터미널 등)	출생, 사망 관련 정보

구 분	광고 매체 유형	비 고
심의 대상	대형 전광판	
	인터넷 매체	방송법 제2조 제3호와 제5호에 해당하는 매체
	포탈사이트 키워드 광고	검색어 입력 후 노출되는 광고 문구 심의 대상
비심의 대상	병원 홈페이지	과대 및 허위, 환자 유인 등의 콘텐츠 노출 시 의료법 제23조에 저촉
	병원 공식 블로그, 카페, 페이스북	
	병원 소식지	

② 서비스 광고 전략

- 서비스 내용을 소비자에게 이해시켜라.
- 고려대상이 되는 상표군에 속하도록 하라.
- 직원을 고려한 광고를 하라.
- 구전을 활용한 광고를 하라.
- 지속적인 광고를 하라.
- 지킬 수 있는 약속을 하라.

③ SNS(Social Network Service) 광고의 특징

- 쌍방향 커뮤니케이션이 가능하다.
- 데이터베이스 마케팅의 기초가 된다.
- 1 : 1 마케팅 수행이 가능하다.
- 시간과 공간이 제약이 없다.

4. 홍보의 유형

1) PR, CI, 인터넷 광고

(1) PR(홍보)

PR(Public Relation)은 '조직과 공중 사이의 커뮤니케이션 관리'로 정의할 수 있다. 소비자 대상의 직접적인 상품을 판매하는 것 말고, 여러 가지로 관계를 가져서 결국에는 소속 기관의 신뢰도와 충성도를 높이는 행위를 말한다.

① 직접 홍보 매체(Controlled Media)

- 전개하고자 하는 목표를 일방적으로 전달이 가능한 매체를 의미한다.
- 사보 : 사내보, 사외보, 혼합보 등

- 팸플릿, 카탈로그, DM(Direct Mail), PR 영화, PR 영상, 광고, 모니터
- 산업 시찰, 이벤트, 전시회, 행사, 설명회 등

② 간접 홍보 매체(Uncontrolled Media)

- 원하는 홍보 메시지가 일정 가공과 검증 절차를 거쳐 알려지는 언론 보도 매체를 의미한다.
- 텔레비전, 라디오, 신문, 잡지, 케이블 TV 등

(2) CI(Corporate Identity)

기업 이미지를 통합하는 작업을 가르키며 CIP(Corporate Identity Program)라고도 한다. 직원들로 하여금 기업(병원)이 추구하는 가치를 공유하게 하고 외부로 표현하는 동시에, 미래 경영환경에 대응하기 위한 경영전략 가운데 하나로 1950년대 미국에서 처음 시작되었다. 정보화 시대로 바뀌면서 기업의 정체성 표현뿐만 아니라 적극적인 마케팅 활동 및 경영환경을 개선하여 나가는데 꼭 필요한 작업으로 인식되고 있다. 주로 시각적 이미지로 표현할 수 있는 기업의 로고나 상징(Symbol) 마크를 통해 나타난다.

학습 5

(3) 인터넷 광고의 유형

광고의 형태는 푸쉬(Push)형과 풀(Pull)형으로 나눌 수 있다. 푸쉬형은 배너광고, 컨텐츠 광고, 막간 광고, 전자우편 광고가 있으며, 풀형은 주로 홈페이지를 만들어 놓고 그곳을 방문(검색)하는 사용자에게 광고를 하는 것이다.

① 배너광고(Banner Ads) : 타사의 인터넷 사이트에 광고비를 지불하고 게재되는 띠모양의 광고이다. 배너 광고는 주로 정보를 찾아주는 검색 서비스, 뉴스를 제공해 주는 매스미디어, 영화나 음악 등의 오락정보에 제공하는 엔터테이먼트 사이트 등에 광고를 싣는다.

② 컨텐츠 광고 : 사용자들이 주로 방문해 많은 시간을 보내는 정보나 컨텐츠를 이용하여 광고 하는 것을 의미하는 것으로, 이는 특정 사이트에 스폰서를 제공하는 협찬광고와 동일한 개념이다.

③ 막간광고 : 인터넷에서 정보를 얻는 것은 정보 요청, 결과 확인, 다른 정보의 요청 등에 따른 순차적인 과정으로 이루어지는데 이때 순차적인 정보의 틈새를 이용하여 광고를 내보내는 것을 막간광고(Interstitial Ads) 또는 팝업광고라고 한다.

④ 홈페이지 광고 : 기업이 자사의 홈페이지를 통해 제품이나 서비스에 대한 정

보를 상세히 전달하는 광고를 의미한다.

⑤ 전자우편 광고 : 광고주가 전자우편을 통해 광고메시지를 전달하는 것을 의미하며, 이것은 먼저 디렉트 메일(Direct Mail)과 같은 방법으로 고객들의 성향과 특징을 파악하고 선정된 목표 고객에게 서비스에 대한 설명이나 이용정보를 제공하는 것이다.

⑥ 검색광고 : 광고주가 원하는 키워드로 사용자가 검색했을 경우에만 광고를 보여 줌으로써 광고주가 서비스를 이용할 가능성이 매우 높은 잠재 고객에게만 광고를 내보이는 타켓화된 광고 기법이다. 기존의 온라인 광고보다 브랜딩 효과가 뛰어나며, 최근 인터넷 광고 중에 효과가 가장 높은 마케팅 수단으로 각광받고 있다.

2) 언론홍보

(1) 언론홍보의 개념

언론홍보란 신문이나 방송에 병원의 긍정적인 기사가 실리도록 하는 모든 활동을 통틀어 칭하는 것으로서 퍼블리시티(Publicity)라고 정의할 수 있다.

(2) 언론홍보의 전개 과정

① 뉴스 보도의 전개 과정

사실(Fact) → 기사화 과정 → 기사 문장 → 정리 편집 → 뉴스로 독자나 시청자에게 전달

- 사실 여부에 대한 판단은 기자와 홍보 담당자, 기사 문장 1차는 홍보실에서 작업한다.
- 2차는 기자가 작성하며, 기사화 과정은 홍보실과 기자가 공동으로 작업한다.
- 정리 편집의 편집은 국내에서 진행 후 최종적으로 보도한다.

② 신문기사의 전개 과정

담당 기자의 기사 작성 → 담당 부서장의 검토 → 편집부 검토, 제목 뽑기, 지면 배치 → 제작국 마무리 작업 → 인쇄

③ 언론홍보의 전개 과정

사실(Fact) 여부의 확인 작업 → 보도자료의 작성 → 기사화 과정 → 사후 관리

(3) 언론홍보의 역할과 효과

① 기업의 이미지와 위상 제고

② 기업 활동에 대한 공중의 이해

③ 마케팅 활동 지원

(4) 뉴스(News)

영어의 뉴스는 New Things로 '새로운 것'이라는 의미로써 '보도된 신선한 사건들'로 정의할 수 있다.

(5) 언론 매체의 특징 및 장단점

〈표 5-2〉 언론매체 특징 및 장단점

구 분	신 문	방송(TV)	인터넷
특 징	정론성, 심층성, 계도성	현장성, 속보성, 동시성	초속보성, 전파성, 쌍방향성
장 점	• 신뢰도와 설득력 • 방대한 정보량 • 교육적 효과	• 현장감과 친근감 • 신청자에게 호소력 강함 • 생활과 밀접한 기업에 적합	• 타켓층과 1:1 대화 가능 • 인터넷 사용자의 직접 참여 • 뛰어난 전파성
단 점	• 여론을 주도하려는 태도와 경향 • 다양한 기사로 인해 주목성이 떨어짐	• 공익성과 시간 제한 • 상세한 정보 전달이 어려움	• 익명성으로 인해 루머와 비방 급속 확산 • 안티 기업 사이트 활용

(6) 효과적인 언론홍보를 위한 기법(올바른 언론 대응)

① 올바른 언론 대응(기자를 만났을 시)
- 적대감을 갖지 말아야 한다.
- 성실한 태도로 임한다.
- 친분 관계를 강조해서는 안 된다.
- 약속을 준수해야 한다.

② 올바른 언론 대응(취재 협조 시)
- 피하거나 도망가지 않는다.
- 거짓말을 해서는 안 된다.
- 간결하고 명확하게 답변한다.
- 전문적인 용어는 피한다.
- 결론을 먼저 말한다.
- 문제점을 지적하였을 때는 발전지향적인 답변을 한다.
- 언론사를 동등하게 대우한다.
- 자료는 서면으로 제공한다.

(7) 보도자료

보도자료란 언론에 알리고자 하는 내용을 가급적 쉽고 간결하게 기자들에게 전달함으로써 신문, 방송 등의 언론 매체에 보도될 수 있도록 하는 문서이다. 보도자료의 발굴에는 학회(봄, 가을), 학술대회, 주요 연구 성과, 최신 의료기술 아이템 제공, 의료장비 설치, 사회 및 의료 동향, 교수 방문, 계절적 및 시기적 건강 정보, 주요 정책, 동정(인물), 인사 등이 있다.

(8) 위기 시 언론 대처 요령

의료분쟁(의료사고)을 비롯하여 병원에 부정적인 영향을 미칠 수 있는 갑작스러운 언론 취재 요청 또는 보도를 접하는 경우가 있다. 따라서 특별한 경우를 제외하고는 홍보팀(실)이 최일선에서 대 언론 관계의 단일 창구로서 기능할 수 있도록 충분한 지원이 있어야 한다.

(9) 기자 간담회

병원의 주요 사항에 대하여 효과적으로 홍보하기 위해서는 의학 담당기자를 초청하여 자료를 제공하고, 관련 담당자가 직접 설명하여 기자들의 질문에 답할 수 있도록 기자 간담회 형식으로 홍보하는 것이 효과적이다.

5-2 병원의 홍보기획 및 활용방안

1. 병원의 홍보기획

병원홍보는 지역 사회에 우수한 병원이라는 인식을 확보하고, 지역 주민에 대한 병원의 이미지 향상과 서비스 내용을 적극적으로 알려 줌으로써 다른 병원과의 차별성을 강조하는데 목적을 두어야 한다. 이러한 목적을 달성하기 위해서는 일시적인 홍보가 아니라 예산의 확보가 뒷받침된 중·장기적인 목적을 가지고 의료사업과 연계하여 홍보를 시도하여야 한다.

병원에서 제공하는 홍보전략은 병원이 가진 내·외적 환경에 따라 다양하게 선택할 수 있으며 [그림 5-1]과 같다.

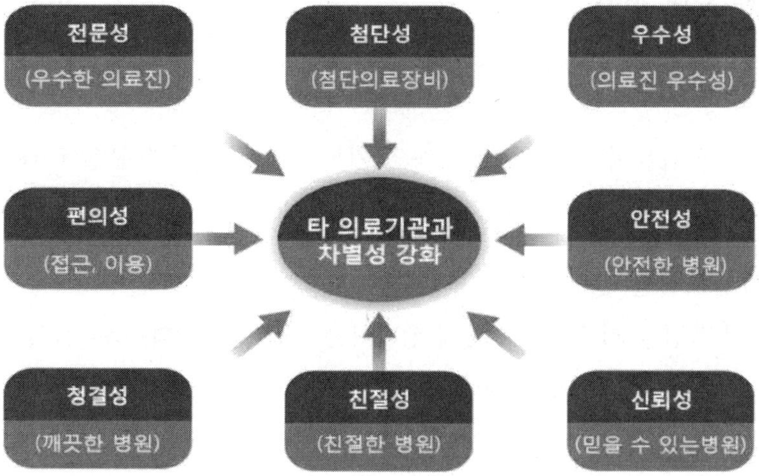

[그림 5-1] 병원의 홍보전략

2. 홍보위원회 운영

병원홍보의 효율적인 운영과 의료진의 적극적인 참여 유도를 위해 병원 사정에 맞게 홍보위원회를 조직하며 운영할 수 있다. 위원장은 의사직이 홍보부서장이 맡는 것이 관례이며, 위원들은 각 진료과의 의사직 약간 명과 간호 및 기획부서장을 옵서버로 참여시킬 수 있다.

3. 병원의 홍보전략

① 홍보 수립 계획에 의한 다양한 홍보매체를 활용하여 홍보를 실시한다.

② 병원의 최대 장점을 활용하여 홍보를 실시한다.

(예 특성화 진료, 차별화, 전문화, 쾌적한 시설과 환경, 이용 절차, 대기 시간, 최신 의료정보시스템, 우수 의료진, 교통 및 주차 편리성, 진료 성과, 최신 의료장비 설치, 문화 활동 등)

③ 지역 사회 주민과 함께 하는 활동에 대해 홍보를 강화한다.

④ 경쟁 병원과 차별화된 홍보를 실시하도록 노력한다.

⑤ 병원의 홈페이지 및 블로그를 효율적으로 관리 및 운영한다.

⑥ 전 직원의 홍보요원화가 되도록 마인드 고취가 필요하다.

⑦ 이벤트를 최대한 활용하도록 한다.

(예 소규모 음악회 개체(강당, 로비), 택시기사 무료 진료, 지역 사랑 사진전, 지역 각종 행사 시 의료 지원, 어린이날 사랑의 그림 그리기 대회, 건강 강좌 등)

4. 경쟁 우위 전략

1) 경쟁 전략

병원들이 선택할 수 있는 경쟁 전략의 기본 유형은 서비스 품질(Service Quality), 원가 효율성(Cost Efficiency), 개별화(Customization)의 3가지가 있다.

(1) 서비스 품질 전략

서비스의 품질을 최고로 중요하게 생각하는 접근 방법이다. 품질을 강조하는 병원들은 경쟁 병원보다 더욱 높은 품질의 서비스를 제공하기 위해 노력한다.

(2) 원가 효율성 전략

자본 투자를 줄이기 위해 표준화 절차들을 강조하는 전략으로, 비용을 줄이면서 능률적인 운영을 위해 기업들이 시행하는 전략이다.

(3) 개별화 전략

고객들이 특정한 욕구를 충족시키기 위해 서비스를 설계하는 접근 방법으로, 병원서비스도 특정 질환에 대한 클리닉의 설치 등이 해당된다.

2) 경쟁 우위

경쟁 병원에 비해 자병원이 활용할 수 있는 역량과 자산이 우월한 경쟁적 위치에 있는 것을 말한다. 마케팅 활동을 수행함에 있어 경쟁자들과는 다른 독특하고 우수한 서비스를 제공할 수 있는 경쟁 우위를 확보하지 못하였다면, 병원의 모든 역량을 활용하여 가장 결정적인 시점에 경쟁기업보다 상대적인 우월한 위치를 차지할 수 있어야 한다. 따라서 경쟁 병원보다 차별화된 진료서비스 및 고객 편의 서비스를 제공할 수 있어야 한다.

3) 경쟁자의 역량

경쟁자의 역량에는 핵심 역량, 성장 능력, 지속 능력, 신속한 대응력 및 변화 능력 등이 있다.

4) 경쟁자 분석 자료 수집

경쟁자를 분석하기 위해서는 다양한 자료 수집이 필요하며, 병원에서 제공하는 전략, 서비스 특성, 촉진 내용, 조직, 기술 개발 상황 등과 같은 자료를 수집하여 비교·분석함이 필요하다.

5. 건강 강좌

건강 강좌는 질병의 조기 예방과 적절한 치료, 건강 정보, 식생활 관리, 건강 생활 실천, 건강 증진 등을 위해 병원이 내원 환자나 지역 주민을 대상으로 건강 강좌를 실시하는 것을 의미한다. 건강 강좌는 병원의 이미지 제고와 홍보 효과가 좋으며, 병원의 경쟁력 확보 전략에 매우 유용하다. 건강 강좌 준비 사항으로는 일정 및 장소, 대상, 강사, 안내문, 현수막 설치, 강의 자료 등이 있다.

6. 의료봉사

의료인들이 환자들의 진료를 위하여 여러 가지 편의를 도모하는 일로, 병원 및 각종 단체 주관으로 의료봉사를 시행하는 것을 의미하며, 의료봉사의 대상은 장애인, 저소득층, 농어촌 주민, 노인, 지역 주민, 외국인 노동자, 다문화 가족 등을 대상으로 실시하고 있다. 또한 의료봉사는 국내 환자는 물론 국외 환자를 대상으로 많은 병원들이 실시하고 있으며 홍보 효과가 매우 크다. 병원에서 의료봉사 업무를 계획하고 시행하는 부서는 기획실 또는 홍보과, 대외 협력실 등에서 추진・운영하고 있다.

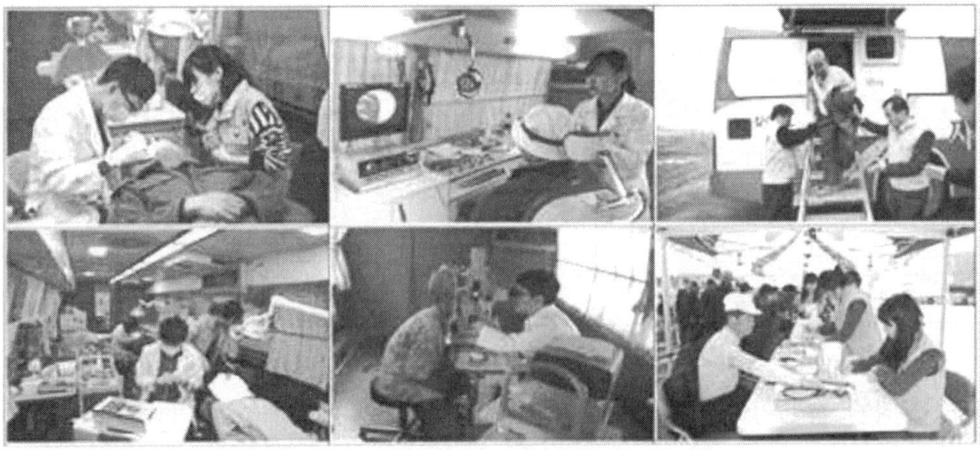

[그림 5-2] 의료봉사 활동 모습

7. 병원의 홍보 마케팅 활성화 방안

1) 내부 마케팅

내부 마케팅(Internal Marketing)은 크게 직원 등 내부고객인 직원을 타켓으로 고객이라는 관점에서 관리하고 의사소통하는 것으로, 직원을 통하여 마케팅 활동을 한다.

학습 5

① 직원들에게 의료기관이 제공하는 직접 서비스나 간접 서비스의 이해도를 높임으로써 고객의 만족도를 높여 고객과 더 좋은 관계를 형성할 수 있다.
② 접점 부서의 의료진이나 직원만이 아닌 다른 부서의 직원들도 의료서비스 제공에 참여할 수 있는 기회를 공유함으로써 조직 전체가 마케팅 마인드를 더욱 강화할 수 있다.
③ 모든 부서의 직원들이 고객을 더 많이 이해하고 의료기관의 가치를 공유함으로써 고객의 경험을 더욱 통일성 있고 효과적으로 만들어 준다.

2) 외부 마케팅

내부 마케팅의 상대 개념으로, 의료기관을 이용하는 외부고객(의료소비자)에 대하여 의료서비스를 제공하고 이용자의 만족을 통하여 병원의 가치를 창출시키는 역할을 하도록 한다. 의료기관이 제공하는 대부분의 마케팅 활동이 해당하며, 고객의 기대를 설정하고 고객에게 제공하는 핵심 의료서비스를 포함하여 의료서비스 수가, 제공 방법, 촉진 활동, 직원의 활동, 물리적 설비, 의료서비스 체계 등이 해당한다.

〈표 5-3〉 내부 마케팅과 외부 마케팅 비교

구 분	내부 마케팅	외부 마케팅
대 상	직원(내부고객)	의료소비자(외부 고객)
제공물	직무 및 작업 환경	의료서비스
가 격	직무의 대가	의료서비스 대가
목 표	직원 만족	의료소비자 만족

8. 병원 홈페이지(웹사이트) 관리

의료서비스 시장의 경우 의료기관의 이미지와 품질이 온라인상에서 이용자의 초기 신뢰 형성에 영향을 미칠 수 있고, 산업 전반의 마케팅의 인터넷 활동이 중요해짐에 따라 기존의 병원 홈페이지뿐 아니라 연관검색어, 지식답변 서비스, 인터넷의 언론홍보 뉴스, 키워드 관리, 그 외 각종 바이럴 마케팅(블로그, 카페)이 성행하며 의료소비자 중심으로의 서비스 제공이 중요해졌다.

홈페이지(Homepage)의 사전적 의미는 인터넷을 이용하여 개인이나 단체 및 업체가 월드 와이드 웹에서 그들에 관한 일체의 사항을 대상에게 보여주기 위하여 만든 하이퍼텍스트를 말한다. 이와 같은 인터넷에 기반을 둔 홈페이지는 기본적으로 운영 주체를 대외적으로 알리기 위한 홍보용으로 활용하는 것을 출발점으로 해서 최근에는 마케팅 차원에서 신규 고객을 유인하고 기존 고객을 유지하기 위한 고객관계관리(CRM : Customer Relationship Management)의 중요한 수단으로써 활발하게 활용되고 있다. 이에 따라 고객이 접근하는 콘텐츠의 구축과 구성내용은 중요한 홍보마케팅의 역할을 하는 것이 사실이다.

병원의 홈페이지는 병원의 브랜드 이미지를 높이고 고객에게 병원의 정보를 제공하는 것과 동시에 고객을 유입하기 위한 기본적인 수단으로써 각 병원 브랜드의 이미지를 반영한 홈페이지를 운영하고 있다. 병원의 웹 사이트는 병원의 미션과 비전, 경영 철학이 잘 담겨 있는 병원의 소개 페이지와 의료진 소개, 내부 의료시설과 편의 시설에 대한 소개, 진료 시간과 오시는 길에 대한 고객 안내 페이지를 기본으로 진료 종류와 진료 예약 및 상담 문의 페이지, 진료에 대한 고객 후기 페이지 등으로 병원의 홈페이지를 구성한다.

특히 종합병원들은 의료법의 제약으로 인해 마케팅과 홍보의 촉진전략으로써 영향력이 가장 크다고 할 수 있는 TV와 라디오 광고를 할 수 없기 때문에, 고객들과의 관계를 유지하는 동시에 신규고객을 유입하기 위한 방안의 일환으로 홈페이지 구축에 많은 신경을 쓰고 있다.

9. 병원의 홍보자료

병원 안내 브로슈어, 검진 브로슈어, 특수 클리닉 브로슈어, 병원의 소식지(정기간행물 형태), 뉴스레터, 병원의 홈페이지(검색), 병원홍보(소개) 동영상, 의사 방송 출연 동영상, 건강 강좌 동영상, 문화 활동 동영상, 지역 사회와 함께하는 활동 동영상, 언론 취재 자료 등이 있다.

10. 병원홍보의 특수성

병원이 갖는 홍보의 특성은 첫째, 병원은 이윤추구라는 단일의 목적이 아니라 과학적인 적정진료, 인도성과 공익성의 이념실천 등 여러 가지 다른 목적을 추구하게 되는 경우가 많다. 둘째, 의료서비스는 유쾌한 서비스가 아니며 육체적, 정신적 고통 속에서 받게 되는 서비스이므로 병원은 환자에게 백화점의 손님보다 더 친절해야 할 의무와 사명이 주어져 있다는 것이다. 셋째, 전문인이 지배하는 현상을 나타낸다. 의료서비스의 선택권은 일반적으로 의료인에게 일임되므로 다른 사업에서 보기 어려운 전문인이 지배하는 현상이 나타나며 전문인간의 협동적인 업무처리가 이루어지게 된다.

위와 같은 병원이 갖는 특성에 따라 병원홍보는 일반기업의 홍보와 다른 특성이 있다.

1) 윤리적, 법률적 제한 및 규제

병원은 생명존중의 차원에서 의료윤리를 준수함과 동시에 경영의 차원에서 홍보활동을 해야 하는 이율 배반적 상황에 놓여 있다는 점이 일반기업과 크게 다른 점이라 할 수 있다.

국민의 건강과 생명을 다루는 의료서비스는 상업적인 목적으로만 다룰 수 없다는 것이다. 따라서 영리만을 목적으로 하는 의료광고가 시행되는 것을 우려하여 의료광고를 법적으로 금지하고 있다. 우리나라 의료광고 법령을 보면 의료광고를 극히 제한적으로 규정하고 있다 '의료법' 제4장에서 의료광고와 제46조에서 과대광고 등을 금지하고 제47조에서는 학술목적 이외의 목적으로는 광고를 하지 못한다고 못박고 있다.

의료법 시행규칙 제33조에서는 의료광고의 범위를 의료기관의 명칭 및 진료과목 등으로 극히 제한하고 있으며 광고매체로는 일간지, 의료관계 전문지, 의료관계 연구소 등의 기관지, 전화번호부 등을 통해서만 가능하고 TV나 라디오 등을 통한 광고는 규제하고 있다. 광고횟수도 의료기관의 개·폐업, 이전 등에 한해 일간신문에 2회까지 광고하도록 제한하고 있다.

또한 대한의사협회가 제정한 '의사의 윤리강령' 제7항은 의사의 품격과 명예를 손상시키는 선전이나 광고를 하지 않는다고 되어 있고, 대한병원협회가 제정한 '병원윤리강령' 제9조에서는 병원은 도의적이며 적정한 홍보활동을 하고 타 병원을 비방하거나 환자유인행위를 하지 않는다고 홍보윤리에 대해 규정하고 있다.

2) 병원홍보에 대한 인식 부족

병원의 광고를 법률적으로 제한하고 있는 상황은 의료인들의 홍보활동 자체를 기피하게 하는 주요 요인으로 작용해 왔다. 품격을 지키고 의사의 윤리를 준수해야 할 의사가 신문이나 방송에 보도되는 것은 바람직하지 못하다는 의사도 많다. 병원의 홍보업무는 이러한 특성 때문에 매우 까다롭고 병원 내에서의 이해와 지지를 받기도 어렵다.

3) 동일 업종간 연대를 통한 전체 이미지 형성

기업은 이윤추구만을 목적으로 홍보활동을 전개하지만 병원은 환자를 중심으로 양질의 의료서비스와 올바른 정보제공을 통해 국민들의 건강수호에 공동으로 대처해야 할 책임이 있다. 지나친 홍보는 의료계의 상호불신과 비 협조를 초래하고 나아가 일반대중의 불신을 심화 시켜 의료계 전체에 대한 불신으로 연결된다. 병원의 홍보가 마케팅 일변도로만 이루어질 경우 의료계 전체의 이미지를 훼손할 우려가 크다.

5-3 병원의 전문화와 특성화 마케팅

학습 5

1. 의료시장 분석

1) 시장 분석

의료시장의 마케팅 전략을 수립하는데 있어서 시장의 세분화(Segmentation), 목표 시장 선정(Targeting), 포지셔닝(Positioning)을 통한 과정이 필요하다. 따라서 의료시장의 세분화를 통한 목표시장의 선정과 포지셔닝(S-T-P분석)은 의료기관이 제공하는 의료서비스에 가장 높은 관심을 가진 동질적인 이용자들을 집단화하여 이들 표적시장의 요구에 맞는 마케팅 노력을 집중하여 효과를 최대화하는데 있다.

① 시장세분화는 일정한 기준에 따라 의료서비스 시장을 동질적인 몇 개의 집단으로 나누는 것을 말한다.
② 목표시장 선정은 시장세분화에 따라 나누어진 세분시장을 선택하여 집중적인 마케팅 활동을 시행하는 단계이다.
③ 포지셔닝이란 의료시장 내 고객들의 마음에 독특한 위치를 점유할 수 있도록 자리매김하는 것을 의미한다.

2) 시장세분화(Market Segmentation)

시장을 소비자의 니즈와 그들이 상품을 구입함으로써 얻고자 하는 편익, 그리고 인구 통계적 요인 등을 기초로 시장을 분류하는 것을 의미한다.

〈표 5-4〉 시장세분화

정확한 시장 상황 파악	기업의 경쟁 좌표 설정
• 소비자의 욕구, 구매 등으로 정확한 시장 상황 파악 • 변화하는 시장수요에 적극적 대응	• 기업의 강점과 약점 확인 • 기업의 경쟁 좌표 설정
마케팅 자원의 효과적 배분	**정확한 표적시장 설정**
• 기업의 마케팅 활동에 대한 소비자의 반응 분석 • 소비자의 반응 분석에 따른 효과적인 마케팅 자원 배분	• 세분시장의 매력도 분석에 따른 정확한 목표시장 설정 • 마케팅 활동의 방향 설정 및 집중

3) 시장세분화를 위한 접근방법

〈표 5-5〉 시장세분화를 위한 접근방법

구 분	내 용
욕구의 이질성	차별화된 욕구를 가진 세분시장(고객 집단)이 있을까?
측정 가능성	세분시장의 크기를 측정할 수 있을까?
규모 적정성	측정된 세분시장의 규모가 어느 정도 규모가 될까?
실행 가능성	과연 해당 세분시장 고객의 욕구를 충족시킬 수 있을까?
접근 가능성	광고매체와 판매망을 확보할 수 있을까?

4) 시장세분화 변수 및 기준

소비자 개개인이 어떤 특성을 가지고 있는가를 분석하여 시장을 세분화하는 것으로써 5가지의 종류 중에 어느 한 가지만 이용하여 수행한 시장세분화는 그 정보에 한계가 있으므로 병원의 경영전략에 맞추어 여러 종류의 변수를 다차원적으로 활용하여 세분화하여야 한다.

〈표 5-6〉 시장세분화 변수 및 기준

구 분	내 용
인구통계 변수	소비자의 나이, 성, 가족 크기, 소득 수준, 직업, 교육, 가정 생활 주기, 종교, 인종, 국적, 인구 등
지리적 변수	지역, 도시 규모, 인구 밀도, 기후 등
생활 유행 변수	특정 개인이나 집단의 활동, 관심거리, 의견 등 분석
개성 변수	개인의 사교성, 자율성, 보수성, 권위성, 리더십 등
가치 변수	고객의 평생가치, 직간접 수익 동향, 획득 비용, 서비스 제공 비용, 편익 등

5) 세분시장의 구조적 매력성을 결정하는 5가지 요인

Michael E. Porter의 5요인 분석은 다음과 같다.

① 잠재적 기업의 진출 : 진입 장벽이 높고 탈출 장벽이 낮을수록 매력적이다.

② 구매자의 협상력 : 구매자의 협상력이 약할수록 세분시장은 매력적이다.

③ 세분시장 내 경쟁업자 : 경쟁업체가 적고 시장이 팽창할수록 매력적이다.

④ 대체품 : 대체품의 위협이 작을수록 매력적이다.

⑤ 공급업자의 협상력 : 공급 업체의 협상력이 약할수록 세분시장은 매력적이다.

2. 표적시장 선정(Targeting)

각각의 세분시장의 매력 정도를 분석하여 기업의 한정된 자원을 가장 효과적으로 활용할 수 있는 세분시장을 선택하는 것을 의미하며, 운영 사례는 다음과 같다.

① 단일 세분시장은 하나의 의료서비스를 단일시장에 집중적으로 투입하는 것을 말하며, 여성 미용수술, 피부미용, 라식수술 등이 해당한다.

② 하나의 전문화된 서비스를 여러 개의 세분시장에 제공하는 것으로 대장 항문, 갑상선, 소화기, 화상, 안, 관절, 척추, 수지 접합, 여성 등 대부분 전문병원에 해당한다.

③ 하나의 시장에 다양한 의료서비스를 제공하는 시장전문화로 고객을 중심으로 전문적인 서비스를 제공하는 것으로써 종합 검진이나 보건소, 가정의학 진료 등이 해당한다.

④ 선택적 전문화는 특정 시장에 특정한 의료서비스를 제공하는 것으로 여성 전문병원에 산부인과와 소아청소년과 진료를 특화하여 동시에 제공하는 것과 같다.

3. 포지셔닝(Positioning) 전략

1) 포지셔닝 의의

의료 환경변화에 따른 경쟁 우위 전략을 위한 위치 선정이며, 가장 효과적인 포지셔닝을 선정하여 개발 및 확립을 위한 마케팅 전략의 구현으로 가능한 차별화이다. 즉 의료기관이 원하는 의료서비스를 의료 이용자들에게 인식시켜 의료기관 이용 시 해당 의료서비스와 의료기관이 이용자의 기억에 지속적으로 각인될 수 있도록 하는 것으로 고객은 누구이며(표적고객), 그들에게 어떤 이미지(Service Concept)를 어떻게 전달하는(Marketing Mix 전략)가를 파악하는 커뮤니케이션 전략이다.

의료기관 포지셔닝에는 현재 위치 강화 전략, 새로운 포지셔닝 이동 전략, 틈새(Niche) 전략의 3가지가 있다.

2) 의료환경 변화에 따른 포지셔닝의 필요성

전국민 보험 실시, 대형병원 신·증측 증가, 중소병원 경영 악화, 의료기관 간 서비스 경쟁 심화, 의료기관의 시설 환경 고급화, 국민의 건강에 대한 관심 및 의식 증가, 정부의 의료정책 변화 및 보장성 보험 급여 확대 등으로 새로운 차별화 및 전문화 전략을 위해 잠재 상품, 확장 상품, 기대 상품, 특화 상품 등의 개발 확대가 필요하다.

3) 대표적인 포지셔닝 전략

① 고객의 기억 속에 최초가 되라.
- 최초로 인식되는 것이 가장 좋음
- 고객의 기억 속에 최초
- 더 좋은 것 보다는 맨 처음
- 더 좋은 것이 되기보다는 다른 것이 되도록 노력

② 최초가 아니면 현재의 위상을 강조하거나, 1등 그룹을 형성하거나, 틈새시장을 공략하라(㉔ 강남의 성형외과).

③ 경쟁 상대를 재포지셔닝(Repositioning)하라(㉔ 아스피린 VS 타이레놀).

④ 지속적으로 집중하라. 자신의 제한된 역량을 지속적으로 집중하고 모든 분야의 약자보다 강자가 되어야 하는 전략이다(㉔ 특화된 전문 병원).

4) 포지셔닝 관련 흐름도

시장세분화 → 목표시장의 선정 → 포지셔닝 전략 수립 → 마케팅 믹스 결정→ 세부 전략 개발

5) 포지셔닝 개발

〈표 5-7〉과 같이 3가지 분석을 통하여 병원은 선정된 표적시장에 대하여 마케팅 전략을 수립하고 경쟁 우위 분야 홍보를 적극적으로 실시하여야 한다.

〈표 5-7〉 포지셔닝 개발

구 분	의 미
시장분석	수요와 관련된 표적시장을 선정하는 데 필요한 정보, 수요의 전반적인 수준과 추세 그리고 지리적 위치를 얻는데 필요하다. 이를 통하여 표적시장의 규모와 잠재력을 정하게 된다. 또한 세부시장을 구성하는 고객들의 욕구와 선호도에 대한 통찰력을 가져야 한다.
의료기관 내부분석	조직이 자원, 즉 재무, 인력, 물적 자산 등 그것에 대한 한계와 제약 조건 그리고 분석을 통하여 조직은 기존의 서비스 내지 새로운 서비스를 기꺼이 제공하고 봉사할 수 있는 표적 세분시장을 선정하게 된다.
경쟁분석	경쟁사들에 대한 분석으로 이 분석을 통하여 경쟁사의 강점과 약점을 파악하는 한편 그들과 차별화할 수 있는 기회를 포착할 수 있으며, 그 결과 표적시장이 고객들에게 제공될 편익이 제공된다.

6) 기대 효과

병원의 포지셔닝 전략이 성공 또는 활성화될 경우 기대 효과는 다음과 같다.

① 전문화(특성화)에 따른 대외 경쟁력 강화

② 환자 증가 및 수익 증대로 지속적인 성장

③ 병원의 인지도 향상 및 직원 자긍심 향상 등

4. 전 략

전략(Strategy)은 기업의 목표를 달성하기 위한 종합적인 행동 계획으로써, 경쟁 관계 속에서 교환을 창출함에 있어 유일하고도 가치 있는 지위를 창조하는 것을 의미한다. 또한 전략은 기업의 성과를 증진시키기 위하여 한정된 자원을 할당하는 방법이다. 즉 전략은 조직의 목표와 비전 달성을 위한 것이며, 마케팅은 수립된 전략을 효율적으로 달성하기 위한 또 다른 전략이다.

1) 병원전략

병원은 끊임없이 변화하는 환경변화에서 미션과 비전 및 목표를 달성하고 지속적으로 성장·발전하기 위해서는 기존 사업 및 신규 사업을 결정하고 효율적인 자원 배분을 통한 활동을 관리하는 것이 중요하다. 따라서 병원의 전반적인 사업 범위와 부서 단위 자원 배분에 대한 결정을 다루는 전략의 핵심이다. 병원 수준에서 다루어야 할 전략으로는 병원의 진료 영역, 신사업의 진출, 사업의 다각화, 성장전략 등이 있다. 또한 최고 경영층은 기업 수준에서 핵심 역량을 개발하고 유지하기 위해 우수한 인적자원과 효율적인 조직 및 업무 프로세스의 설계, 진료부서 간의 시너지 효과에 대한 핵심 역량의 투입이 필요하다.

2) 사업부문 전략

병원 내에서 자사 사업단위의 경쟁방법을 강구하는 부서 단위 수준의 전략을 의미하며 환자진료, 간호, 행정, 진료 지원 등으로 경쟁시장 내에서 경쟁 우위를 확보하고 유지하는 방법을 찾는 것이 핵심이다. 즉 병원에서 어떠한 진료를 제공하고 표적 세분시장의 고객 욕구에 가장 적합할 것인가를 주로 다루게 된다.

5. 마케팅

1) 마케팅의 정의

마케팅(Marketing)이란 '조직화된 기능이며 여러 가지 방법으로 기업과 이해관계자의 이익 창출을 위해 고객의 가치를 창출하고, 가치를 알리며, 가치를 전달하기 위한 고객과의 관계 관리를 위한 일련의 과정이다(미국마케팅학회).'라고 하였다. 또한 '마케팅은 조직이나 개인이 자신의 목적을 달성시키는 교환을 창출하고 유지할 수 있도록 시장을 정의하고 관리하는 과정이다(한국마케팅학회).'라고 하였다.

결국 마케팅은 고객이 지불하는 대가(Cost)보다 고객이 얻는 가치(Benefits : 혜택) 더 크도록 소비자들에게 브랜드의 긍정적 이미지를 심어 주도록 하여야 한다.

2) 의료 마케팅과 병원 마케팅

(1) 의료 마케팅

서비스 산업의 발달에 따라 보건 및 사회복지 등의 서비스 분야에서도 마케팅의 중요성이 강조되기 시작하였으며, 급변하는 서비스 산업의 발달과 더불어 의료서비스에 있어서도 고객들은 다양한 변화를 요구하게 되었다. 따라서 의료서비스업에 있어서도 서비스 마케팅과 같이 일반 제품 마케팅과는 차별화된 전략이 필요하다. 과거와 달리 현대 사회의 소비자는 단순한 생존을 위한 욕구가 아닌 생활을 즐기는 다양한 욕구로 변화되어 의료서비스 이용에 있어서 치료만을 요구하는 것이 아니라 쾌적하고 편안한 진료환경에서 진료받기를 희망하고 있다.

의료 마케팅의 필요성은 다음과 같다.

① 국민 소득수준의 향상과 이용자들의 의료서비스에 대한 높은 기대와 요구로 고객중심 경영이 필요하다.

② 의료기관 간의 양적 및 질적 서비스 경쟁이 날이 갈수록 경쟁이 심화되어 차별화된 운영과 마케팅 활동의 강화가 필요하다. 따라서 의료환경 요인에 따른 마케팅의 필요성은 다음과 같다.

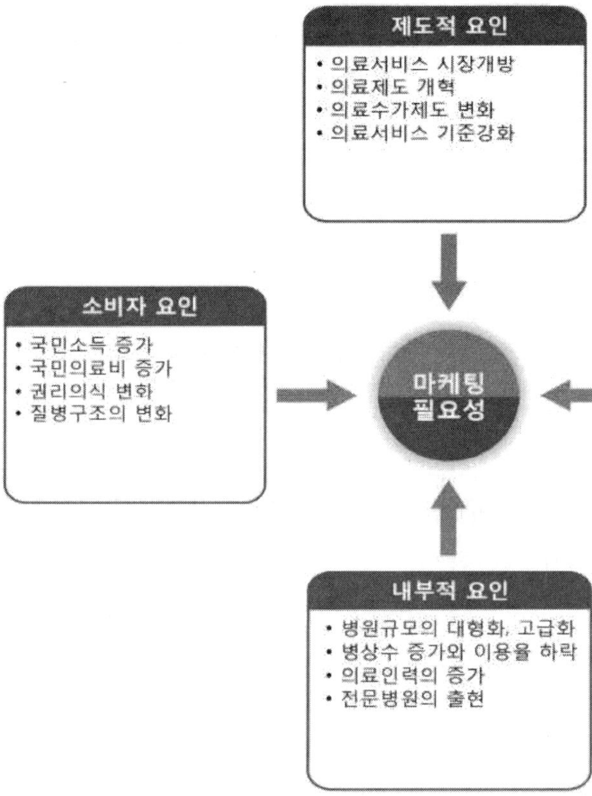

[그림 5-3] 의료환경 요인과 마케팅의 필요성

(2) 병원 마케팅

병원 마케팅이란 고객의 욕구 충족을 통해 원하는 경영성과를 달성하고자 하는 모든 전략적인 활동의 총합이라고 할 수 있다. 즉 조직이나 개인이 자신의 목적을 달성시키는 교환을 창출하고 유지할 수 있도록 시장을 정의하고 관리하는 과정이다. 따라서 마케팅은 이윤을 창출하면서 욕구를 충족시키는 것으로써, 고객이나 조직에게 만족을 제공하는 동시에 병원의 목표를 달성하기 위한 경영활동이라고 할 수 있다.

학습 5

〈표 5-8〉 병원 마케팅 믹스의 7P'S

항 목	내 용
Product(상품)	환자(Customer), 진료의 전문화 및 특화
Price(가격 및 비용 지출)	진료비(Cost to Consumer)
Place(장소 및 시간)	진료시설의 편의성(Convenience), 진료 절차, 서비스의 전달 방법, 경로
Promotion(촉진 및 교육)	관계 증진(Communication), 홍보, 광고, 커뮤니케이션
Process(과정)	서비스 제공의 운영 시스템, 진료 프로세스
Physical Evidence (물리적 환경)	건물의 외양, 내부 인테리어, 직원의 유니폼, 장비, 안내 책자
People(인력)	의료 인력의 실력, 복장, 태도, 친절

(3) 병원 마케팅의 특징

① 공공 재화로서 의료서비스이다.

② 의료법에 의거하여 많은 영향을 받는다.

③ 고객과 직접 접촉하기 때문에 마케팅 효과를 측정하기 어렵다.

④ 의료서비스 고 관여(High-involvement) 구매이다.

⑤ 무형의 의료서비스이다.

⑥ 응급 의료서비스는 계획적인 구매가 아니다.

⑦ 품질에 대한 거래는 하지 않는다.

⑧ 서비스 제공은 단기적이라기보다 장기적이다.

⑨ 선택과 통제가 어렵다.

3) 대인 마케팅

대인 마케팅의 유형에는 텔레마케팅, 구전 마케팅, 인적 판매, 관계 마케팅 등이 있다.

(1) 텔레마케팅(Telemarketing)

새로운 고객을 확보하거나 기존 고객들과 접촉하여 만족 수준을 확인 혹은 주문을 받기 위해 전화를 활용한 마케팅 활동이다.

(2) 구전 마케팅

고객 혹은 그와 관련된 사람의 입에서 입으로 전달되는 제품이나 서비스, 기업 이미지 등에 대한 입소문에 대한 마케팅이다.

(3) 인적 판매(Personal Selling)

판매원이 목표 고객과 직접 대면하여 최상의 서비스를 구매하도록 설득하는 커뮤니케이션 활동을 의미한다. 인적 판매는 촉진이 매우 느리고 고객 1인당 촉진 비용이 많이 소요되기 때문에 일반 대중을 대상으로 하는 서비스에는 적합하지 않다.

4) 관계 마케팅

의료기관의 경쟁 우위를 확보하기 위한 수단으로 기존 고객이나 충성도가 높은 고객을 유지하고 더욱 강화하는 활동이다. 즉 관계 마케팅은 의료기관과 이용자 사이의 지속적인 관계 형성과 강화를 핵심으로 하는 마케팅 접근 방식이다. 이는 고객과 끊임없이 대화하면서 관계를 강화하고 원하는 의료서비스를 정확히 파악해 고객 만족도를 높이는 대응 전략이 관계 마케팅의 핵심이다. 관계 마케팅의 개념 모델은 다음과 같다.

고객 편의 → 고객 만족 → 신뢰와 애착 → 고객 결속 → 고객 충성도

학습 5

6. 에이전트

에이전트(Agent)는 거래의 대상이 되는 서비스에 대해 소유권을 가지지 않고 단순히 거래를 촉진시키는 역할을 수행하는 중간상을 의미하며, 판매 에이전트와 구매 에이전트로 구분할 수 있다. 최근에는 의료 관광 및 외국인 환자의 유치를 위해 각 병원에서 에이전트를 많이 활용하는 추세이다.

① 판매 에이전트 : 우리나라에는 아직 활성화되지 않았지만 영화배우, 가수 등 연예인이나 프로 스포츠 선수의 매니저 등이 대표적이다. 서비스 구매자와 협상에 관한 계약금이나 기간, 부대 조건 등에 관한 모든 권한을 위임받아 협상을 진행하고 계약 금액의 일정 지분을 수수료로 받는다.

② 구매 에이전트 : 구매 고객을 대신하여 서비스를 평가하고 구입하여 고객과 장기적인 관계를 유지하는 것을 말한다.

7. 마케팅 전략

마케팅 전략의 주요 목적은 특정의 시장에서 마케팅 목표를 달성하기 위해 마케팅 자원과 활동을 효과적으로 할당하고 조정하는 것이다. 마케팅 전략의 개발은 제품 시장세분화와 표적시장화의 결정, 제품 포지셔닝과 차별적 제품 포지션의 실행을 위한 구체적인 마케팅 믹스 구성에 대한 결정이 포함된다. 따라서 마케팅 관리자는 표적 세분시장의 고객 욕구에 맞춘 차별적인 마케팅 믹스 프로그램의 개발을 통해 경쟁 우위를 추구하는 것이다.

수행 내용

재료 · 자료

- 병원경영 및 의료서비스 관련 자료

기기(장비 · 공구)

- 컴퓨터, 문서작성 프로그램, 프린터, 주변기기

안전 · 유의사항

- 병원경영 및 의료서비스 관련 장비의 안전 및 유의사항을 숙지한다.

학습 5

수행 순서

01 병원의 경쟁력 홍보를 위한 시장분석 및 포지셔닝 전략을 분석하라.

1. 전략 수립 및 경쟁 우위 확보 방안

1) 전략 수립

전략의 주요 목적은 특정의 시장에서 병원의 마케팅 목표를 달성하기 위해 마케팅 자원과 활동을 효과적으로 할당하고 조정하는 것을 의미한다. 마케팅 전략의 개발은 제품시장세분화와 표적 세분시장화의 결정, 제품 포지셔닝과 차별적 제품 포지셔닝의 실행을 위한 구체적인 마케팅 믹스 구성에 대한 결정이 포함된다. 마케팅 관리자는 표적 세분시장의 고객 욕구에 맞춘 차별적인 마케팅 믹스 프로그램의 개발을 통해 경쟁 우위를 추구하는 것이다. 따라서 시장분석을 통한 마케팅 전략을 수립하여 실행하도록 한다. 마케팅은 내부 마케팅과 외부 마케팅 및 관계 마케팅을 동시에 실시한다.

2) 경쟁 우위 확보 방안 및 집중 전략

① 시장세분화(Market Segmentation) : 가장 유리한 집단을 선택해서 의료서비스 제공(세분시장 - 표적시장 - 표적 마케팅)

② 표적시장의 선정

③ 포지셔닝

④ 의료서비스 상품 믹스 - 기획

⑤ 서비스 전달 및 접근

⑥ 의료서비스 가격 관리

⑦ 의료서비스 커뮤니케이션과 촉진

⑧ 신의료 제품을 개발하여 차별화하고 대외 경쟁력을 강화한다.

- 대규모 혁신(Major Innovation) : 지금까지 존재하지 않던 시장을 창출하는 혁신적인 서비스 개발을 의미한다.
- 신규 사업(Start-up Business) : 대규모 혁신과는 달리 이용자의 근본적인 욕구를 충족시킬 수 있는 제품이 이미 시장에 존재하지만 새로운 유형으로 대체하려는 경우이다.
- 기존 시장을 위한 신제품 : 현재 이용하고 있는 고객에게 제공하지 않고 새로운 서비스를 제공하는 것이다(신규 진료과 개설 및 특성화 진료).
- 서비스 제품의 계열 확장 : 현재 제공되고 있는 상품 계열에 새로운 것을 추가하거나 기존의 방법이지만 새로워진 것을 의미한다.
- 서비스 제품의 개선(Service Improvement) : 가장 일반적인 방식으로 기존 서비스의 형태를 변경하는 것이다.

2. 병원의 마케팅 전략(내부 마케팅, 외부 마케팅, 관계 마케팅)을 수립

1) 촉 진

촉진은 고객들에게 자사의 제품을 알리고 고객들로 하여금 자사 제품을 선택하게 하는 마케팅 커뮤니케이션이다. 따라서 촉진은 잠재 고객에게 자사 제품에 대한 정보를 제공하고 우호적인 태도를 가지도록 설득하며 궁극적으로 자사의 제품을 구매하도록 유도하는 데 목적이 있다.

2) 마케팅 및 홍보 전략 강화

① 자사와 경쟁사, 경쟁 병원의 제품 간, 진료 등 미디어 및 인터넷 노출 등을 비교하여 파악

② 소비자들의 적극적인 참여 유도 및 답변으로 홍보 증대

③ 회사 이미지 및 브랜드, 제품 등의 불만 사항을 조기에 발견하여 품질 향상 및 매출 증대

④ 제품 마케팅 시도에 따른 반응과 추이를 파악하여 궤도 수정 및 관리

3) 고객분석

고객분석은 병원의 외부 요인으로 고객이 병원을 이용할 때 문화, 가족, 종교 등의 영향을 받게 되며, 병원은 소비자들의 마음에 맞는 서비스를 제공해야 하므로 병원은 소비자의 행동과 욕구를 분석하여 그에 맞는 마케팅 활동을 수행하여야 한다.

4) 서비스 품질 개선

(1) 내·외부 고객 만족도(CSI) 조사

① 각 부문별 주기적 고객 만족도 조사

② 외부 전문기관에 의뢰한 고객 만족도 조사

③ 외부 전문기관의 고객 만족도 조사 공개 발표 자료 수집(활용)

④ 연간 취약 부문 중심의 조사 실시

(2) 고객 상담실 운영

① 정기적인 고객 주간 행사 개최

② 해피 리콜 프로그램 운영

③ 충성 고객에게 감사 편지 및 답례품 지급

④ 고객 상담 사례집 발간(활용)

⑤ 컴플레인 예보 시행

(3) 홈페이지 설치 운영

① 고객 VOC 운영

② 실시간 인터넷 예약 및 조회 서비스 시스템

③ 병실 배정 실시간 조회 서비스

④ 실시간 인터넷 진료예약 서비스

⑤ 협력 병원의 Refer 환자 실시간 상태 파악 기능

⑥ 원내 민원 자동발급기 설치

⑦ 제 증명발급(연말 정산용, 단순 내용) 등

(4) 내부고객

① 직원 자유게시판 운영(직원 전용 홈페이지, 의사소통, 다양한 의견 제시)

② 병원경영 설명회 개최

③ 중점과제 및 실천과제 선정

학습 5

(5) 외부고객(외부고객 마케팅)

① 예약환자 진료 2~3일전 문자 메일 발송
② 대기 기간 음료서비스 제공
③ 안내 요원 증가배치(자원봉사자, 주차 안내, 간부 안내 등)
④ 외래 수납시간 연장 운영(시차제)
⑤ 내원 고객을 위한 문화 활동(음악회, 전시회, 영화 상영 등)
⑥ 어린이날 행사
⑦ 휠체어 비치 운영
⑧ 소아용 편의시설 설치
⑨ 환자중심의 간호 실천
⑩ 퇴원환자 추적 관리
⑪ 교실 및 환자교육 운영(임신 육아, 당뇨, 암 환자, 고혈압, 치매, 투석 등)
⑫ 고객 소리함
⑬ 외래 시작 시간 및 대기 시간 관리
⑭ 고객 불편, 불만상담실 운영
⑮ 직장인을 위한 편의 제공(야간 및 공휴일 진료)

02 병원에서 주로 활용하는 주요 사례에 대하여 분석하라.

① 의료진이 방송에 출연하여 질병과 질환 정보 제공
② 신문, 잡지 등에 질병과 질환 정보 제공
③ 원내 소식지를 통한 병원소식 정보
④ 지역 사회 무료 진료 및 건강 강좌
⑤ 내원 내 사진, 그림, 포스터 등 전시회
⑥ 원내 문화활동(영화 상영, 공연, 연주회 등)
⑦ 환자 위안행사
⑧ 지역 사회 각종 행사 참여 및 함께하는 운동
⑨ 특성화 및 전문화 진료 홍보
⑩ 고객 위주 업무 프로세스(이용 절차)

⑪ 신속한 진료 결과 시스템

⑫ 건강 검진 센터 홍보

⑬ 직장인을 위한 토요일 및 야간진료

⑭ 환자 편의 제공(도서, 음료수, 볼거리 등)

⑮ 외래 및 입원 편의 시설(인터넷, 휴게 공간, 종교시설) 등

03 병원의 홍보 마케팅 전략 및 PR 활동의 내용과 방법에 대하여 분석하라.

학습 5

① 신문, 방송 등 여러 매스컴에 보도자료 배포

② 정보화 시대에 맞게 인터넷(홈페이지)을 이용하여 홍보

③ 병원 외부에 대한 홍보 : 지역 사회, 각종 단체에 대한 협약 체결(MOU), 기업체, 종교 단체, 학교 및 관공서 등 유관 기관에 대한 현황을 파악하고, 진료 협약을 체결하여 우호적 고객을 확보하고 건강 강좌 및 의료 지원을 통한 지역 사회의 공감대 형성

④ 병원 내부에 대한 홍보 : 직원에 대한 원내 교육을 통하여 병원의 조직, 이념 등과 의료진의 전문 분야, 전문 센터 및 특성화 진료(특수클리닉), 첨단 장비의 종류와 시설 환경, 부대시설, 이용 절차의 편리성 등

04 병원 경쟁우위 분야의 홍보자료에 대하여 분석하라.

경쟁 우위는 경쟁 병원도 함께 추구하기 때문에 지속적으로 변화하고 발전할 수 있기 위해서는 다음과 같은 조건을 갖추어야 한다.

1. 조 건

① 고객의 평가 : 고객이 자병원의 평가에 있어 경쟁 병원의 서비스에 비해 더 나은 가치를 가진다고 평가하고, 경쟁 병원 이상의 가격이라도 자병원을 이용할 경우 경쟁 우위에 있다고 할 수 있다.

② 대체 불가성 : 고객이 자병원을 이용하지 않을 경우 다른 대안이 없거나 경제적 비용이 매우 많이 들 수 있는 경우이다.

③ 자병원의 자원과 능력 : 병원이 우선적으로 갖추어야 할 자원이나 역량이 부족하다면 경쟁 우위를 차지하기 어려워진다.

④ 지속 가능성 : 경쟁 병원이 쉽게 모방할 수 없는 장벽이 존재하는 경우 경쟁 우위를 지속적으로 점유할 수 없다. 이러한 경우로는 규모의 대형화, 자본 비용, 서비스 차별화, 전환 비용, 유통 채널, 경험 효과 등이 해당한다.

2. 경쟁 우위의 원천

경쟁 우위의 원천에는 다음과 같은 것이 있다.

① 서비스 경쟁 전략

② 연구개발(R&D)

③ 정보기술

④ 고객 관계

⑤ 규모 및 범위

⑥ 인적 판매

⑦ 브랜드 자산

⑧ 입지의 선점

⑨ 리더십

학습활동.5 교수 · 학습 방법

교수 방법

- 병원홍보 및 마케팅에 대한 관련 용어, 구성, 방식 이해 정도를 파악한 후 수업을 진행한다.
- 교수자의 주도로 병원홍보 및 마케팅 등의 내용을 PPT 자료로 제시한 후 설명한다.
- 가능하면 사전에 개인별 학습자료를 준비하여 모든 학생이 참여할 수 있는 문제 해결식 수업, 협력수업이 가능하도록 한다.
- 병원홍보 및 마케팅 전 과정을 작업의 순서에 따라 단계적으로 실습이 이루어질 수 있도록 지도한다.
- 교재를 통해 수업을 준비하는데 있어서 필요한 모든 정보나 팁, 힌트 등 도움이 될 만한 내용들을 확인할 수 있다.
- 학생들이 만들게 될 각 모델들은 수업시간에 중점적으로 다뤄질 부분과 어휘, 질문, 답을 포함하고 있으며 또한 탐구할만한 추가적인 아이디어들도 포함하고 있다.

학습 방법

- 병원홍보 및 마케팅에 대한 관련 용어를 숙지하고, 병원홍보 및 마케팅에 대해 이해한다.
- 병원홍보 및 마케팅의 각 단계별 중점 사항을 체계적으로 학습한다.
- 병원홍보 및 마케팅의 수행순서의 전 과정을 실습한다.
- 병원홍보 및 마케팅의 내용을 이해한다.
- 병원홍보 및 마케팅을 이해하고 숙달이 될 때까지 학습한다.

학습활동.5 평가 및 피드백

평가 준거

- 평가자는 피평가자가 수행 준거 및 평가 내용에 제시되어 있는 내용을 성공적으로 수행할 수 있는 지를 평가해야 한다.

학습내용	평가항목	성취수준		
		상	중	하
병원홍보 및 마케팅	병원홍보 및 마케팅을 이해할 수 있다.			

평가 방법

- 작업 포트폴리오

학습내용	평가항목	성취수준		
		상	중	하
병원홍보 및 마케팅	병원홍보 및 마케팅을 이해할 수 있다.			

- 필기시험

학습내용	평가항목	성취수준		
		상	중	하
병원홍보 및 마케팅	병원홍보 및 마케팅을 이해할 수 있다.			

- 체크리스트를 통한 관찰

학습내용	평가항목	성취수준		
		상	중	하
병원홍보 및 마케팅	병원홍보 및 마케팅을 이해할 수 있다.			

- 피드백

1. 작업 포트폴리오
   - 제출한 보고서를 평가한 후 주요 사항에 대하여 표시하여 돌려준다.
2. 필기시험
   - 평가 결과 성적이 저조한 학생은 보고서 제출 기회를 부여한다.
3. 체크리스트를 통한 관찰
   - 실습 과정에서 평가한 후 개선해야 할 사항 등을 정리하여 돌려둔다.

참 | 고 | 문 | 헌

- 건치신문, http://www.gunchinews.com
- 국가법령정보센터, 소비자보호법, https://law.go.kr/LSW/소비자보호법
- 국가법령정보센터, 의료법, https://law.go.kr/LSW/
- 나무위키, https://namu.wiki/w/병원
- 박정홍, 병원 선택 특성과 보안성 및 병원 서비스 품질 특성이 재이용의도에 미치는 영향, 병원경영학회지 제24권 제1호, 2019.3
- 배성숙, 경영혁신의 기법과 성공요인에 관한 연구, KBM Journal, 2019.12.26
- 삼성서울병원, 환자의 권리와 의무, http://www.samsunghospital.com/
- 서비스 품질, https://m.blog.daum.net/moonsabu/7865206, 2009.11.30
- 송병기, 병원 코디네이터의 바른 이해, 메디칼업저버, http://www.monews.co.kr, 2002.8.26
- 심규범, 의료기관의 종합적 품질경영(TQM)과 내부고객만족에 대한 구조모형, Journal of Digital Convergence, 2015.10.13
- 안상윤, 김광환, 국공립병원과 사립병원의 홈페이지 비교를 통한 인터넷 마케팅전략 연구, 한국병원경영학회, 2014, Vol.19 No.1, 21-31
- 양흐정 · 김광수 · 정상윤, 통계적 품질관리 4.0, https://fintecuriosity-11.tistory.com/ 대한표준협회미디어
- 이주연, 병원 의료데이터 민간 개방 확대…혁신 의료기기 육성, 헬스조선, https://health.chosun.com, 2020.1.15
- 임솔, 경증 환자까지 쏠림 3년간 빅5병원 외래 20% 증가, https:// www.medigatenews.com, 2020.10.6
- 정디연, 전국민 건강보험 시행 30주년, 메디게이트, https://www.medigatenews.com/news/ 2019.7.23
- 정혜신, 2002, 인터넷을 이용한 병원홍보에 관한 연구, 연세대학교 언론홍보대학원
- 조현우, 의료의 질 향상, 의학신문, http://www.bosa.co.kr, 2003.5.23
- 2020 하반기 글로벌 보건산업 동향 심층조사, 한국보건산업진흥원, 2020.12
- CRITEO 블로그, 포스트 코로나 시대의 10가지 소비자 행동 변화 트렌드, www.criteo.com 2020.6.7
- NCS 학습모듈, 병영경영기획(LM0601020103_13V1.1), 교육부
- NCS 학습모듈, 병영환경관리하기(LM0601020209_13V1.1), 교육부
- NCS 학습모듈, 브랜드기획09(LM0201020209_13V1.1), 교육부

학습 목표	1. 고객중심의 병원경영을 이해할 수 있다.

6-1 병원의 고객만족경영(CSM)

1. 고객중심의 의료경영

1) 직원중심에서 소비자중심으로

의료기관이나 의료진들이 고객이 단순히 높은 의료수준과 저렴한 의료비용만을 원할 것이라고 생각하지만, 고객들은 그 이상의 다양한 서비스를 원한다. 고객이 만족하는 서비스를 받고 즐거워할 때 제공하는 직원도 즐거울 수 있다는 의식의 변화로 공급자와 소비자의 동시행복을 추구하는 것이다.

2) 업무중심에서 기능중심으로

고객은 자신의 목적인 건강을 체크 받고 적절한 진료를 받으려고 오기 때문에 병원에서의 구분된 서비스를 받아서는 전체적으로 만족한 서비스를 느끼지 못한다.

각 부서에서 각 직원이 자기 업무를 잘 한다하더라도 부서 사이의 업무에 공백이 발생하면 불만이 생기게 된다. 직원중심의 부서별 업무가 아닌 고객중심의 기능적 업무가 되도록 병원의 프로세스를 조절할 필요가 있다.

3) 개별적 관점에서 통합적 관점으로

모든 업무를 개별적 차원보다는 조직 전체 차원에서 협조할 수 있도록 체계화해야 하며, 정보도 통합적으로 관리하고 활용할 필요가 있다.

4) 내부관리에서 외부관리중심으로

내부관리도 중요하지만 외부환경 변화에 얼마나 정확하고 신속하게 대응하느냐가 중요하다.

2. 고객중심의 의료서비스 패러다임

〈표 6-1〉 의료서비스의 뉴 패러다임

분 야	Old Paradigm	New Paradigm
대기시간의 경영	고객을 기다리게 함	고객만족을 위해 대기시간 최소화
서비스체제	기술적 효율성과 임상적 효과	연속적인 고객서비스
고객의 판단기준	임상효과와 비용효율화	질과 가치에서의 고객으로서 환자인식
환자와 고객의 연관성	제한된 연관	최대한의 깊은 연관
병원문화	의료제공자가 주도	고객이 주도
직원선택과 훈련	임상기술에 중점화	임상과 고객서비스 둘 다
직원 동기유발	기술적 이득에 대한 보상	기술적 이득과 고객 서비스 기술에 대한 보상
서비스 환경	의료 제공자의 편안과 임상적 효율 우선	고객의 편안함과 임상적 효율 우선

3. 고객만족

의료계에서는 1990년대 초반부터 고객만족 전략을 도입하여 차츰 확산되고 있으나 고객감동 전략에 대하여는 현실적으로 어려움이 많아 일부 분야에서만 적용하고 있다. CS(고객만족 : Customer Satisfaction)든 CI(기업 이미지 통합화 : Corporate Identity)든 고객의 욕구를 찾아서 이를 만족시켜줌으로써 조직의 목표를 달성하려는 것이 바로 고객지향(CD : Customer-Driven) 전략이다.

병원에서의 고객 지향적 사고는 단순히 고객이 원하는 대로 모든 활동이 결정되는 것이 아니고, 고객만족을 주로 강조하는 고객만족 개념도 아니다. 병원활동의 모든 측면에서 고객중심의 사고가 반영되어 이끌어지는 활동을 말한다.

환자중심의 병원이란 병원서비스를 이용하는 모든 과정에서 환자가 중심이 되는 병원시스템이다. 환자입장에서 볼 때 가장 이상적인 환자중심 병원이란 이동방문 진료(Mobile Care) 또는 재택진료의 형태로 나타난다.

이는 일단 환자가 병원을 방문하였을 때는 동선과 대기시간을 최대한 줄이고 환자의 요구사항에 항상 귀를 기울이며 불편한 점을 해소해 주기 위해 모든 노력을 기울이는 병원이 되어야 한다는 의미이다.

이를 위해서는 병원이 제공할 능력이 있는 것만을 환자에게 주는 것이 아니라 환자가 원하는 것을 병원이 줄 수 있도록 해야 한다는 의식이 중요하다.

의료시장도 과거와 달리 의료공급이 급증하고 경쟁이 심화되면서 병원간의 경쟁에서 어떻게 우월적 지위를 확보하느냐에 관심이 모아지고 있다.

그러나 수가의 통제, 의약분업의 현실화, 약 거래에서의 관행 폐지 등 각종 규제 정책이 강화되고 있고 병원에 대한 국민들의 다양한 요구도 커지고 있어서 단순한 의료서비스만으로는 경쟁력을 가질 수 없게 되었다.

1) 환자만족의 당위성

환자는 고객이고 병원은 서비스 제공기관이므로 고객을 만족시키는 것은 당연하다. 환자를 만족시켜야 하는 일차적 이유는 그 환자가 많은 병원 중에서 우리 병원을 믿고 선택해 준 고객이므로 그 기대에 보답해야 하는 서비스 정신에서 찾아야 한다. 나아가 일반 서비스업의 경우 한번 이용한 고객이 서비스에 만족하여 다시 이용하는 단골 고객이 되듯이, 병원도 한번 이용한 환자가 그 병원을 다시 찾거나 타인에게 추천할 수 있도록 깊은 인상을 심어주는데 고객만족경영의 주안점을 두어야 한다.

고객으로 하여금 우리 병원을 다시 이용하게 만든다는 것은 곧 병원의 수익증대로 이어지게 된다. 따라서 고객만족에 기여한 병원의 직원들에게 그 수익의 일정한 몫이 돌아가는 것은 당연하다. 즉 '환자만족 = 환자 수 증대 = 병원수익증가 = 직원보상 증가 = 직원만족 향상'이라는 등식이 직원들의 마음에 심어져야만 비로소 진정한 고객만족경영이 힘을 얻게 된다.

따라서 환자를 정성껏 진료하고 만족시킨데 대해 병원조직 구성원들에게 적절한 정신적 또는 물질적 보상이 이루어지도록 하는 것은 진정한 환자중심의 병원을 정착시키기 위해 필요한 최우선의 과제라고 할 수 있다.

병원경영진에서는 환자만족도 향상에 기여한 정도를 직원 근무평가 시 하나의 척도로 포함시켜 직원들에게 동기를 부여하고, 공정한 보상이 이루어지도록 제도화하는 노력이 필요하다.

2) 환자만족의 방법

(1) 대상서비스의 우선순위 선정

고객을 만족시키기 위해서 가장 먼저 해야 할 일은 고객의 목소리를 듣는 일이다. 그러나 다양한 고객들의 요구를 일시에 다 만족시키기는 매우 어려우므로 고객을 만족시켰을 때 병원의 이익과 다수고객의 이익이 동시에 도움 되는 것부터 개선해 나가야 한다.

특히 병원이 특성화하고자 하는 서비스의 대상고객에 대해서는 특별한 관심을 가지고 그들의 불만에 귀를 기울일 필요가 있다.

(2) 의사결정에 환자의 참여

최근의 추세는 진단 및 진료의 과정과 결과에 대해 환자에게 자세히 설명하는 수준을 넘어서 진료과정에 환자를 참여시키는 방향으로 발전하고 있다. 즉 하나의 질병에 대한 다양한 진료방법의 장단점을 환자에게 설명하고 의사와 환자가 가장 적합하다고 생각되는 방법을 선택하게 된다. 이는 향후 크게 증가할 것으로 예상되는 의료분쟁의 예방에도 좋은 방안이 될 수 있다.

또한 병원의 고객만족 품질관리 위원회나 환자만족추진 위원회 등에 환자대표를 참여시켜 그들의 의견을 반영하도록 하는 것도 방법 중 하나이다.

(3) 환자 내원 추세의 모니터링

고객은 때로는 한꺼번에 크게 감소하기도 하지만 대부분은 하나하나 알아차리기 힘들게 감소하다가 갑자기 그 속도가 가속되는 경우가 많다. 병원의 경우 초진환자가 서서히 감소하는 현상이 나타나면 일단 환자만족 수준을 의심해봐야 한다.

서서히 감소하는 환자 수는 쉽게 감지할 수 없는 반면, 한번 떠나버린 환자를 다시 불러오는 것은 지극히 어려운 일이기 때문이다.

환자감소의 요인 중 하나가 경쟁병원의 등장인데 경쟁이 심해질 것 같은 확실한 조짐이 있을 경우에는 경쟁이 표면화되기 전에 고객만족 노력을 강화하는 것이 그 이후에 어떤 수단을 취하는 것보다 훨씬 효과적이다.

(4) 현장해결 지향

고객불만에 대하여 가급적 현장에서 즉각 대응할 수 있는 체제를 갖추는 것이 중요하다. 이러한 체제는 고객들의 불만을 현장에서 직접 듣고 바로 해결해주려고 노력하는 모습을 보임으로써 고객들에게 병원이 최선을 다하고 있다는 이미지를 주는 효과가 있다. 또한 고객들과의 직접대화를 통해 그들이 나중에 이 병원에 대하여 어떤 태도를 취할 것인지도 알 수 있게 된다.

(5) 환자 입장에서 보기

환자 위주의 병원이란 무엇보다도 환자입장에서 모든 것을 생각하고 배려해주는 데서부터 시작되어야 한다. 그것은 건물의 구조나 동선, 편의시설 등의 하드웨어 측면은 물론이고 환자의 고통을 함께 나누고 끊임없이 위로해주는 정신적 배려까지도 포함하는 것이다.

6-2 고객경험관리의 개념 및 이해

1. 고객경험관리의 개념

고객경험관리는 CXM(Customer Experience Management) 또는 CEM(Customer Experience Management)이라고 부르며, 고객참여와 만족도, 경험에 초점을 맞춘 마케팅 전략 및 기술 시스템이다.

CXM은 마케팅 도구 및 소프트웨어를 넘어 고객관계에 대한 접근 방식으로, 진정으로 고객을 비즈니스의 중심에 두고 디지털 혁신을 달성하는 것을 목표로 한다. 고객경험관리에 관한 사고방식은 전체 엔드 투 엔드 고객경험의 오케스트레이션 및 개인화에 우선 순위를 두고 모든 채널에서 실시간으로 대규모로 수행할 수 있도록 지원하는 것이다.

[그림 6-1]처럼 CEM의 구성모델을 보면 고객은 직원들의 서비스, 제품, 의사소통 등을 통하여 고객에게 각종 경험들을 제공하고, 고객은 만족한 경험으로 인식, 구매를 수행하여 결과적으로 기업의 이익과 성장을 한다.

즉 CEM은 고객의 기대를 충족하거나 초과하도록 상호 작용을 설계하고 대응하여 고객 만족도, 충성도 및 옹호를 높이는 전략이다.

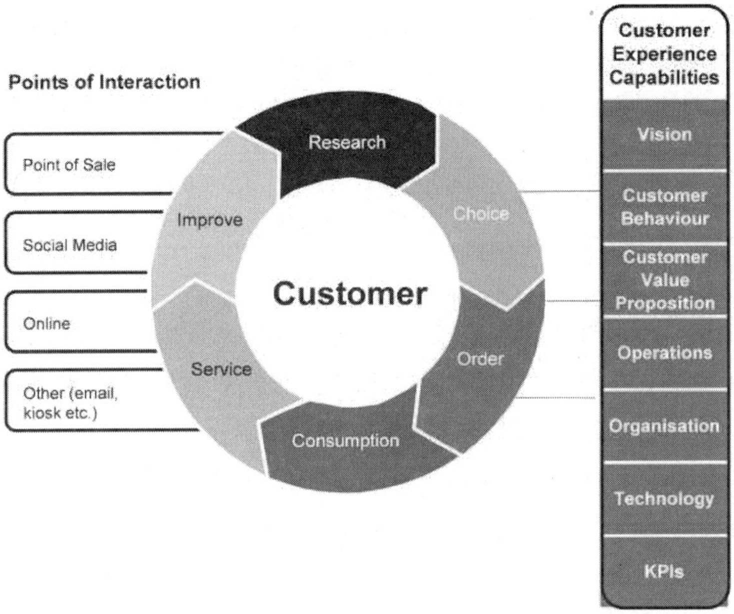

[그림 6-1] CEM의 구성모델

2. CRM과 CXM의 차이점

〈표 6-2〉처럼 CXM은 일부 기본 기능에 있는 유사성 때문에 종종 CRM나 고객 관계 관리와 혼동된다. 다소 겹치는 부분이 있지만 CXM은 단순히 기존의 CRM 이름을 변경한 것이 아니다. CXM은 고객 관계 관리에서 후속 단계를 처리한다. CRM이 주로 비즈니스의 내부 프로세스 최적화를 처리하는 반면 CXM은 새로운 기술은 물론 프로세스, 전략, 고객중심 설계를 통해 여러 가지 고객중심의 접근 방식을 제공한다.

CXM에는 고객관계 구축을 위한 이점과 기능이 추가되었기 때문에 기술 자체가 기존의 CRM과 다르다. CRM이 수동 또는 배치입력을 통해 데이터를 수집하는 한편, CXM은 실시간 데이터 흐름을 통해 고객 선호도와 행동에 대한 심층적인 인사이트를 제공하게 된다.

또한 CXM 사고방식은 기존의 CRM의 전략과 프로세스를 뛰어넘는다. 고객중심으로 운영되는 병원을 구축하려면 CXM을 사용하여 고객과의 상호작용 및 참여를 추적하고 감독하고 조정하는 프로세스를 마련해야 한다.

학습 6

〈표 6-2〉 CRM과 CXM과의 차이

고객관계관리(CRM)	고객경험관리(CXM)
• 정량적 방식으로 대체적으로 비개인 데이터(Impersonal Data) 분석에 의존하여 통계, 데이터, 트렌드 측면에서 고객을 바라본다. • 운영 비즈니스 개선에 중점을 두어 수익성을 높인다. • 채널 전반에서 다양한 통합을 통해 고객서비스를 향상 시킨다.	• 정성적 방식으로 전체 고객 수명주기에 걸쳐 관계 데이터를 통합하고 고객경험의 우선순위를 지정한다. • 고객참여를 중심으로 수익성을 촉진한다. • 고객의 니즈를 빠르게 예측하고 대응하여 AI 및 해당 CRM 데이터를 사용하여 실시간으로 고객경험에 영향을 준다.

CRM이 주로 DM이나 이메일 등 Communication에 한정한다면 CXM은 모든 접점(Everything) 자체가 대상이다. CRM은 접점뿐 아닌 접점의 변화를 가능하게 하기 위한 내부 프로세스도 CXM의 일부이다.

CXM은 일련의 기술이고 일련의 프로세스라서 데이터 사일로가 없다. CXM을 사용하면 진정한 교차채널의 고객 경험을 제공할 수 있다.

3. 고객경험관리가 중요한 이유

효과적인 고객경험관리는 좋은 평판 또는 좋은 홍보 그 이상이다. 고객의 경험을 중심으로 인간적인 느낌을 전달하도록 기술을 만들면 병원과 고객 모두를 위한 Win-Win 시나리오를 생성할 수 있다.

병원경쟁이 치열하고 고도로 연결된 글로벌 의료시장에서 고객경험은 모든 유형의 비즈니스에서 중요한 차별화 요소가 되었다. 비즈니스의 최종 결실은 잠재고객 생성, 전환, 장기적인 브랜드 충성도로 이어지며, 고객 또한 풍부한 맞춤 경험과 높은 만족도, 브랜드와의 수익성 높은 관계로 확보할 수 있다.

고객경험관리는 다음과 같은 사항에 도움이 된다.

1) 고객에 대한 깊은 이해

① 모든 접점에서 고객 행동 및 선호도에 대한 정보를 분석하고 향상된 서비스 경험을 제공할 수 있도록 한다.

② 세그먼트를 세분화하면 고객요구에 부응하고 병원 방문 및 치료경험 고객으로 전환을 촉진하는 관련성 높은 맞춤 의료서비스 경험을 제공할 수 있다.

2) 고객충성도 및 재방문 유도

① 고객충성도로 개인 맞춤 경험을 제공하고 원활한 고객여정을 창출한다.

② 지능형 서비스, 제품 추천, 충성도 인센티브를 통해 더 깊고 지속적인 고객 관계를 구축한다.

3) 경쟁 우위 확보

① 고객만족도를 높이고 고객이탈률을 낮추기 위해 운영활동을 개선한다.

② 오퍼 성공률을 높이고 서비스 비용을 낮춘다.

4) 이니셔티브의 성공 여부 측정

① 훨씬 많은 양의 데이터를 수집하고 해석하여 성공적인 참여활동을 보다 정확하게 파악할 수 있다.

② 정보에 기반한 고객중심의 비즈니스 결정을 내리는 데 도움이 된다.

수행 내용

재료 · 자료

• 병원경영 및 의료서비스 관련 자료

기기(장비 · 공구)

• 컴퓨터, 문서작성 프로그램, 프린터, 주변기기

안전 · 유의사항

• 병원경영 및 의료서비스 관련 장비의 안전 및 유의사항을 숙지한다.

수행 순서

01 의료서비스의 특성, 인식변화 및 실천방법에 대하여 분석하라.

1. 의료서비스의 특성

현대사회의 시장적 경제제도와 의료서비스가 크게 다른 이유는 다음과 같다.

1) 의료서비스 주체간의 교환 불평등성

대부분 모든 재화서비스는 사전에 그것을 욕구하는 사람이 그 내용을 알고 있다. 특히 재화가 표준화되고 규격화되면 서비스의 내용 파악은 필수적이다. 그러나 의료서비스는 표준화하고 규격화하는 일이 곤란하며, 많은 경우에 사전에 무엇이 제공되는 것인지 모른다는 것 자체가 중요하다. 따라서 시장 등가교환이라는 개념과 다르게 된다.

2) 서비스 주체간의 공동지향성

의료서비스는 의사와 환자라는 다른 역할을 하는 자가치료라는 목적으로 공동의 노력을 하는 데, 이때 의사에게 이기심이라는 규범은 인정되지 않으며 시장적 교환이 아닌 의사와 환자 사이에 장기간에 걸친 인격적인 접촉을 필요로 한다.

3) 의료서비스 수요발생의 배후 상황의 중요성

질병에 이환되면 소득의 많고 적음이 큰 문제로 대두되는데 국가가 재정제도를 통해 재분배의 일환으로 질병치료에 상호부조라는 기능을 행하게 된다. 그러나 의료에도 의료서비스 수요를 개인의 선택에 맡겨야 되는 부분이 있음을 유의해야 한다.

4) 의료서비스에 따르는 이중의 불확실성

질병에 걸리는 요인으로 생활환경, 소득, 연령 등이 있으나 의료서비스로서는 사전에 정확하게 예측할 수 없다는 것과 의료서비스의 효과도 의학의 발달에 따라 의료적인 전망을 점차로 증대시킬 수 있으나 개체차이 때문에 의료서비스 효과를 확정적으로 예측하는 일은 곤란하다.

한편 의료서비스를 마케팅적 특성으로 살펴보면 첫째, 무형성이란 특성으로 저장될 수 없고 쉽게 전시될 수 없고 서비스 관련 의사전달에 제약이 따르며, 가격설정에 곤란이 많다.

둘째, 생산과 소비의 비분리성으로 소비자가 서비스 과정에 참여되는 경향이 크며, 소비자의 의사전달이 서비스의 생산에 영향을 미칠 수 있다.

셋째, 이질성으로 서비스의 품질관리와 대량생산, 표준화가 제약을 받는다.

넷째, 소멸성은 서비스의 재고를 저장할 수 없고 수요와 공급에 중요한 제약을 받는다.

2. 의료기관의 특성

의료기관의 역할과 기능이 과거 단순히 환자를 진료해주던 개념에서 지역사회 주민의 건강회복과 유지, 건강증진까지 그 영역이 점차 확대되고 있으며 의료기관의 규모도 대형화되면서 구조도 복잡하게 변하고 있다. 따라서 다양한 역할과 기능을 수행하고 복잡한 조직을 관리하기 위해서 과학적인 경영의 필요성이 대두되고 있다. 특히 의료기관간 경쟁이 심화되고 경영수지가 악화됨에 따라 일반 기업경영전략을 의료기관에 도입하는 움직임이 증가되고 있다. 그러나 앞서 정리한 것과 같이 의료서비스의 특성으로 인해 응용적인 해석이 신중히 고려되어야 한다.

3. 의료서비스에 대한 인식변화

의료서비스에 대한 불만은 어제오늘의 일이 아니며, 서비스 질에 대한 불만 역시 점증되고 있다. 의료서비스 불량에 대한 비판이 다른 서비스 상품보다 높다는 것은 의료가 인명을 다루는 것이기 때문인 것은 의료서비스의 또 다른 특징이면서 연구대상이 되어야 할 부문이다. 이러한 현상은 최근 많이 발생하고 있는 의료소송으로 입증되고 있다.

이와 같은 불만이 최근에 많이 발생한다고 해서 과거에는 없었다는 것은 아니며, 종전보다 소비자 권리의식이 높아짐으로 의료과오 등에 따른 불만 소송이 증가하고 있고 지급액 규모도 증가하고 있다.

보험자들이 제시하는 과잉진료비의 환불은 소비자들의 또 다른 불만과 비판을 갖게 하는 요소가 된다. 이러한 소비자의식의 변화에 대응하는 전략으로 병원은 의료사고보험을 이용하게 되는데 이것은 병원재정에 압박을 주는 요인이 되고 있다.

4. 의료서비스 질 개념과 실천방법

서비스는 그 특성 자체 때문에 전통적인 마케팅 접근방법만으로는 관리되지 못하고 있는데 그것은 서비스의 성과가 여러 가지 다양한 요인들에 의해서 크게 영향을 받고 있기 때문이다.

서비스 질이란 소비자들이 과거 경험, 구전 그리고 서비스 기업의 광고에 의해서 기대하고 있는 서비스의 수준을 의미하는데 고객들은 이러한 기대수준인 서비스의 질에 비중을 두어 서비스 제공자를 선정하며 서비스를 제공받은 후에는 기대했던 서비스와 지각한 서비스를 비교, 평가하여 불만족하면 서비스 제공자에 대해 관심을 갖지 않게 되고 기대한 대로 충족되거나 월등히 우수하면 서비스 제공자를 계속 이용하게 된다.

그런데 여기에서 문제가 되는 것은 고객이 원하고 있는 서비스 질적 수준을 파악하는 것인데 그것을 확인하기란 용이하지가 않다.

이러한 이유는 제품의 질과 같이 서비스 질을 정의하고 판단하기가 어렵기 때문이다. 그렇지만 고객들은 서비스 질에 대해 판단을 하므로 서비스 제공자들은 효과적인 서비스를 설계하기 위해서 고객이 기대하는 것을 조사 과정을 통해 확인하여야 한다.

서비스 질 모델에서 보면 우선 바람직하지 않은 서비스를 제공하게 하는 5가지 격차를 고려해야 한다.

① 소비자의 기대와 경영자의 지각간의 차이
② 경영자의 지각과 서비스 질의 특성간의 차이
③ 서비스 질의 특성과 서비스 제공간의 격차
④ 서비스 제공과 외적 커뮤니케이션간의 격차
⑤ 지각된 서비스와 기대했던 서비스간의 격차

다음으로 고려해야 할 사항은 서비스 질을 결정하는 주요 결정요소의 명세를 개발하는 것이다.

마지막으로 고려해야 할 사항은 성공한 서비스 기업들이 서비스 질에 대해 공통적으로 취하는 행동이 있다는 사실이다. 즉 탁월한 서비스 기업들은 다음과 같은 점에 중점을 둔다.

① 전략적 개념
② 서비스 질에 대한 최고 경영자의 언약
③ 높은 수준의 설정
④ 서비스 성과를 조사하는 시스템
⑤ 부정하거나 갈등하는 고객을 만족시킬 수 있는 시스템
⑥ 외부 고객뿐 아니라 내부 조직 구성원의 높은 만족도

Tip Service Paradox의 탈피방안

S (Sincerity, Speed, Smile) : 성의, 스피드, 스마일
E (Energy) : 활기찬 힘
R (Revolusionary) : 신선하고 혁신적일 것
V (Valuable) : 가치있는 것
I (Impressive) : 감명깊은 것
C (Communication) : 상호 커뮤니케이션
E (Entertainment) : 고객을 환대하는 것

학습 6

02 고객만족에 대한 병원조직 구성원의 태도에 대하여 분석하라.

1. 직분에 필요한 실력 배양

병원인은 전술한 병원의 기본적 기능 수행 안에서 자신의 직무를 수행하기 위하여 필요한 지식과 능력(Knowledge And Competence)을 갖추어야 한다. 또한 정보화 시대에 걸맞은 사고와 행동 능력도 포함되며, 원만한 인간관계 설정 및 유지기술과 의사소통 기술도 포함된다.

2. 환자중심의 사고와 행동

병원인은 우선적으로 환자의 입장에서 생각할 수 있도록 사고의 전환이 필요하다. 과거와 같이 관료적이고, 의료진 중심의 사고와 행동으로는 제대로 된 고객만족 경영이 실행될 수 없다.

3. 환자와 사회에 대한 계도적 역할 수행

의료소비자가 의료와 의료경제에 대한 무지 또는 몰이해에서 오는 비현실적이거나 부당한 요구를 할 경우에는 병원인들이 바른 정보를 제공하고 설득하는 계도적인 역할을 효과적이고, 지속적으로 수행하여야 한다.

4. 전문직의 질을 향상시키기 위한 자발적인 노력

병원인들은 고도의 전문화되고 세분화된 인력들로 구성되어 있다. 그러므로 전문 직종별로 질을 향상시키기 위하여 자율적인 자기계발과 자기 통제적인 노력이 계속되어야 할 것이다.

5. 병원인의 윤리적 책임 완수

병원인 스스로는 윤리적 표준을 엄격히 세우고 이를 지켜 나가기 위한 자발적인 노력을 하는 가운데 자긍심을 가질 수 있어야 한다.

6. 병원인의 역할 확대

병원인에 대한 사회적 요구가 다양화되고 있으므로 확대된 역할을 수행할 수 있어야 한다. 지역사회의 효과적인 건강증진도 병원인의 관심사가 되어야 한다.

7. 협조적, 협동적인 조화를 이루는 태도

병원직원들 간에도 한마음으로 화목한 가운데 맡은 바 업무를 수행한다면 업무효율도 높아질 뿐만 아니라 환자에게도 보다 나은 의료서비스를 제공할 수 있을 것이다.

8. 병원경영자의 적극적인 태도

병원인들이 최상의 근무조건에서 최고의 의료서비스를 제공할 수 있도록 배려하여 주어야 한다. 이들은 만족시켜야 할 내부고객이기 때문이다.

Tip 당신도 지식인입니다. (아주엘라 리츠칼튼 호텔 청소부)

필리핀 출신의 아주엘라씨는 74년 당시 27세의 나이로 미국에 건너왔다. 그녀의 최종학력은 고졸, 그런 그녀가 선택할 수 있었던 직장을 극히 제한적일 수밖에 없었다. 그녀는 입사 후 리츠칼튼으로부터 TQM(전사적 품질경영)에 대한 교육을 받았다. 당시 대다수의 동료들은 이러한 교육에 대해 청소라는 허드렛일을 하면서 "웬 품질경영"이냐면서 가볍게 간과하였다.
그러나 그녀는 달랐다. 청소도구와 비품을 담은 그녀의 카트에는 작은 메모수첩이 하나 걸려있다. 수첩안에는 그녀가 서비스해왔던 객실고객들의 특성과 습관 등이 일목요연하게 정리되었다. 이를 통해 그녀는 두번째 오는 고객들에 대해서는 그들이 원하는 객실서비스를 제공하고 있는 것이다. 예를 들어 수건을 많이 필요로 하는 고객, 월스트리트 저널 신문 외에 USA투데이를 원하는 고객 등 고객마다 취향과 습관에 서비스를 맞추는 것이다.
그녀가 고객들의 이름을 외우는 이유가 바로 여기 있다. 복도에서 만나는 고객에게 이름과 함께 인사말을 건네면 흠짓 놀라면서도 기분 좋은 인상을 갖는다는 게 그녀의 이야기다.
그밖에도 그녀는 청소작업의 생산성 향상을 위해 침대보 정리비법을 개발했고, 욕실청소 작업방법도 스스로 개선했다.
또한 세탁된 침대보를 아예 침대 사이즈에 맞춰 까는 순서의 역순으로 접어둘 경우 작업속도가 배가 되는 것을 알았다.
이런 아주엘라씨는 92년도 리츠칼튼 호텔이 말콤볼드리지(미국 국가 품질상, MBNQA, Malcolm Baldridge National Quality Award) 대상을 수상하는데 결정적인 역할을 했다.

학습 6

03 고객만족을 위한 병원의 서비스 전략에 대하여 분석하라.

1. 서비스 마케팅의 범위

서비스 마케팅은 내적 마케팅, 외적 마케팅 그리고 상호작용 마케팅이 요구된다.

1) 서비스 마케팅의 요구

(1) 내적 마케팅

내적 마케팅이란 병원이 고객과 대면하는 1차 접점 직원 및 모든 고객 의료지원 서비스 직원을 효과적으로 훈련하고 동기를 부여하며, 고객에게 만족을 제공하는 요원으로 일하도록 하는 것이다.

(2) 외적 마케팅

외적 마케팅은 병원이 고객들에게 서비스를 준비하고, 가격을 정하고 배분하고 촉진하기 위해 행하는 모든 업무이다.

(3) 상호작용 마케팅

상호작용 마케팅은 고객과의 접촉을 처리하는데 있어 구성원들의 기술을 의미하는 것이다.

특히 서비스 마케팅에 있어서 서비스의 질은 서비스 전달자와 밀접하게 관련되는데 특히 전문적 서비스에 더욱 그러하다.

고객은 서비스 질을 서비스의 기술적 질(수술이 성공적인가), 서비스의 기능적 질(의사가 관심을 보이며 또한 신뢰감을 주는가)에 의해서 판단하므로 병원과 관련된 의료서비스 실시는 의사의 우수한 기술적 서비스를 제공하는 것 뿐 아니라 상호작용적 마케팅 기술을 습득해야 함을 뜻한다.

2) 서비스 마케팅 전략

서비스 마케팅 전략을 수립하는 경우 고려해야 할 7가지 법칙은 다음과 같다.

① 마케팅 활동이 마케팅 부서에서부터 서비스를 제공받는 곳(사람)에 까지 모든 수준에서 이루어진다는 것을 분명히 할 것이다.

② 서비스를 제공하는데 있어 유연성을 허용할 것, 즉 고객들과 직접적인 상호작용이 필요한 경우 고객들의 욕구에 그 서비스를 맞추어야 한다.

③ 유능하고도 자질 있는 직원을 고용하고 유지하며 또한 그 직원들로 하여금 조직의 경영철학과 비전, 추구하는 고객 서비스에 대해 잘 알도록 한다.

④ 서비스의 사용을 증대하기 위해 또는 서비스 제공자에 대한 충성을 조장하기 위해 기존 고객들을 대상으로도 마케팅 활동을 수행한다.

⑤ 서비스를 제공하는데 관련되는 문제를 신속하게 해결하고 명성에 해가 되는 것을 피하도록 한다.

⑥ 낮은 비용으로 향상된 서비스를 제공할 수 있는 높은 기술을 생각하며 또한 고객들의 독특한 욕구에 서비스를 맞출 수 있는 방법을 계속해서 개발한다.

⑦ 경쟁기업과 자사를 구별할 수 있도록 자사의 차별화된 서비스를 고객들에게 지속적으로 인지시켜주어야 한다.

2. 병원서비스 전략에 있어서 고려할 특성

1) 의료의 질 향상

의료질의 향상은 반드시 어느 특정 전문의를 고용해야만 이룰 수 있는 것이 아니다. 기본적이고 표준화된 진료를 바른 제도에 의해 올바르게 전달되는 체계가 앞장서야 할 것이다. 하루가 다르게 변하는 의료지식의 연수와 의료 기술 발전 및 장비의 개발이 각 병원 의사들에게 공급되어 진료 향상에 도움이 되도록 병원경영자들은 노력하여야 할 것이다.

2) 환자의 만족에 최우선 과제를 두어야 할 것이다

환자가 무엇을 원하는지, 그리고 어떻게 진료해 주기를 원하는지 환자의 입장에 서서 고려해 보는 자세가 필요하다. 환자에게 정규적으로 설문조사를 하고 의견을 모아 이를 경영에 반영시키는 것은 극히 기본적인 전략이다.

의료경쟁이 심화되어 갈수록 더욱 환자만족에 우선을 두는 경영전략을 세워야 할 것이다.

3) 이용자의 편리를 최대한으로 고려하여야 한다

쉽게 찾을 수 있는 위치, 교통 및 주차의 편리, 대기시간의 절약 등을 적극적으로 생각해야 한다.

4) 환자의 정서적 분위기를 고려하여 최대한으로 편안한 마음을 가질 수 있는 분위기의 조성해야 한다

5) 간접적인 홍보

그 지역 주민들을 위한 무료 질병예방교육(건강요리강좌, 영양 강의, 성인병 강의, 여러 가지 운동 프로그램 등)과 예방건강진단 및 진료프로그램(예방주사, 성인병 건강진단 프로그램)들을 활발히 추진하였을 때에 그 병원의 환자 입원률과 여러 병원 진료프로그램의 이용도가 월등히 높아질 것이다. 병원홍보를 위한 일시적인 효과에 초점을 맞추는 일은 절대 바람직하지 못하다.

6) 지역사회로 나가는 프로그램(Community Outreach Program)

같은 지역에 위치하고 있는 기관이나 사업체는 물론 부녀회, 동호회, 각종 친목회 등과 가까운 관계를 유지하고, 노인회, 신체장애자회 등의 여러 지역사회 봉사회 등을 방문하여 정기적인 무료 진료나 교육을 실시하고(특별한 날만 전시 효과적으로 할 것이 아니라) 좋은 관계를 유지하여 병원의 자원(Resources)들을 같이 나누고(건강교육강좌 : 성인병 강좌, 금연, 금주 강좌, 건강식 요리강좌, 건강을 유지하기 위한 운동요법 강좌, 응급 처치법 강좌, 간단한 건강체크 프로그램 등) 지역 주민들을 도와주는 관계 설립도 좋은 방법이다.

7) 병원 특별행사(Events)나 정규적인 프로그램을 통해 지역주민들의 병원방문 기회 제공

병원을 일반 지역주민들에게 공개하는 날(Open Hospital Day)을 정하여 병원을 쉽게 방문하고 병원의 여러 가지 특별 프로그램을 무료로 이용할 수 있도록 하거나, 지역 초등학교 학생들이나 특별 단체들이 병원과 병원 특수진료나 건강 교육과정 등을 견학할 수 있는 프로그램들은 병원 마케팅에 큰 도움을 줄 수 있을 것이다.

또한 장애인들을 초청하여 행사하는 장애인 체육대회, 각종 의료기기 회사와 공동으로 여는 건강 박람회, 어느 특정 질병의 날, 지역 주민들을 위한 열린 음악회, 특수 자선바자회, 자선 걷기 대회 등 여러 가지 병원 대내 · 외적인 행사들을 계획할 수 있다. 이러한 사업들은 외부 기업체나 공공단체들과 같이 주최하여 경비를 공동으로 부담할 수 있다면 더욱 좋을 것이다.

8) 병원 방문객(환자 보호자, 외부손님 등)도 소중한 마케팅 자원

병원 방문자들을 상대로 한 마케팅은 가장 쉬우며 큰돈의 투자 없이 좋은 효과를 올릴 수 있는 장점들이 많이 있다. 이들은 이미 병원이 어디에 있는지 알고 있는 사람들이며, 좋건 나쁘건 간에 병원환경에 익숙해있는 사람들이므로 이미 많은 점수를 따 놓은 대상들이다. 이들을 상대로 한 설문조사를 잘 반영한다면 이 중의 많은 사람들을 병원의 고정 고객으로 만들 수 있을 것이다.

이들에게 가장 중요하게 생각되는 것들이 있다면 환자와 달리 편리한 점을 중시한다는 것이다. 그러므로 이들을 위한 편의시설 확충을 우선적으로 고려하여야 할 것이다.

그리고 이들에게 손쉽게 나누어 줄 수 있는 각종 건강 정보지와 병원 진료 및 시설 안내서 등을 잘 만들어 병원 곳곳에 비치하는 것이 바람직하다. 마케팅에 주력하는 병원일수록 그 병원의 각종 안내 책자들이 많음은 당연한 것이다.

9) 한번 병원에 입원했던 환자나 병원과 관계를 맺었던 사람들을 상대로 한 지속적인 유대관계

퇴원환자들의 건강상태를 확인해 주고 관심과 도움을 주는 부서를 만들어 운영하는 사업이 앞으로 각 병원마다 활성화되어야 할 것이다(Home Visiting Nurse).

퇴원한 아기의 백일이나 돌에 축하 안부 카드를 보내거나 정규 예방주사를 기억하는 관심을 보이면 대개 그 부모들은 매우 감동하여 계속 그 병원을 이용하지 않을 수 없을 것이다.

아기로 태어나는 분만에서부터 사망하여 병원 영안실에서 장례식을 치르기까지 병원이 항상 도움을 줄 수 있다면 그 병원은 성공할 수밖에 없을 것이다.

10) 병원 주변 의료인 및 의료기관과의 긴밀한 유대관계

앞으로 정부차원에서 고려하고 있는 외부 의사들에게 병원이용을 공개하는 제도(Attending System) 때문만이 아니라 주위의 인근 의사나 병원과의 우호적인 관계는 피차에 이익을 볼 수 있다.

외부 의사들과의 진료 의뢰제도(Referral Net Working System) 구축을 조속히 실시하는 병원은 앞으로 크게 성장할 수 있을 것이다. 병원에서 행사하는 특별 세미나나 경축 및 사교행사 등에 초청장을 보내 참여하게 하여 그들과 서로 주고받는 우호적인 관계의 확보 여부가 앞으로 병원 성패에 큰 몫을 차지하게 될 것이다.

환자의 질병은 원인과 치료 모두가 복합적이기 때문에 세분화된 전문 의료분야의 의료인들이 서로 협력하며 진료하는 것이 바람직하다. 비단 의료진들 사이의 의견교환뿐만 아니라 최신 의료기기의 공동 이용을 고려할 수도 있을 것이다.

11) 시대의 변화와 주위 환경여건의 변이에 민감한 반응과 적절한 대응

시대의 유행이나 정부의 정책변화 등에 대하여 바른 대응 방안을 강구하고 적응하는 능력을 보여야 한다.

정부의 복지정책이 어느 방향으로 흐르는지, 지역인구의 노령화가 어떻게 변하는지 여러 자료들을 과학적으로 분석하고 그러한 변화에 걸맞은 마케팅 전략들을 구사하여야 할 것이다.

12) 항상 새로운 감각의 아이디어 창출

아무리 잘 나가는 프로그램이라도 계속 똑 같은 것만을 고집하면 좋은 마케팅 효과를 볼 수 없다. 내용이 같아도 항상 새로운 것으로 향상시키고 모양이나 순서를 바꾸어 새로움을 제공하여야 할 것이다.

3. 고객만족을 위한 서비스 마케팅 전략

환자는 고객이고 병원은 서비스 제공기관이므로 고객을 만족시키는 것은 당연하다. 환자만족의 방법으로서 대상서비스의 우선 순위를 선정하고 환자를 의사결정에 참여시키고, 환자 내원 추세를 지속적으로 모니터링하며, 고객 불만에 대하여 가급적 현장에서 즉각 대응할 수 있는 체제를 갖추는 것이 중요하다.

또한 환자위주의 병원이란 무엇보다도 환자입장에서 모든 것을 생각하고 배려해주는 데서부터 시작되어야 한다는 점을 잊지 말아야 한다.

그리고 전문직의 질을 향상시키기 위한 자발적인 노력을 지속해야 하고, 병원인 스스로는 윤리적 표준을 엄격히 세우고 이를 지켜 나가기 위한 자발적인 노력을 해야 할 것이고 병원인 상호간에 협력적으로 조화를 이루는 태도를 유지해한다.

이런 모든 것의 배경에는 병원경영자의 적극적인 고객만족을 위하여 서비스 관련 태도가

학습 6

가장 중요할 것이다.

피터 드러커는 서비스 마케팅은 '고객창조와 유지'라고 하였다. 서비스 마케팅은 고객만족 경영이다. 병원서비스 마케팅의 기본은 우리들 고객인 환자만족을 중심으로 사고하고, 행동하는 환자 지향적이어야만 한다.

오늘의 성장병원은 마케팅 하스피탈(Marketing Hospital)로서 서비스 마케팅 지향병원이다. 따라서 서비스 마케팅지향 병원은 성장병원이라 해도 과언이 아닐 것이다.

서비스지향 병원이 계속 성장을 하기 위해서는 최고 경영자로부터, 전 직원, 협력업체 조직원에 이르기까지 모든 참여자들은 경영 마인드를 가지고, 서비스 마케터(Service Marketer)가 되어야 하며 그 조직은 서비스 조직으로 변모해야 함은 필수 불가결한 요소임이 분명할 것이다.

04 CSM과 CEM에 대하여 비교 분석하라.

CSM은 고객이 제품 또는 서비스에 대해 원하는 것을 기대 이상으로 충족시켜 감동시킴으로써 고객의 재구매율을 높이고, 그 제품 또는 서비스에 대한 선호도가 지속되도록 하고자 하는 것이다.

그러면 패러다임의 관리대상, 측정지표 및 소구점 측면에서 CSM과 CEM을 비교하면 〈표 6-3〉과 같다.

〈표 6-3〉 패러다임 측면에서 CSM과 CEM을 비교

CSM(Customer Satisfaction Management)	Paradigm	CEM(Customer Experience Management)
제품이나 서비스의 기능적 측면	관리대상	고객의 주관적 경험
CSI(Customer Satisfaction Index)	측정지표	NPS(Net Promoter Score)
이성, 본질	소구점	감성(Emotion)

CS, CV 및 CE 개념은 다음과 같다.

① CS(Customer Satisfaction) : 기대 대비 상품 서비스 품질의 만족 개념

② CV(Customer Value) : 고객이 지불하는 비용 대비 상품 · 서비스 효용성 및 가치의 개념

③ CE(Customer Experience) : 상품 구매 전 · 후 과정 등 전체 과정에서 기업이 제공된 물리적 · 감성적 가치에 대한 고객의 주관적인 감성적 인지(느낌) 개념

고객만족(CS) 활동과 고객가치(CV) 제고와 지향점은 같다. CE는 고객의 '긍정적 경험'을 창출하여 궁극적으로 '고객가치(CV)'를 제고하여 경영성과(매출 등)을 제고하는 경영 방식이다.

사업자 관점의 '가치전달' 중심 → 고객관점의 '경험을 관리하는 것'(결과지향 → 과정지향)이다.

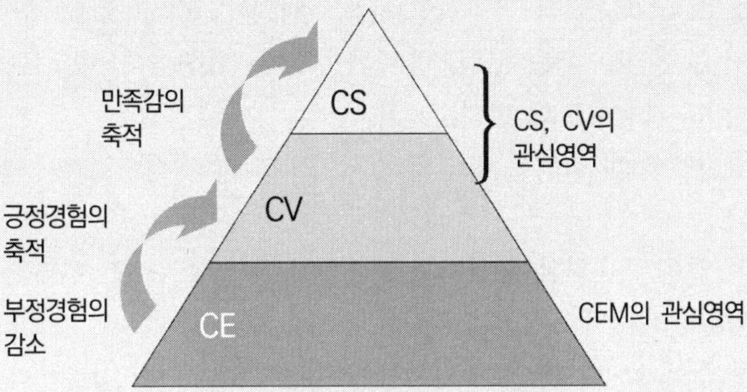

[그림 6-2] CS, CV와 CE의 관계

고객경험관리와 고객만족경영을 비교하면 다음 〈표 6-4〉와 같다.

〈표 6-4〉 고객경험관리와 고객만족경영의 비교

	고객만족경영 (CSM)	고객경험관리(CEM)
출현 시기	1990년대 초	2000년대 초
출현 배경	재구매를 위해서는 고객만족이 필수라는 사실을 깨달음	고객만족과 접점에 대한 확장된 개념이 필요해졌음
기본 목적	만족한 고객의 추천을 통한 신규구매 및 재구매	고객만족을 통한 기존 고객의 재구매와 고객경험 개선을 통한 잠재 고객의 신규구매
제공의 본질	제품(유형), 서비스(무형)	(기억할 만한) 경험
대상고객	기존 고객 (미사용 고객은 만족시킬 수가 없음)	기존 고객 및 잠재 고객 (사용 고객, 미사용 고객 포함)
특 징	구매 및 사용 후 만족이 핵심 (구매/설치/사용/AS) 기존 CRM이 근간 * 고객중심경영 = 3P 개선 • 결과지향(수동적)	구매 및 사용 전후의 모든 접점에서 긍정적 경험 전달이 핵심 (인지/탐색/고려/구매/배달/설치/사용/AS/폐기) • 기업내 전분야 실행 Process • 과정지향(능동적)
접근방법	상품 · 서비스 · 브랜드 등을 크게 분류하여 개선점 도출	고객과 접촉하는 경험의 과정을 세부적으로 나누어 긍정적이 되도록 설계하고 실행

학습활동.6 교수 · 학습 방법

교수 방법

- 고객중심의 병원경영에 대한 관련 용어, 구성, 방식 이해 정도를 파악한 후 수업을 진행한다.
- 교수자의 주도로 고객중심의 병원경영 등의 내용을 PPT 자료로 제시한 후 설명한다.
- 가능하면 사전에 개인별 학습자료를 준비하여 모든 학생이 참여할 수 있는 문제해결식 수업, 협력수업이 가능하도록 한다.
- 고객중심의 병원경영 전 과정을 작업의 순서에 따라 단계적으로 실습이 이루어질 수 있도록 지도한다.
- 교재를 통해 수업을 준비하는데 있어서 필요한 모든 정보나 팁, 힌트 등 도움이 될 만한 내용들을 확인할 수 있다.
- 학생들이 만들게 될 각 모델들은 수업시간에 중점적으로 다뤄질 부분과 어휘, 질문, 답을 포함하고 있으며 또한 탐구할만한 추가적인 아이디어들도 포함하고 있다.

학습 방법

- 고객중심의 병원경영에 대한 관련 용어를 숙지하고, 고객중심의 병원경영에 대해 이해한다.
- 고객중심의 병원경영의 각 단계별 중점 사항을 체계적으로 학습한다.
- 고객중심의 병원경영의 수행순서의 전 과정을 실습한다.
- 고객중심의 병원경영의 내용을 이해한다.
- 고객중심의 병원경영을 이해하고 숙달이 될 때까지 학습한다.

학습활동.6 평가 및 피드백

평가 준거

- 평가자는 피평가자가 수행 준거 및 평가내용에 제시되어 있는 내용을 성공적으로 수행할 수 있는 지를 평가해야 한다.

학습내용	평가항목	성취수준		
		상	중	하
고객중심의 병원경영	고객중심의 병원경영을 이해할 수 있다.			

평가 방법

• 작업 포트폴리오

학습내용	평가항목	성취수준		
		상	중	하
고객중심의 병원경영	고객중심의 병원경영을 이해할 수 있다.			

• 필기시험

학습내용	평가항목	성취수준		
		상	중	하
고객중심의 병원경영	고객중심의 병원경영을 이해할 수 있다.			

• 체크리스트를 통한 관찰

학습내용	평가항목	성취수준		
		상	중	하
고객중심의 병원경영	고객중심의 병원경영을 이해할 수 있다.			

• 피드백

1. 작업 포트폴리오
   - 제출한 보고서를 평가한 후 주요 사항에 대하여 표시하여 돌려준다.
2. 필기시험
   - 평가 결과 성적이 저조한 학생은 보고서 제출 기회를 부여한다.
3. 체크리스트를 통한 관찰
   - 실습 과정에서 평가한 후 개선해야 할 사항 등을 정리하여 돌려둔다.

참 | 고 | 문 | 헌

- 2020 하반기 글로벌 보건산업 동향 심층조사, 한국보건산업진흥원, 2020.12
- CRITEO 블로그, 포스트 코로나 시대의 10가지 소비자 행동 변화 트렌드, www.criteo.com, 2020.6.7
- NCS 학습모듈, 병영경영기획(LM0601020103_13V1.1), 교육부
- NCS 학습모듈, 병영환경관리하기(LM0601020209_13V1.1), 교육부
- NCS 학습모듈, 브랜드기획09(LM0201020209_13V1.1), 교육부
- 건치신문, http://www.gunchinews.com
- 국가법령정보센터, 소비자보호법, https://law.go.kr/LSW/소비자보호법
- 국가법령정보센터, 의료법, https://law.go.kr/LSW/
- 나무위키, https://namu.wiki/w/병원
- 마이크로소프트웨어 다이나믹365, https://dynamics.microsoft.com/
- 문옥륜 김주환, 현대의료경제론, 신광출판사, 1997
- 박정홍, 병원 선택 특성과 보안성 및 병원 서비스 품질 특성이 재이용의도에 미치는 영향, 병원경영학회지 제24권 제1호, 2019.3
- 배성숙, 경영혁신의 기법과 성공요인에 관한 연구, KBM Journal, 2019.12.26
- 삼성서울병원, 환자의 권리와 의무, http://www.samsunghospital.com/
- 서비스 품질, https://m.blog.daum.net/moonsabu/7865206, 2009.11.30
- 서울대학교 의과대학 의료관리학교실. 적정진료보장을 위한 의료의 질관리 연구, p.40, 1991
- 손석준, 병원경영관리와 QA, 도서출판 기현, 1998
- 송병기, 병원 코디네이터의 바른 이해, 메디칼업저버, http://www.monews.co.kr, 2002.8.26
- 심규범, 의료기관의 종합적 품질경영(TQM)과 내부고객만족에 대한 구조모형, Journal of Digital Convergence, 2015.10.13
- 양흐정 · 김광수 · 정상윤, 통계적 품질관리 4.0, https://fintecuriosity-11.tistory.com/, 대한표준협회미디어
- 이민화, 디지털 시대의 병원 경영, 인터넷에 의한 구매/조달시스템시연회 이대목동병원, 2000
- 이양희 외 3, 고객감동을 부르는 마케팅 CRM고객경험관리, 예술경영지원센터, 2011.2.25
- 이주연, 병원 의료데이터 민간 개방 확대…혁신 의료기기 육성, 헬스조선, https://health.chosun.com, 2020.1.15
- 임솔, 경증 환자까지 쏠림 3년간 빅5병원 외래 20% 증가, https://www.medigatenews.com, 2020.10.6
- 자비스, 고객감동을 부르는 마케팅, https://needjarvis.tistory.com/90
- 정디연, 전국민 건강보험 시행 30주년, 메디게이트, https://www.medigatenews.com/news/ 2019.7.23
- 조우현 외 3인, 의료서비스 마케팅, 퇴설당, 1999
- 조우현 · 손명세, 병원경연의 혁신, 학연사, 1994
- 조현우, 의료의 질 향상, 의학신문, http://www.bosa.co.kr, 2003.5.23
- 한국보건의료관리연구원, 의료의 질 향상, 한국보건의료관리연구원, 1998, p.49
- 한국의료QA학회, 의료의 질 향상을 위한 10단계, p.45, 1996

학습 목표

1. 병원 의료서비스와 태도관리를 이해할 수 있다.

7-1 의료종사자의 마인드와 태도

1. 의료종사자의 서비스 마인드

의료종사자는 의료소비자와 첫 대면 시 친절하고 밝은 표정으로 대하며 항상 진지하고 성의 있는 시선으로 관심을 기울이고, 말 한마디라도 고객에게 도움을 주려는 서비스 마인드를 갖고 업무에 임해야만 한다.

의료종사자들의 경력이 많을수록 많은 환자들을 상대했기에 다소 빠른 말투나 익숙한 행동으로 고객응대를 스피드하게 해버리려고 하는 경우가 있으나, 고객의 입장에서는 처음 경험하는 상황이고 병원의 의료종사자들에게 의지할 수밖에 없기에 그들의 불안과 고통에 대한 공감하고 배려하는 말과 행동이 매우 중요하다. 병원을 이용하는 고객에게는 의료종사자의 부드럽고 관심 있는 말 한마디가 환희와 기쁨이고 심리적 위안이 된다.

기본적으로 병원을 이용하는 고객들은 한 명의 존엄한 인간으로서의 이해와 관심, 그리고 자신의 상태와 앞으로의 치료계획에 대한 구체적인 설명을 원한다.

특히 진료 대기 고객이 많은 병원일수록 고객서비스에 세심한 관심과 배려가 필요하며, 특히 부정적인 검사결과를 듣고 미래에 대한 불안감이나 치료에 대한 두려움을 갖게 되는 고객에게는 더욱 친절한 설명과 따뜻한 위로의 말이 필요할 수 있다.

하루에도 수많은 고객들을 만나는 의료종사자들에게는 지금 내 앞에 있는 고객이 수많은 환자 중 한 명이겠지만, 고객의 입장에서는 의료종사자들을 만나는 시간에 대한 기대가 있기에 의료종사자들의 사소한 말 한 마디에도 촉각을 세우게 된다.

한 예로 고객이 수술 후 첫 진료 시 궁금한 부분들에 대해 많은 질문을 했는데 진료가 끝나고 나오는 길에 의료진이 "바쁜데, 뭐 이렇게 궁금한 게 많아!"라는 혼잣말을 듣게 되어 많이 섭섭하였다고 했으며, 또 다른 사례로 약 50대의 중년 여성이 의료진과의 상담 시 상담을 듣는 동안 내내 의료진에게 아줌마라는 호칭으로 계속 불리며 설명을 받게 되어 무시당한 느낌을 받게 되었다고 한다.

반복적인 업무를 통해 의료 종사들에게는 당연하거나 별로 중요하게 생각되지 않은 것일지라도 고객의 입장에서는 궁금하거나 주요한 사항일 수 있다는 것을 명심하여야 하고, 고객에게 최대한 ○○환자분 또는 ○○고객님이라는 호칭도 언제나 지켜져야 하는 기본 매뉴얼이 되어야 한다.

2. 의료종사자의 태도

1) 표 정

의료소비자를 대할 때 좋은 이미지를 남기고 계속적인 방문관계의 형성을 위하여 표정연출이 필수적으로 필요하다.

2) 자세와 동작

어떤 분야에 종사하든 바른 자세와 동작은 비즈니스 행동예절의 기초이다. 바른 자세와 동작은 그 사람의 기품과 이미지에 영향을 주고 의료소비자에게는 신뢰감 높고 안정된 느낌을 준다. 또 의료종사자 본인의 건강을 위해서도 근무 시 올바른 자세는 질병을 예방할 수 있다.

3) 인 사

의료종사자들의 인사는 개인적 소양과 품성을 노출시키고 병원의 긍정적인 이미지를 각인시키기 위한 첫번째 접점의 행동이다. 또한 인사는 모든 서비스의 시작이며 고객 맞이의 기본으로써 전체적인 고객만족 서비스의 성패를 결정하는 첫번째 관문이기도 하다.

인사는 마음 가짐의 외적인 표현이며 타인에 대한 존경과 애정의 표현이므로 인사를 할 때는 항상 시선을 마주치고 정중하게 해야 한다.

7-2 기본 매너와 의료서비스 이미지 관리

1. 기본 매너

1) 출근할 때

학습 7

먼저 업무를 위한 준비가 충분히 이루어질 수 있도록 적어도 업무시작 15분 전까지는 병원에 출근하는 것이 좋다. 사무실이나 책상 등 주변 정비를 하고, 동료들과 인사하며 여유롭게 업무를 시작할 수 있도록 한다.

만약 불가피한 상황으로 지각을 하게 됐다면, 반드시 병원에 빠르게 연락해 사과를 한 뒤 사유와 출근 예정 시간을 보고해야 하며, 출근 전에 예정된 일정이 있을 때는 다른 동료에게 내용을 알리고 협조를 구하는 것도 중요하다. 또 사정상 결근을 해야 할 때는 상사에게 직접 전화로 설명하는 것이 가장 좋다.

2) 전화를 받거나 걸 때

전화는 상대방의 모습이 보이지 않기에 오해가 가능하고 말의 이해도가 떨어질 수 있어 대면으로 커뮤니케이션을 했을 때보다 더욱 신경을 써야 한다. 전화 응대에도 매너가 존재하기 때문에 전화를 받을 때는 전화벨이 3번 울리기 전에 받는 것이 좋으며, 주변에 부재중인 자리의 전화가 울릴 때는 당겨 받아야 한다. 그리고 벨이 울리면 먼저 메모할 종이와 펜을 준비하거나 병원의 CRM프로그램에 팝업된 고객의 성함 또는 이력을 확인 한 뒤, 전화를 받아 용건을 물어야 한다.

만약 병원에 정해진 '전화 받기 멘트'가 있다면, 빠르지 않은 속도로 차분히 말하도록 해야 한다. 병원 내의 업무가 바쁘다고 하여 전화를 건 상대가 조급해지도록 빠르게 전화응대를 하지 않도록 주의해야 한다. 만약 상대의 말을 잘 못 알아들었을 때는 예의를 갖춰 다시 묻고, 애매한 부분은 맞는지 반드시 복창하여 다시 체크해야 한다.

누군가를 찾는 전화일 때는 "잠시 기다려 주시겠습니까?", "전화 연결해드리겠습니다"라고 미리 알려주고, 전화 용무가 끝나면 상대보다 전화를 먼저 끊지 않도록 해야 한다. 반대로 전화를 걸 때는 미리 용건을 메모하여 통화 중 놓치는 용건이 없도록 하고, 발음을 최대한 정확하게 하고 정중하게 이야기하는 것이 좋다.

3) 미팅할 때

병원 내부 회의나 병원 비즈니스 파트너와 미팅할 때 사회 초년생은 자리에 참석한 그 누구보다 떨릴 수밖에 없다. 미팅을 할 때도 지켜야 할 직장 매너가 있으니 미리 숙지해 두어야 한다.

먼저 악수를 할 때는 여성이 남성에게, 높은 사람이 낮은 사람에게 먼저 청하는 것이 일반적인 예의이다. 그리고 왼손잡이라고 해도 오른손으로 악수하는 것이 매너라고 할 수 있다.

명함을 주고받을 때는 낮은 사람이 높은 사람에게, 또는 외부 방문자가 먼저 두 손으로 건네고, 받은 명함을 바로 주머니나 지갑에 넣지 않고 미팅을 하는 동안 책상 위에 올려 두어 성함과 직급 등을 참고하며 대화하는 것이 좋다. 자리에 앉을 때는 연장자, 직급 순으로 출입구 반대편 오른쪽 상석에 먼저 앉을 수 있도록 안내하는 것이 기본적인 에티켓이다.

4) 외출할 때

근무 중 자리를 비울 때는 반드시 상사나 동료에게 사유와 시간을 전해야 한다. 장시간 외출 시 작업하던 서류는 말끔히 정리해 책상 위에는 노출된 서류가 없도록 하는 것이 중요하고, 외출 후에 직장으로 돌아와서도 반드시 보고해야 한다.

5) 퇴근할 때

퇴근할 때는 미처 마치지 못한 당일 업무를 먼저 병원 상사에게 보고한 후, 중요한 파일이나 서류의 보안에 유의하며, 사용한 컴퓨터의 전원을 끄고 책상 주변을 정리한 후 퇴근하는 것이 좋다.

2. 의료서비스 이미지 관리

1) 서비스 정신

의료종사자에게 가장 중요한 마인드가 서비스 마인드다. 직접적인 고객과의 대면 서비스 종사자가 아닌 의료종사자라도 서비스 마인드는 꼭 필요하다. 병원을 찾는 의료소비자는 신체적 또는 정신적인 고충이나 아픔을 가지고 있기에 우리 병원을 찾는 고객의 힘든 부분을 이해하고 반드시 도와주겠다는 프로의 서비스 정신은 매우 중요하다.

2) 정성과 관심

병원을 찾는 의료소비자는 병원의 의료종사자들의 관심을 매우 필요로 하며, 고객에게 보여준 정성과 관심으로 병원의 전체적인 서비스 이미지 구축을 하게 된다. 한번 구축된 서비스 이미지는 오랜 시간 유지되기에 고객과의 모든 접점에서 만나게 되는 의료종사자들의 주기적인 서비스 교육과 서비스 품질 모니터링이 필요하다.

3) 자신감

병원에서 제공하는 의료종사자들의 정보는 의료소비자들에게 절대적인 정보가 되기에 고객에게 제공하는 정보는 정확한 내용인지 확인하는 자세가 중요하고, 더 나은 최신의 정보를 제공할 수 있도록 부단히 노력할 수 있어야 한다. 또한 늘 자신감 있는 태도와 걸음걸이로 자연스럽게 깊은 신뢰감이 생길 수 있도록 노력하도록 한다.

학습
7

7-3 병원의 직급체계 및 직장예절

1. 병원의 직급체계

〈표 7-1〉는 병원의 의사 직급체계이다. 예과 본과생은 병원에서 수련 받을 일이 거의 없는 의대생이고 PK(폴리클리닉)는 본과 3, 4학년으로 임상실습 중인 학생이다. 인턴은 의사면허 취득 후의 일반의사, 전공과목이 정해지지 않은 채로 돌아가면서 1년 동안 한 진료과목에서 1~4주 정도 머물면서 각 진료과목을 수련한다.

인턴을 보통 수련의라는 용어로 사용한다. 인턴과정이 끝나면 전문과목을 정해서 수련하는 레지던트 지원 및 자격시험을 볼 수 있는 자격이 생긴다.

〈표 7-1〉 병원의 의사 직급체계

직 급	과 정	내 용
예과 본과생	의대 본과 1, 2학년	의대생
PK(폴리 크리닉)	의대 본과 3, 4학년	임상 실습중인 학생
수련의(인턴 : Intern)	1년 과정	필수&선택(계약직)
전공의(레지던트 : Resident)	4년 과정	전공(계약직)
의국장(Chief)	레지던트 4년차	
전문의	전공의 수료자	전문의 자격시험 합격자
임상의(펠로우 : Fellow)	전문의 1년차~2년차	계약직(임상 강사)
촉탁의(스태프)	전문의 3년차~4년차	계약직(전임 강사)
조교수(의과대학 교수임용)		정규직(정년 보장)
부교수		정규직(정년 보장)
정교수		정규직(정년 보장)
정교수(주임교수)		정규직(정년 보장)
정교수(과장)		정규직(정년 보장)
정교수(부원장)		정규직(정년 보장)
정교수(원장)		정규직(정년 보장)

레지턴트는 인턴 1년을 마친 후 전문의 자격을 얻기 위해 병원에서 임상수련을 하고 있는 의사를 의미하며, 수련기간은 보통 4년(가정의학과 3년 등 일부는 3년) R1/R2/R3/R4 등으로 연차를 나눈다. 레지턴트 과정이 끝나면 전문의 자격을 취득한다. 전공의라도 하기도 하면 4년차 레지턴트를 치프 레지던트라고 하기도 한다.

전문의, 임상강사, 펠로우는 보통 2~3년 정도하고 무급인 경우도 많다. 보통 환자의 주치의는 3~4년차 레지던트나 펠로우이고 이를 교수들이 관리, 감독한다.

교수는 조교수, 부교수, 정교수 순서이며 조교수부터 병원의 정규직이다.

다음의 〈표 7-2〉는 간호사의 직급체계이다.

간호사 역시 기업의 사원처럼 다양하게 준재하고 병원의 규모나 종류에 따라 간호부서의 최고 직급과 직급체계는 다를 수 있다. 대학병원이나 상급 종합병원의 최고위 간호사는 병원 내 인력면에서 가장 큰 조직인 간호 부서를 관리하는 장으로서 영향력이 클 뿐만 아니라 병원행정 및 경영에 관여하기도 한다.

〈표 7-2〉 간호사 직급체계

직 급	과 정	내 용
간호조무사	의사 및 간호사의 업무지도를 받아 양호 및 보건 활동을 하는 직업	의료인 간호사와 다름
학생간호사	간호대학 3, 4년생	정식간호사 아님
간호사(실무자)		평, 주임(Staff), 책임(Floor) 간호사
수간호사 대리(파트장 대리)		Charge Nurse
수간호사(파트장)		Head Nurse/Nurse Manger
간호과장/간호팀장		Department Manger Director(of Nursing)
간호부원장/간호본부장/간호부장		
최고책임자		Chief Nursing Officer - Associate CNO

학생간호사는 주로 대학병원에 실습 나오는 간호대학 3, 4년 대학생들로 한국보건의료인 국가자격시험원 간호사 국가고시 면허자격시험에 합격한 사람이 아니므로 정식 간호사가 아니다. 또한 간호조무사는 의사 및 간호사의 업무지도를 받아 양호 및 보건활동 등의 직업인으로 의료인인 간호사와 다르다.

학습 7

2. 비즈니스 직장예절

1) 예절의 의의

일반적으로 예절은 병원관련 사회생활을 하는 가운데 개개인이 지켜야 할 도리로서 서양에서는 '에티켓(Etiquette)' 또는 '매너(Manner)'라고 한다. 이와 비슷한 의미인 의전은 어떤 조직, 국가, 병원, 국제간 등 공식적인 관계에서 정해진 격식에 따라 진행되는 건전한 상식에 입각한 의례로서 서양에서는 '프로토콜(Protocol)'이라고 한다.

예절은 잘 활용할 경우 상하·수평간 상호 편안함과 원활한 소통을 위한 통로가 되며 업무의 효율성과 자신의 이미지 제고에 기여할 수 있다.

2) 인사예절

(1) 인사의 유래

인사는 오랜 옛날부터 원수가 아니라는 신호, 무장해제의 신호, 상대를 해치지 않겠다는 신호에서 유래되었다고 한다. 오늘날에 와서는 섬김의 자세, 환영의 표시, 신용의 상징으로 되어 있다.

그러므로 인사는 예절의 시작이고 마지막이 되며 사회생활에서 가장 중요한 요소라고 할 수 있다. 모르는 사이라도 먼저 인사하면 친해지게 되고, 아는 사이라 할지라도 계속 인사를 나누면 더욱 가깝게 지낼 수 있으므로 반드시 인사는 습관적으로 실천해야 할 것이다.

(2) 소 개

소개 순서는 남성을 여성에게, 연하자를 연장자에게, 하위자를 상위자에게 소개하며 남성이 고위직 인사인 경우에는 예외로 한다.

소개를 받을 때는 일어서는 것이 원칙이며 여성, 성직자, 연장자, 상사의 경우는 일어서지 않을 수 있다. 소개를 받을 때에는 상대방의 이름을 기억하는 것이 좋다.

(3) 악 수

악수는 소개받는 사람이 또는 상위자나 여성이 먼저 악수를 청한다. 상대방 눈을 쳐다보며 부드러운 미소로 힘 있게 한다.

여성의 경우 가볍게 악수한다. 여성의 경우 실내장갑은 무방하나 장갑을 벗는 것이 원칙이다.

(4) 인사방법

인사는 밝은 표정으로 상대방이 먼저 인사하기를 기대하지 말고 내가 먼저 명랑한 목소리로 한다. 망설이다가 하는 인사나 고개만 까딱이는 인사는 하지 않도록 하고, 되도록 허리를 살짝 굽혀서 인사하도록 한다.

인사 전후로 부드럽게 상대방의 시선에 초점을 맞추고, 다리를 가지런히 하며 무릎 사이는 붙이고 "안녕하십니까?, 좋은 아침입니다.", "반갑습니다." 등으로 인사말을 덧붙이는 게 좋다.

3) 명함예절

(1) 명함을 건네는 법

명함은 바지 주머니 등에서 낱장으로 꺼내거나 지갑에서 꺼내기보다 명함지갑을 활용하는 것이 좋고, 하위자가 상위자에게 먼저 건네거나 방문한 사람이 먼저 명함을 건네준다. 명함 속 자신의 이름이 상대방에게 바로 보이게 하고 오른손으로 건넨다. 의자에 앉아 있을 때는 일어서서 "○○과 ○○○입니다"라는 간단한 자기소개와 함께 일어서서 명함을 건넨다. 상대가 두 사람 이상일 때에는 윗사람에게 먼저 건넨다.

(2) 명함 받는 법

명함은 오른손으로 받는 것이 원칙이며 명함을 맞교환 할 때는 왼손으로 받고 오른손으로 건넨다. 받은 명함은 그 자리에서 보고, 읽기 어려운 글자가 있을 때에는 상대방에게 바로 물어 본다.

명함은 명함지갑에 넣어 보관한다. 돈이 들어있는 지갑에 카드처럼 함께 보관하는 것은 예의가 아니다. 초면에 인사를 나누었을 때에는 만난 일시, 용건, 소개자, 화제 중의 특징, 인상착의 등을 뒷면에 메모하여 다음 만남 기회에 활용하면 좋다. 자신보다 상대가 먼저 명함을 건넬 경우 상대방의 명함을 받은 후에 자신의 명함을 건넨다.

4) 서열예절

(1) 서열의 중요성

서열은 예절에서 가장 중요한 원칙 중의 하나다. 서열을 무시할 경우, 개인에 대한 결례 및 그가 대표하는 기관에 대한 모독으로 간주될 수 있다. 기관 간의 긴장관계를 초래하는 경우도 있으므로 서열을 미리 숙지해야 한다.

(2) 공식 서열기준

일반적 기준으로는 직위와 직급(계급)에 의한 서열기준에 따른다. 정부관련 행사나 회의의 경우 헌법, 정부조직법, 국회법, 법원 조직법 상의 기관 순위, 기관장 선순위, 상급기관 선순위, 국가기관 선순위 원칙에 따른다.

지방자치단체의 경우 명확한 기준은 없으나 서울특별시장은 장관급으로, 기타 광역자치단체장은 선출직임을 감안하여 장·차관 중간에 해당하는 예우를 원칙으로 하고 있다. 광역시 · 도 교육감은 차관급으로, 의회의장은 해당 자치단체장의 예우 기준에 따른다.

(3) 관례상 서열기준

관례상 서열기준은 과거행사 관행을 존중하고 참석자의 전직을 포함한 사회적 지위와 연령기준에 따른다. 지위가 비슷한 경우 연령, 성별(여성이 남성보다 우선) 등을 고려한다.

직책이 없는 여성의 경우 기혼, 미망인, 이혼녀, 미혼 순위로 하며 기혼여성은 남편의 직책 서열에 따른다.

(4) 서열의 활용(좌석 배치 기준)

서열은 각종행사의 좌석배치 기준으로 활용된다. 예를 들어 정부의 좌석배치는 관행상 행정 · 입법 · 사법 순으로 하며 각 부내 요인간 좌석은 부내의 서열 또는 관행을 존중하여 배치한다.

주요정당대표 초청 시 좌석배치 기준은 원내 의석수가 많은 정당 순으로 배치하며 각종 사회단체 대표자간 또는 기타 일반 인사간 좌석배치 순서는 그 자체에서 정해진 서열이 있으면 그에 따른다.

(5) 서열 조정

행사성격에 따라 원만한 진행을 위하여 서열조정이 가능하다. 단 해당자에게 사전에 충분한 설명과 양해가 필요하다. 국내행사는 국내 관행이, 국제행사는 국제 관행이 우선하며 내 · 외국인 초청행사시 외국인을 우대 한다.

5) 호칭예절

(1) 상위자에 대한 올바른 호칭

상사의 성과 직위 다음에 '님'의 존칭('김국장님', '이과장님')을 붙인다. 익숙하거나 성명을 모르면 직위에만 '님'의 존칭('국장님','과장님')을 붙인다. 상사에게 자신을 지칭할 경우 '저' 또는 성과 직위나 직무명을 사용("김과장입니다.", "인사과장입니다.")한다.

(2) 하위자 또는 동급자에 대한 올바른 호칭

하위자나 동급자에게는 성과 직위 또는 직무명으로 호칭('김과장', '인사과장') 한다. 초면이나 선임자, 연장자일 경우 '님'을 붙이는 것이 상례이다. 하위자나 동급자간에 자기의 호칭은 '나'를 사용한다.

(3) 차 상위자에게 상위자 호칭

예를 들어 계장이 원장 앞에서 과장의 지시를 보고 할 때 "김과장이 지시한 일이 있습니다."라고 한다.

(4) 유의해야 할 호칭

상사에 대한 존칭은 호칭에만 쓴다('원장님실' → '원장실'). 문서에는 원칙적으로 상사의 존칭을 생략('원장님 지시' → '원장 지시')한다. 본인(㉠ 원장)이 임석하에 지시를 전달 할 때는 님을 붙인다("원장님 지시 사항을 전달하겠습니다").

수행 내용

재료 · 자료

• 병원경영 및 의료서비스 관련 자료

기기(장비 · 공구)

• 컴퓨터, 문서작성 프로그램, 프린터, 주변기기

안전 · 유의사항

• 병원경영 및 의료서비스 관련 장비의 안전 및 유의사항을 숙지한다.

수행 순서

01 의료종사자들의 서비스 마인드 및 태도에 대한 고객만족도를 분석하라.

1. 의료서비스의 고객만족도 항목

① 의료종사자는 실력 있게 느껴졌다.
② 의료종사자는 믿음직하였다.
③ 의료종사자는 질환(병명)에 대해 자세히 설명해 주고, 친절하였다.
④ 의료종사자는 환자를 이해하고 배려하는 태도를 가졌다.
⑤ 의료종사자는 예의바른 사람이었다.
⑥ 의료종사자가 환자 얘기를 귀담아 들어주었다.
⑦ 의료종사자는 친절하였다.
⑧ 의료종사자는 일을 효율적으로 처리하였다.
⑨ 의료종사자의 태도가 적극적이고 환자를 도우려는 자세였다.

소비자의 의료서비스 만족도에 영향을 미치는 중요한 요인들을 규명해 보고 그 관계를 살펴보면 특히 환자의 의료서비스에 대한 만족도의 상당 부분이 의사를 비롯한 병원종사자의 자질과 태도, 즉 의료 인력의 구성요소와 서비스가 고객의 서비스 만족도에 직접적인 영향을 미친다는 연구 결과가 많다.

의료소비자가 인지하는 의료서비스의 만족도에 영향을 미치는 구성요소 가운데 의료인력이 중심이 된 의료적 구성요소와 시설, 절차 등 비의료적 관련요소를 중심으로 만족도에 영향을 미치는 관련요인을 살펴보면 '의료종사자의 실력', '의료종사자들의 자상한 설명과 친절함' 그리고 '의료종사자들의 믿음직함' 등 의료종사자들의 자질과 태도가 소비자의 의료서비스 만족도에 영향을 미치는 핵심적인 요인으로 나타났다.

반면 시설이나 장비, 혹은 수속절차 등의 비의료적인 의료서비스는 소비자가 인지하는 만족도에 영향을 미치는 중요한 관련 요인이라 하기는 어렵다는 것을 시사해 준다.

물론 입원 등의 경우는 다른 결과를 보여주고는 있지만, 의료서비스 만족도와 가장 상관관계가 높은 요인은 의료종사자들과 관련한 요인들이다.

2. 의료서비스의 품질 평가 요소

① 유형성(Tangibles) : 병원의 외관, 간판, 안내문, 병원 소개자료, 최신 의료장비, 시설의 청결성, 직원들의 용모 등

② 신뢰성(Reliability) : 약속한 서비스를 믿을 수 있고 정확하게 제공하는 능력, 약속한 진료시간 준수, 직원들의 약속 준수, 완벽한 업무처리, 진료비 청구의 적절성 등

③ 반응성(Responsiveness) : 고객에게 빠른 서비스를 제공하려는 의지, 환자의 필요에 즉각적으로 반응하려는 노력, 서비스 제공시간 알림, 신속한 서비스 제공, 보호자에 대한 도움성과 응대성 등

④ 확신성(Assurance) : 정확한 지식, 정중함 및 신뢰를 심어 줄 수 있는 능력, 직원의 예의, 지식 등

⑤ 공감성(Empathy) : 고객의 개인적인 요구에 대한 배려, 환자에 대한 관심, 고객요구의 경청, 관계지향적인 시간 배려, 진심 어린 서비스 등

학습 7

02 병원종사자들의 이미지 및 인상에 대하여 분석하라.

1. 이미지란 무엇인가

당신이 알고 있는 한 사람을 떠올려 보자. 그 사람의 이름과 함께 선명하게 떠오르는 것들이 있을 것이다. 얼굴 생김새, 표정, 말씨, 음성, 옷차림, 걸을 걸이와 함께 있을 때의

느낌, 성격 등...이렇게 수많은 생각들이 하나의 형체를 만들어 우리 나름의 사고, 취향에 따라만들 어진 생각의 덩어리, 특유한 감정, 고유의 느낌, 이것이 바로 이미지이다. 그러므로 환자에게 이미지라는 것은 병원 종사자들의 이미지이다.

2. 이미지의 중요성

당신의 이미지는 타인이 보고 느낀 당신의 모습이다. 사람에 따라 이것은 긍정적이거나 혹은 부정적인 것일 수도 있고, 또 실제의 인물보다 과장된 모습일 수도, 비하된 모습일 수도 있다.

다른 사람들이 당신의 이미지에 기대하는 역할 때문에 당신은 말, 행동에 제약받게 되고, 그러다 보면 어느새 당신은 당신의 중심까지 변화되었음을 발견하게 될 것이다.

그렇다면 우리는 이토록 중대한 우리의 이미지를 그저 다른 사람의 주관적 사고에만 맡겨둔 채, 수동적이고 무기력하게 방관할 수밖에 없는 것일까?

이제 우리는 우리가 전달하고픈 이미지를 선택하고, 그것을 적절히 연출하는 법을 알아야 하는 시대에 살고 있다.

우리 모두 스스로 선택한, 자신에게 가장 적합한 배역을 훌륭하게 연기하는 배우가 되어야 한다.

3. 이미지의 구성

① 시각적 이미지 55% : 표정과 태도

② 청각적 이미지 38% : 음성

③ 기타 이미지 7% : 말(화법 등 언어적 이미지)

4. 첫 이미지인 첫인상 관리

1) 첫인상의 개념

사람을 만나게 되면 가장 먼저 그 사람에 정보 중에 가장 먼저 와 닿는 과정을 첫인상이라고 한다. 누구나 피할 수 없는 과정이기도 하고 상대방에게 가장 먼저 나를 전달하는 과정이 된다. 첫인상은 상대방에 대한 평가 중 전체 이미지의 50%이상을 차지하고 있을 만큼 중요한 부분이다.

2) 첫인상의 특징

① 일방적이다 : 내가 내 첫인상을 말하기 전에 상대방에 의해 일방적으로 결정이 되어 버린다.

② 신속하게 이루어진다 : 첫인상은 1~3초 정도의 짧은 시간 사이에 이루어진다.

③ 연상을 일으킨다 : 첫번째로 본 인상에 대해 그 사람이 깐깐할 것이다, 아니면 편안하다 등의 연상을 일으키며, 막내 일 것이다 등의 성격과 행동, 개인의 사생활 부분까지 유추되기도 한다.

④ 단 한번의 기회이다 : 첫인상은 인생의 한번뿐이다. 만나는 사람마다 첫인상의 기회는 단 한번뿐이기에 첫인상, 첫 이미지를 관리해야 한다.

3) 첫인상의 중요성

① 첫인상은 처음에 좋지 않으면 오랜 시간 대인관계를 통해 이미지가 회복될 수도 있지만, 그만큼 첫인상의 안 좋았던 부분이 사라지기 위한 긴 시간의 회복기간과 노력이 필요하다는 부분이 있음을 기억하고 첫 이미지가 좋게 구축될 수 있도록 미리 관리하는 것이 중요하다.

② 첫인상은 상대방과의 만남에서 사실상 상대방에게 자신을 처음으로 평가 받는 시점이다.

4) 중간 인상

① 중간 인상은 행동과 대화가 주로 차지하게 된다.

② 하지만 첫인상의 대부분을 떠안고 가는 과정이 되게 된다.

5) 끝인상

끝인상도 첫인상만큼 중요하다.

① 본인과의 볼일이 끝났다고 곧바로 대충의 인사와 등을 보이는 등의 가벼운 행동은 첫인상의 공든 탑을 무너지게 만들 수 있고 동시에 신뢰감이 파괴될 수 있다.

② 상대방과의 마지막 인사와 병원을 나서는 시점까지 시선을 놓치지 않는 것이 끝인상이다.

③ 끝인상은 자주 만나는 사람일수록 가장 소홀해지기 쉬운 부분이기도 한다.

④ 끝인상은 만남 후의 감사의 전화나 메일, 해피콜 등도 해당 된다.

5. 이미지 관리 방법

① 항상 긴장해야 한다 : 가장 기본이 되는 첫번째 사항이다. 자기 스스로 항상 긴장하고 있어야 한다. 이미지 관리가 습관이나 버릇이 되어야 한다. 상당히 피곤할 것 같지만 절대로 그렇지 않다. 습관이 되면 오히려 운명이 개선된다.

② 좋은 외모와 좋은 표정은 필수이다 : 이것은 상식이다. 기본적으로 표정이 좋아야 한다. 기분이 좋아서 웃는 것이 아니고 웃으면 기분이 좋아진다.

③ 말은 솔직하고 기분 좋게 해야 한다 : 현실적으로 사람의 마음을 가장 상하게 하는 것이 바로 말이다. 상대방을 기분 상하지 않게 말하는 것은 참으로 어렵다. 따라서 커뮤니케이션 스킬을 공부하고 익혀 꾸준히 노력해야 한다.

④ 상대보다 나은 모습으로 겸손해야 한다 : 자기보다 나은 사람이 겸손할 때 존경심이 나온다.

⑤ 상대방에게 즐거움을 선사해야 한다 : 상대방에게 적당한 즐거움과 메리트를 선사해야 한다. 사람을 만날 때 이익이 있으면 누구나 좋아한다. 이런 것은 성격보다는 만남 이전에 미리 상대가 좋아할 부분, 상대에게 이익이 될 부분 등을 생각해보는 것도 좋다.

⑥ 절대 상대방을 공격하지 말아라 : 상대방에게 인신공격이나 비난은 하지 않도록 해야 한다.

⑦ 인색해 보이면 좋지 않다 : 물론 알뜰하고 경제 관념이 투철한 것은 좋다. 그러나 상대에게 언제나 인색해 보이는 건 현명한 방법이 아니다.

⑧ 무식한 말이나 행동은 모든 노력을 무산 시킨다 : 말과 행동을 항상 신경 쓰고, 상식적인 선에서 벗어난 말과 행동을 했다면 반드시 이유가 있어야 할 것이다. 자신이 하는 말과 행동이 일치될 수 있어야 신뢰를 줄 수 있다.

⑨ 비밀이 많은 사람이 되지 말아라 : 이미지 관리는 신뢰를 쌓자는 것이다. 비밀이나 음흉함은 이미지의 적이다. 차라리 때로는 모르는 척하고 시침을 떼는 것이 낫기도 하다.

⑩ 잘난 척하는 순간 거리감이 생긴다 : 자신의 능력이나 역량을 어필하는 것도 좋지만 지나친 잘난 척은 오히려 이미지 관리에 해가 된다.

03 병원에서 동료 간의 예절과 시대에 따라 달라진 매너들에 대하여 분석하라.

1. 사람이 먼저다! 상사 또는 동료 간 지켜야 할 예절

"매너가 사람을 만든다", 영화 〈킹스맨〉의 명대사이기도 하지만 직장 생활에서도 너무나 중요한 한 마디로 작용한다. 상사, 동료와의 사이에서 현명하게 직장인으로 성장할 수 있는 자양분이 되어 주는 것이 직장 매너이다.

1) 호칭 예절

난해하고, 입에 잘 붙지도 않지만 잘못 말하면 대참사를 면치 못하는 호칭! 몇 가지 규칙만 알아 두면 그 누구도 자신 있게 부를 수 있다. 상사에게는 직함에 '님'자를 붙여 부르는 것이 좋고, 직함이 없는 동료끼리는 '~씨'라고 부르는 것이 예의이다. 같은 직급이라 할지라도 먼저 회사에 입사했거나 나이가 많으면 통상 '선배님'이라고 부르며 반드시 적정한 매너를 지켜야 서로 간의 신뢰를 쌓을 수 있다.

2) 상사를 대할 때 예절

상사에게는 늘 배우려는 자세로 임하는 것이 중요하다. 선배로써의 풍부한 경험과 지혜를 존중하고, 작은 일도 상의하는 태도를 보이는 것이 예의이다. 또 상사의 부름이나 전화 요청 등에 즉시 대응하고, 업무지시를 할 때는 반드시 메모하며, 얘기를 중간에 끊지 않는 것이 좋다.

문의사항은 되도록 그 자리에서 이야기가 끝난 후 질문하는 것이 중요하며, 결재할 서류를 제출할 때는 결재철에 넣는 것이 매너이다.

3) 동기 간 예절

직장에서 유일하게 마음 편히 지낼 수 있는 대상이 동기라고 하지만, 사회생활을 통해 맺어진 관계인만큼 지켜야 할 예절이 존재한다. 나이는 달라도 동기들끼리는 서로의 인격과 사생활을 존중하는 것이 중요하다. 되도록이면 서로 간의 긴밀한 협조를 통해 관계가 틀어지지 않고 신의를 지켜 나갈 수 있도록 하는 것이 현명하다.

2. 매너도 변한다! 시대에 따라 달라진 직장매너들

직장의 역사가 길고 다변하는 만큼, 직장 매너 역시 시대에 따라 달라지고 있다. IT 기술의 발달, 근무 시간 단축, 수평적 사문화 강조 등의 흐름에 따라 변화하고 있는 직장 매너들을 알아보자.

1) 사내 메신저 매너

각 회사마다 사내에서 고유 메신저를 사용하기도 하지만, 간편하게 채팅 메신저를 통해 업무 지시를 주고받고, 문의와 답변을 하는 것이 일반화되어 있다.

이에 따라 메신저를 통해 지켜야 할 매너도 생겨났다. '넵병'이라는 신조어가 국어사전에 등록됐을 만큼 상사의 부름이나 지시에 대한 답변은 너무 딱딱하거나 가볍지 않게 하는 것이 중요하며, 단체 대화방에서는 서로의 말을 경청하고 반복되는 질문을 하지 않도록 주의해야 한다. 가볍고 빠른 소통을 위해 이용하는 메신저인 만큼 지나친 존칭이나 미사여구 등도 피하는 것이 좋다.

무엇보다 업무 관련 채팅은 반드시 업무시간 안에만 하는 것이 중요하다. 업무 외 시간에 급한 용무는 미리 양해를 구하고 직접 전화를 통해서 해결하는 것이 바람직하다.

2) 복장 매너

최근 복장 자율화를 추진하는 직장이 많아지면서 출근 복장을 어떻게 입어야 할지 난감해하는 사회 초년생들도 많을 것이다. 병원은 자체적인 유니폼이 있기도 하지만 근무 부서에 따라 복장이 자유롭기도 하다.

아무리 유연한 분위기의 병원이라 하더라도 청바지, 티셔츠, 후드, 패딩 등 너무 편한 복장은 피하는 것이 좋다. 1~2주일 정도 비슷하게 유지하면서 단정한 느낌을 주고, 너무 어둡거나 화려한 컬러는 피하는 것이 매너이다.

신발의 경우 병원에서 지정된 신발이나 기준이 되는 규정을 미리 알아보고 준비하도록 한다.

3) 이젠 사라져야 할 옛날 매너

시대의 흐름에 따라 이제는 사라져야 할 직장 매너들도 있다. 상사의 겉옷을 대신 걸어주거나 퇴근 시 앞까지 나가 90도로 인사하며 배웅하는 것은 이제 너무 구시대적이기에 사라져야 할 부분이다.

회식에 있어서도 사회 초년생들은 막내니까 고기를 구워야 하는 건지, 어떤지 몰라 긴장하기 마련이다. 어떤 자리에서는 정말 그래야 하고, 어떤 자리에서는 그런 게 어디 있냐며 상사가 고기를 구워 혼란에 빠질 수 있다. 하지만 이런 회식 매너 역시 점차 사라지고 있으니 걱정할 필요는 없다.

직장 생활에 첫 발을 내딛으며 여러 가지 난관에 부딪히게 될 사회 초년생들은 인사 하나, 호칭 하나 마음껏 말할 수 없겠지만, 기본 매너만 잘 알아 두면 멋진 시니어로 성장할 수 있다. 직장 매너를 완벽하게 숙지하지 못 해도 동료와 고객에게 존중과 미소, 그리고 성실한 자세로 임한다면 어떤 직장에서도 매너 있는 사람으로 인정받을 수 있다.

04 병원 조직에서의 비즈니스 및 업무예절에 대하여 분석하라.

1. 차 대접 예절

차 대접은 목례를 한 후, 지위가 높은 분부터 찻잔을 놓는다. 차 분량은 찻잔의 3/4정도가 차도록 하며 넘치지 않도록 주의한다.

찻잔은 받침 접시 위에 얹어서 대접하되 찻잔의 손잡이는 오른쪽으로 가도록 하며, 티스푼도 자루가 오른쪽으로 가게 하여 대접받는 분의 테이블 오른쪽 위에 놓도록 한다.

차를 엎지를 경우에는 당황하지 말고 침착하게 고객 또는 상대방에게 "죄송합니다", "실례 했습니다"라고 말하고 곧 처리한다.

2. 업무처리 예절

상사의 부름이 있을 경우에는 '예'하고 대답하며 즉각 일어선다. 상사 책상의 앞이나 옆에 서서 이야기를 듣는다.

① 상사가 자신의 책상에 와서 지시를 내리는 경우에는 일어서서 듣는다. 내용의 확인과 질문은 이야기를 마지막까지 들은 후에 하도록 한다.
② 상사로부터 지시받은 내용은 잊어버리지 않도록 메모해 두어야 하며, 중간보고는 물론 최종보고 기한을 철저히 지키도록 한다.
③ '못 하겠다', '무리다' 이 두가지는 입 밖에 내서는 안 된다. 아무리 무거운 짐이 되더라도 일단 받아들이는 것을 원칙으로 한다. 받아들인 후에 협력자 요청이나 기한 연장, 조언 등을 요구한다.
④ 첫 대면에서 좋은 인상을 남기는 대화법을 터득 한다.
⑤ 보고하는 데 있어서 포인트는 다음과 같다.

학습 7

- 업무가 완료되면 즉시 보고한다. 보고는 결론 → 이유 → 경과의 순으로 말한다. 문장, 도표, 숫자를 사용하여 알기 쉽게 보고한다.
- 사실과 자신의 의견, 감상을 명확히 구분하고 보고는 정확하고 간결해야 한다. 중간보고를 자주 하는 것이 좋은 결과로 이어진다.
- 잡무를 소홀히 하지 않는다.
- 자료 정리, 복사, 심부름 등 직장 내 잡무를 부탁 받았을 때 하찮게 보이는 업무라 할지라도 조직 운영에 있어서는 필수 불가결한 업무라는 점을 명심하고 최선을 다하여야 한다.

3. 승강기 탑승 예절

안내원이 있는 승강기(엘리베이터) 탑승 시는 고객 또는 상사가 먼저 타고 먼저 내리는 것이 원칙이다. 승강기 내에서의 상석은 들어가서 돌아선 방향에서 우측 안쪽이다.

안내원이 없는 승강기의 경우에는 직원 또는 하위자가 먼저 타서 고객 또는 상위자와 나머지 사람들이 타는 동안 안전을 위하여 'OPEN' 버튼을 누르고 있는 것이 예의이다. 내릴 때는 반대로 고객이나 상위자가 먼저 내리고 직원 또는 하위자가 나중에 내린다. 이미 닫히기 시작한 승강기는 포기하고 다음 승강기를 이용토록 한다.

승강기의 이용도가 부쩍 늘고 세상이 바빠지다 보니 예절도 상황에 따라 편리한 방향으로 달라지고 있다. 현재는 남녀노소를 불문하고 승강기 문에 가깝게 서 있던 사람부터 먼저 타고 내릴 때에도 같은 요령으로 하는 것이 보편화되고 있지만, 매너를 지킬 때 더 기억에 남는 존재가 될 수 있음을 기억해야 한다.

4. 식사예절

1) 식당 도착

식당 도착 시 예약을 확인하고, 예약이 없을 시 안내할 때까지 대기한다. 약속시간 5분 전 정도 일찍 도착하도록 한다.

2) 착석예절

출입문에서 반대편 안쪽 중앙이 상석이다. 지정좌석이 없으면 주관자의 안내에 따른다. 안내자가 없을 시 서열이 낮은 자리에 앉아 있다가 이후 안내에 따라 자리를 이동하는 것도 좋다.

상위자, 여성의 착석 시 좌측 남성이 도와준다. 테이블과 몸과의 간격은 두 주먹 정도가 좋다.

3) 식사예절 일반

냅킨은 착석 후 적당한 시간에 반을 접어 무릎에 핀다. 냅킨은 입술주변, 손에 묻은 것을 닦는 데만 사용하고 목에 두르는 것은 삼간다.

주문은 천천히 종업원의 조언을 받아 하며 가장 비싸거나 가장 싼 요리 주문은 자제한다. 참석자 전원에게 식사가 나오기 전에 먼저 식사하지 않는 것이 좋다. 최상위자가 먼저 수저를 든 뒤 식사를 한다.

팔짱을 끼거나 식탁 위에 팔꿈치를 올려놓지 않는다. 자리를 이석하는 경우 냅킨을 테이블 위에 얹어 놓으면 식사가 끝났다는 신호이므로 냅킨을 의자 위에 놓고 나간다.

4) 한국식 식사예절

출입문에서 떨어진 안쪽이 상석이므로 최상위자가 앉도록 하며, 식탁에는 곧고 단정한 자세로 앉는다. 상위자가 수저를 든 후 하위자가 따라 들고, 식사 중에는 음식 먹는 소리 등을 내지 않도록 한다.

숟가락을 빨지 말고 또 숟가락, 젓가락을 한 손에 쥐지 않는다. 밥은 한쪽에서 먹어 들어가며 국은 그릇째 들고 마시지 않는다.

식사 속도를 윗사람에게 맞추는 것이 예의이며, 윗사람이 식사를 마치고 일어서면 따라 일어선다.

5) 양식 식사예절

음식서브에 있어서는 요리, 수프는 좌측에, 마실 것은 오른쪽에서 서브한다. 자기 음식을 정확히 파악하기 위해서 '左 빵, 右 물'을 기억해야 한다.

포크, 나이프를 사용할 때 포크는 왼손으로, 나이프는 오른손으로 사용하며 식사가 끝났을 때는 접시위에 나란히 놓는다.

포크, 나이프는 바깥쪽에서 안쪽 순서로 사용하며 조미료가 필요시 옆 손님에게 정중히 부탁한다. 포크, 나이프가 바닥에 떨어졌을 때는 종업원에게 다른 것으로 요청한다.

식사 중 자리를 뜰 때는 옆사람에게 양해를 구한다. 식사 중 재채기, 하품 시 "죄송합니다"라고 양해를 구한다.

이쑤시개 사용은 식사 후에, 화장 고치기는 화장실을 이용한다. 식사 시 하위자나 남성은 상위자나 여성보다 먼저 식사를 끝나지 않도록 속도를 잘 조절해서 먹는다. 식사가 끝나면 냅킨은 접어서 식탁 왼쪽위에 올려놓는다.

6) 중국식 식사예절

중국음식은 지역에 따라 북경요리, 사천요리, 광동요리, 상해요리 등이 있으니 알아두는 것이 좋다.

원형 탁자가 놓인 자리에서는 안쪽의 중앙이 상석이고, 입구 쪽이 말석이다. 중국식은 원탁에 주빈이나 주빈 내외가 주인이나 주인 내외와 마주 앉는다.

중국식당에서는 냅킨과 물수건이 함께 제공되는데, 이때 물수건으로 얼굴을 닦는 일이 없어야 한다. 중국요리는 요리접시를 중심으로 둘러앉아 덜어먹는 가족적인 분위기의 음식이다. 적당량의 음식을 자기 앞에 덜어먹고, 새 요리가 나올 때마다 새 접시를 쓰도록 한다.

젓가락으로 요리를 찔러 먹어서는 안 되며, 식사 중에 젓가락을 사용하지 않을 때는 접시 끝에다 걸쳐놓고, 식사가 끝나면 상 위가 아닌 받침대에 처음처럼 올려놓는다.

중국식당에서는 녹차, 우롱차, 홍차 등의 향기로운 차가 제공된다.

한 가지 음식을 먹은 후에는 한 모금의 차로 남아있는 음식의 맛과 향을 제거하고 새로 나온 음식을 즐기면 된다.

중식 주문 요령은 세트메뉴가 있는 식당인 경우, 손님의 수와 취향을 고려하여 세트메뉴를 주문하는 것이 좋은 요리를 골고루 먹을 수 있어 경제적이다. 4명 이상인 경우 요리 중에 수프류를 포함하고 재료와 조리법, 소스 등이 중복되지 않도록 주문한다. 처음 이용 시에는 웨이터의 도움을 받는 것이 합리적이다.

7) 일본식 식사예절

일식에서는 일식 벽장 앞 중앙이 상석이며, 밥상 앞에서는 똑바른 자세로 앉아야 한다.

일본요리는 보통 소반 위에 얹혀 나오는데 젓가락은 자기 앞쪽에, 음료용 컵들은 바깥쪽에 놓는다. 밥이나 국을 받으면, 밥은 왼쪽에 국은 오른쪽에 놓았다가 들고 먹는다.

그릇을 받을 때나 들 때는 두 손을 사용하게 되어 있다. 밥을 먹을 때에는 반찬을 밥 위에 얹어 먹어서는 안 되고, 추가를 원한다면 공기에 한술정도의 밥을 남기고 청하는 것이 예의이다.

국은 그릇을 들고, 한 모금 마신 후 건더기를 한 젓가락 건져 먹은 다음, 상위에 놓는 식으로 여러 번 들고 마시며, 밥그릇에 국물을 부어 먹어서는 안 된다.

생선회는 겨자를 생선 위에 조금 얹고 말듯이 한 후 간장에 찍어 생선 맛과 겨자의 향을 즐기는 것이 원칙이다. 처음부터 겨자를 간장에 풀어서 먹으면, 겨자의 향이 날아가 버리므로 바른 방법이 아니다.

생선회에는 무나 향초 잎이 곁들여 나오는데, 이것은 장식용이지만 입가심으로 먹어도 좋다. 두서너 가지의 모듬회인 경우에는 흰고 담백한 생선부터 먹는 것이 바른 순서이다.

5. 경조사예절

1) 결혼축하 예절

결혼식 초대장은 2~3주전에 발송하며, 결혼 후 감사장은 결혼 후 2주 안에 보내는 것이 좋다.

결혼식의 선물은 마음이 들어간 선물로 준비하고 전날 전달하는 것이 좋으며 축의금을 준비할 경우는 당일 날 전하는 것이 좋다.

결혼식장에 축하객으로 참석하는 경우 신부나, 신랑보다 화려한 옷은 피한다. 결혼식장의 축의금을 내고 혼주에게 식장에 입장하기 전 축하의 말을 간단히 전한다.

축의금 봉투는 축 혼인(祝 婚姻)이라고 쓰고 축의금 부조하는 사람이름 뒤에는 하배(賀拜)라고 쓴다.

2) 조문예절

(1) 조문가는 시간

가까운 친척 친지 가운데서 상을 당했다는 연락이 오면, 가급적 빨리 상가에 가서 상제를 도와 장의준비를 함께 하는 것이 좋다.

상가에 가면 우선 상제들을 위로하고 장의 절차, 예산 관계 등을 상의한다. 할 일을 서로 분담하여 책임 있게 수행해 줘야 한다.

내용도 잘 모르면서 이일 저일에 참견하는 태도는 바람직하지 못하다. 또한 아무리 가까운 사이라도 복장을 바르게 하고 영위에 분향, 재배 한다. 상제에게 정중한 태도로 예절을 잊지 않도록 해야 한다.

즉시 달려가서 도와주어야 하는 경우가 아닌 사람은 상을 당한 직후에는 조문객을 맞을 준비가 안 되어 있기 때문에 상가에서 조문 받을 준비가 될 때 조문하는 것이 예의이다.

스스럼없는 사이라면 염습이나 입관을 마친 뒤에도 괜찮다. 그러나 현대에는 별로 괘념치 않고 돌아가신 직후 조문하여도 무방하다.

(2) 남성 조문객의 옷차림

현대의 장례예절에서는 검정색 양복이 원칙이다. 검정색 양복이 준비되지 못한 경우 감색이나 회색도 실례가 되지 않는다. 와이셔츠는 흰색으로 하고 넥타이, 양말, 구두는 검정색으로 한다.

(3) 여성 조문객의 옷차림

검정색 상의에 검정색 스커트를 입는 것이 가장 무난하다. 주름치마는 폭이 넓어서 앉아도 신경이 쓰이지 않아 편리하다.

검정색 구두에 무늬가 없는 검정색 스타킹이 좋다. 그밖에 장갑이나 핸드백도 검정색으로 통일시킨다. 또한 되도록 색채화장은 피하는 것이 바람직하다.

(4) 조문 시 삼가야 할일

유족을 붙잡고 계속해서 말을 시키는 것은 장의 진행에 불편을 주고 유족에게 정신적 피로감을 주기 때문에 실례가 된다. 고인의 사망 원인, 경위 등을 유족에게 상세하게 묻는 것은 실례가 된다.

반가운 친구나 친지를 만나더라도 큰소리로 이름을 부르지 말아야 한다. 낮은 목소리로 조심스럽게 말하고 조문이 끝난 뒤 밖에서 따로 이야기 하도록 한다.

(5) 조문 절차

① 외투는 밖에서 벗는다. 호상소에서 조객록(고인이 남자인 경우) 또는 조위록(고인이 여자인 경우)에 이름을 기록하고 부의금을 전달 한 후 영정 앞에 분향이나 헌화, 절을 한다.

② 분향의 요령은 홀수인 3개 또는 1개의 향을 들고 불을 붙여 입으로 끄지 말고 손으로 세 번 만에 끈 후 향로에 꼽고 묵례하고 기도하거나 절을 한다.

③ 헌화 시에는 꽃송이를 가슴부위까지 들어 올려 묵례를 하고 꽃송이 쪽이 나를 향하도록 하여 헌화한다. 다시 묵례를 하고 기도나 절을 한다.

④ 절을 할 때는 손은 평상시 공수와 반대로 남성은 오른손이 위로, 여성은 왼손이 위로 오도록(흉사 시 공수) 하고 잠시 묵례하며 명복을 빈 후 큰절을 두 번 올린다. 일어서서 다시 허리를 조금 숙여 인사하며 엄숙하게 예의를 표한다. 종교를 갖고 있는 사람은 종교 의식에 따라 기도 또는 묵념을 한다.

⑤ 고인에게 평상시 절을 하지 않아도 되었던 상대인 경우에는 절을 하지 않는다(예 자녀, 손자, 친구의 자녀 상 등).

⑥ 상제에게 맞절을 하고 위로의 인사말을 한다. 절은 상제가 먼저 시작하고 늦게 일어나야 한다.

(6) 인사말

① 상제의 부모인 경우 : "얼마나 망극(罔極)*하십니까?"

② 상제의 아내인 경우 : "위로드릴 말씀이 없습니다."

③ 상제의 남편인 경우 : "어떻게 말씀드려야 좋을지 모르겠습니다."

④ 상제의 형제인 경우 : "상을 당하셔서 얼마나 비감하십니까?"

⑤ 자녀가 죽었을 때 그 부모에게 : "얼마나 상심하십니까?", "참척(慘慽)**을 보셔서 얼마나 마음이 아프십니까?"

⑥ 가장 많이 쓰는 인사말은 "얼마나 슬프십니까?"이다. 이때 상제는 "오직 슬플 따름입니다."라고 대답한다.

(7) 조위금 전달

① 조위금 봉투에는 초상의 경우 '부의(賻儀)'라 쓰는 것이 가장 일반적이다. 그밖에 '근조(謹弔)', '조의(弔儀)', '향촉대(香燭臺)'라고 쓰기도 한다.

② 부조하는 사람의 이름 뒤에는 아무것도 쓰지 않아도 되지만 곡배(哭拜) '근정(謹呈)', '근상(謹上)'이라고 쓰기도 한다.

(8) 기타 참고사항

집안 풍습이나 신봉하는 종교가 다르더라도 조문을 갔을 경우 해당 상가의 가풍에 따라 주는 것이 좋다. 망인이 연만(年晩)하여 돌아가셨을 때 일반에서는 호상(好喪)이라 하여 웃고 떠드는 일이 있으나 삼가 하는 것이 좋다. 호상이란 있을 수 없다.

학습 7

---

* 망극 : 말은 부모상에만 쓰인다.

** 참척 : 자손이 부모나 조부모에 앞서 죽은 일을 뜻한다.

학습활동.7 교수 · 학습 방법

교수 방법

- 병원 의료서비스와 태도관리에 대한 관련 용어, 구성, 방식 이해 정도를 파악한 후 수업을 진행한다.
- 교수자의 주도로 병원 의료서비스와 태도관리 등의 내용을 PPT 자료로 제시한 후 설명한다.
- 가능하면 사전에 개인별 학습자료를 준비하여 모든 학생이 참여할 수 있는 문제 해결식 수업, 협력수업이 가능하도록 한다.
- 병원 의료서비스와 태도관리 전 과정을 작업의 순서에 따라 단계적으로 실습이 이루어질 수 있도록 지도한다.
- 교재를 통해 수업을 준비하는데 있어서 필요한 모든 정보나 팁, 힌트 등 도움이 될 만한 내용들을 확인할 수 있다.
- 학생들이 만들게 될 각 모델들은 수업시간에 중점적으로 다뤄질 부분과 어휘, 질문, 답을 포함하고 있으며 또한 탐구할만한 추가적인 아이디어들도 포함하고 있다.

학습 방법

- 병원 의료서비스와 태도관리에 대한 관련 용어를 숙지하고, 병원 의료서비스와 태도관리에 대해 이해한다.
- 병원 의료서비스와 태도관리의 각 단계별 중점사항을 체계적으로 학습한다.
- 병원 의료서비스와 태도관리의 수행순서 전 과정을 실습한다.
- 병원 의료서비스와 태도관리의 내용을 이해한다.
- 병원 의료서비스와 태도관리를 이해하고 숙달이 될 때까지 학습한다.

학습활동.7 평가 및 피드백

평가 준거

- 평가자는 피평가자가 수행 준거 및 평가내용에 제시되어 있는 내용을 성공적으로 수행할 수 있는 지를 평가해야 한다.

학습내용	평가항목	성취수준		
		상	중	하
병원 의료서비스와 태도관리	병원 의료서비스와 태도관리를 이해할 수 있다.			

평가 방법

- 작업 포트폴리오

학습내용	평가항목	성취수준		
		상	중	하
병원 의료서비스와 태도관리	병원 의료서비스와 태도관리를 이해할 수 있다.			

- 필기시험

학습내용	평가항목	성취수준		
		상	중	하
병원 의료서비스와 태도관리	병원 의료서비스와 태도관리를 이해할 수 있다.			

- 체크리스트를 통한 관찰

학습내용	평가항목	성취수준		
		상	중	하
병원 의료서비스와 태도관리	병원 의료서비스와 태도관리를 이해할 수 있다.			

- 피드백

1. 작업 포트폴리오
   - 제출한 보고서를 평가한 후 주요 사항에 대하여 표시하여 돌려준다.
2. 필기시험
   - 평가 결과 성적이 저조한 학생은 보고서 제출 기회를 부여한다.
3. 체크리스트를 통한 관찰
   - 실습 과정에서 평가한 후 개선해야 할 사항 등을 정리하여 돌려둔다.

참 | 고 | 문 | 헌

- 건치신문, http://www.gunchinews.com
- 국가법령정보센터, 소비자보호법, https://law.go.kr/LSW/소비자보호법
- 국가법령정보센터, 의료법, https://law.go.kr/LSW/
- 나무위키, https://namu.wiki/w/병원
- 마이크로소프트웨어 다이나믹365, https://dynamics.microsoft.com/
- 문옥륜 · 김주환, 현대의료경제론, 신광출판사, 1997
- 박정홍, 병원 선택 특성과 보안성 및 병원 서비스 품질 특성이 재이용의도에 미치는 영향, 병원경영학회지 제24권 제1호, 2019.3
- 배성숙, 경영혁신의 기법과 성공요인에 관한 연구, KBM Journal, 2019.12.26
- 삼성서울병원, 환자의 권리와 의무, http://www.samsunghospital.com/
- 서비스 품질, https://m.blog.daum.net/moonsabu/7865206, 2009.11.30
- 서울대학교 의과대학 의료관리학교실, 적정진료보장을 위한 의료의 질관리 연구, p.40, 1991
- 손석준, 병원경영관리와 QA. 도서출판 기현, 1998
- 송병기, 병원 코디네이터의 바른 이해, 메디칼업저버, http://www.monews.co.kr, 2002.8.26
- 심규범, 의료기관의 종합적 품질경영(TQM)과 내부고객만족에 대한 구조모형, Journal of Digital Convergence, 2015.10.13
- 양흐정 · 김광수 · 정상윤, 통계적 품질관리 4.0, https://fintecuriosity-11.tistory.com/, 대한표준협회미디어
- 이민화, 디지털 시대의 병원 경영, 인터넷에 의한 구매/조달시스템시연회 이대목동병원, 2000
- 이양희 외 3, 고객감동을 부르는 마케팅 CRM고객경험관리, 예술경영지원센터, 2011.2.25
- 이주연, 병원 의료데이터 민간 개방 확대…혁신 의료기기 육성, 헬스조선, https://health.chosun.com, 2020.1.15
- 이희범, 의사의 태도 · 말 한마디에 환자는 '천당과 지옥' 오가, 의사신문, 2011.6.24
- 임솔, 경증 환자까지 쏠림 3년간 빅5병원 외래 20% 증가, https://www.medigatenews.com, 2020.10.6
- 자비스, 고객감동을 부르는 마케팅, https://needjarvis.tistory.com/90
- 정디연, 전국민 건강보험 시행 30주년, 메디게이트, https://www.medigatenews.com/news/ 2019.7.23
- 조성남, 의사의 자질과 태도가 의료서비스 만족도에 미치는 영향, 한국인구학, 제32권 제3호, 2009
- 조우현 외 3인, 의료서비스 마케팅, 퇴설당, 1999
- 조우현 · 손명세, 병원경연의 혁신, 학연사, 1994
- 조현우, 의료의 질 향상, 의학신문, http://www.bosa.co.kr, 2003.5.23
- 한국보건의료관리연구원, 의료의 질 향상, 한국보건의료관리연구원, 1998, p.49
- 한국의료QA학회, 의료의 질 향상을 위한 10단계, p.45, 1996
- 행정안전부, 공직자가 꼭 알아야 할 직장예절, 2012.10
- 2020 하반기 글로벌 보건산업 동향 심층조사, 한국보건산업진흥원, 2020.12
- CRITEO 블로그, 포스트 코로나 시대의 10가지 소비자 행동 변화 트렌드, www.criteo.com, 2020.6.7
- https://blog.ibk.co.kr/2425 [IBK기업은행 블로그]
- NCS 학습모듈, 병영경영기획(LM0601020103_13V1.1), 교육부
- NCS 학습모듈, 병영환경관리하기(LM0601020209_13V1.1), 교육부
- NCS 학습모듈, 브랜드기획09(LM0201020209_13V1.1), 교육부

학습 목표

1. 성장을 위한 병원경영 노하우를 이해할 수 있다.

8-1 살아있는 조직의 변화관리

1. 조직관리의 개념

조직관리는 [그림 8-1]처럼 조직의 생존과 성장을 궁극적인 목적으로 삼고 조직구조관리와 인력관리의 문제해결을 하는 것이다.

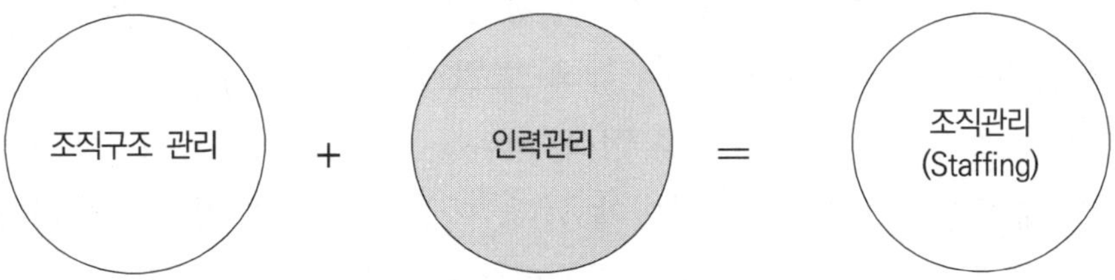

[그림 8-1] 조직관리의 개념

첫째, 조직구조를 관리하는 것이다. 기능, 프로젝트 매트릭스 조직 등의 어떤 조직구조를 어떻게 선택할 것인가, 그 다음에 조직 내 직무를 어떤 운영구조로 가져갈 것인가, 왜냐하면 직무구조에 따라서 사람들 동기부여가 다 바뀔 수가 있다. 커뮤니케이션 및 의사결정구조를 어떻게 선택할 것인가, 이것이 한 축에 있다.

둘째, 인력관리이다. 어떤 사람을 버스에 태울 것인가, 그리고 어떻게 몰입시켜서 성취감을 느끼게 할 것인가, 어떻게 인력을 성장시켜서 자아발견, 자아발전을, 자아실현을 도모할 것인가 이런 것들이 인력관리라고 봤을 때, 이 2가지 영역이 다 융합이 된 것이 바로 조직관리이다.

2. 병원의 조직관리

병원을 운영함에 있어 가장 힘든 것은 조직관리이다. 그렇다면 왜 어려운 조직관리를 해야 하는 것일까? 물론 잘못하면 노무문제가 발생하여 손실을 입을 수 있다. 그러나 병원이 세운 미션과 비전, 목표를 달성하기 위해서는 체계적인 조직관리와 조직문화 정착은 매우 중요하다.

조직관리의 기본 목적은 병원의 미션과 비전 방향에 맞추어 직원들의 업무와 역할(R&R)을 명확히 해줌으로써 조직 안에서 직원들이 가진 개인의 역량을 최대한 발휘할 수 있도록 하기 위함이다. 그로 인해 병원의 생산성과 효율성을 최대로 높이는데 조직관리의 목적이 있다.

즉 1+1=2가 아니라 2 이상 되게 만드는 것이 조직관리의 목적이다. 따라서 병원의 직원이 2명 이상만 되어도 조직관리가 필수적으로 되어야 한다. 그래야 투입되는 요소대비 창출되는 효율성이 높아져 병원이 원하는 목적과 성과를 달성할 수 있다. 아울러 효율적인 업무분장으로 병원의 경영목표를 전 직원에게 명확하게 전달하여 전 조직이 일원화된 방향과 목적을 가지고 움직이게 되면 직원의 역량보다 전체적인 조직이 역량이 더 커짐으로써 잉여역량이 축적되어 다른 병원과의 차별성이 창출되는 것이다. 이 부분이 결국 병원의 경쟁력이 된다.

그렇기에 조직의 미션과 비전을 항상 염두에 두어 조직의 관리자는 병원의 내부 조직관리에 모든 노력을 쏟아 부어야 한다. 아무리 유능한 직원이 오더라도 그 직원의 역량을 실무에 발휘할 수 있도록 능력을 끌어내는 것은 조직 관리 체계와 조직문화에 답이 있다.

1) 성과평가와 합리적인 보상체계 구축

객관적인 성과평가와 피드백 시스템, 합리적인 보상체계 마련이 선행되어야 한다. 아무리 직원의 역량과 잠재력, 경험을 잘 파악하여 업무를 분장한다고 해도 개인의 동기를 고려하여 비전 제시나 업무 피드백이 이뤄지지 않으면 직원은 움직이려 하지 않거나 수동적이 된다. 즉 자신이 가지고 있는 역량을 업무나 조직성장을 위해 제대로 발휘하지 않기에 조직의 경쟁력이 증가될 수 없다.

조직원을 움직이게 만드는 동기에는 급여, 상여금 등의 금전적인 부분도 있지만 조직의 앞으로의 미래 비전, 복지, 교육시스템, 동료와의 협업시스템 등 비 금전적인 부분도 포함된다. 많은 조직에서 조직관리를 실패하는 원인 중 상당수가 직원의 동기를 금전적인 부분으로만 생각하고 실행하기 때문이다. 조직원에게 비전, 자기개발의 기회 그리고 성장을 위한 피드백과 코칭, 성과에 대한 금전적 보상 등 다양한 부분의 보상체계를 고려할 수 있어야 한다.

2) 병원의 목표와 방침에 대한 주기적인 쌍방향 소통

조직관리가 효율적으로 운영되기 위해서는 조직원과의 소통이 필수적이다. 병원의 대표원장과 이사진, 임원 등의 관리자들이 어떤 목표와 방향으로 나아가려고 하는지 끊임없이 직원들과 소통이 이루어져야 한다. 하나의 방향으로 전 직원이 열정적으로 달려가기 위해서는 모든 부서의 전 직원이 빠짐없이 자신이 그 업무를 왜 해야 하는지에 대한 목적과 이유를 이해할 수 있어야 한다. 그러한 설명과 이해 없이 일방적으로 업무분장만 해서 지시하면 직원의 입장에서는 자신의 업무가 병의원 전체 목표와 앞으로의 계획과 병원의 성과와 어떤 관련이 있는지 전혀 모른 체 생각 없이 일을 하게 될 것이다.

예를 들어 체계적인 조직원들과의 면담과 피드백 시스템 등의 소통을 위한 조직관리 시스템이 없다면, 병원의 대표원장이 올해 경영목표로 내세운 고객만족을 각 직원들의 개인적인 입장에서 해석하기에 직원들마다 다른 고객만족 경영을 위한 노력을 하게 될 수 있다.

결국 고객은 직원마다 대응방식이 다르고 동일한 태도가 아니기에 혼란을 가질 수 있고 불만이 쌓일 수 있다. 이는 고객만족을 조직차원에서 일원화, 체계화하지 못하고 직원의 수준에 따른 각각의 개인능력으로만 하게 된 것과 같은 것이다.

3. 조직의 변화관리

1) 조직의 변화관리 개념

조직의 변화관리는 조직의 의도된 비전과 전략을 달성하는 데는 항상 위험과 저항이 동반된다. 조직 구성원은 기존의 늘 해왔던 익숙하고 편한 방식이 아닌 새롭게 배우고 익혀야 하거나, 또 다시 새롭게 적응되어야 하는 문화나 운영방식에 대한 저항을 보이기 쉽다. 하지만 조직이 성장하기 위해서는 끊임없는 변화와 발전이 필수적이다.

이에 조직이 성장을 위한 변화의 과정에서 직원들의 저항과 불만, 심하게는 퇴사 등의 반항적인 태도 등 조직의 성장 과정에는 많은 도전과 갈등에 직면하게 되는 것은 당연하다. 따라서 조직의 변화관리란 조직의 성장을 위한 변화 목표에 대한 저항을 최소화하고 조직성과를 최대한 향상시키기 위한 통합적인 활동이라고 정의할 수 있다.

조직의 변화는 지금의 상태에 대한 불만 개선과 성장 의지, 어디로 가야하는지에 대한 조직의 비전, 그리고 새로운 변화로의 실천적 행동에 대한 리더의 강한 의지가 조직 구성원과 기존 고객들 등 내 · 외부 고객의 저항보다 커야만 성공될 수 있는데, 이러한 요인에 대한 체계적인 준비 없이는 성공적인 변화가 어려울 수 있다.

이에 조직의 변화관리는 마라톤과 같은 철저한 준비와 긴 여정관리로 비유되며, 변화의 유인, 변화의 기반, 변화내용 및 변화의 방법을 고민하고 변화가 추진되면 지휘자는 두려움이나 주저함 없이 변화의 과정에서 저항과 긍정적인 변화의 추이를 지속적으로 체크하고 피드백하며, 단계별 점검과 대응이 체계적으로 이루어지지 않으면 변화의 성공을 보장할 수 없다.

2) 조직변화 관리기술

조직의 변화 관리기술은 경영진 또는 변화 관리자처럼 조직의 변화 관리 프로젝트를 이끌 가능성이 매우 큰 사람에게 필요하다. 하지만 조직의 변화 관리 프로세스에 관여할 수 있는 사람이라면 누구에게나 유용하다. 조직변화를 담당하게 되는 관리자는 다음 기술을 꾸준하게 개발하는 게 도움이 된다.

(1) 커뮤니케이션

효과적인 커뮤니케이션 기술은 변화 프로젝트의 모든 지점에서 중요하다. 전략 단계에서 커뮤니케이션은 변화로 달성하고자 하는 바를 명확하게 설명하는 열쇠이다.

준비 단계에서는 변화의 필요성에 대해 직원에게 설득력 있게 설명하고, 직원들이 자신의 역할을 수행하는 데 필요한 지원을 제공하여 변화에 대한 저항을 극복하는 방법이다. 실행 단계에서는 정기적으로 상황을 확인하여 피드백 내용을 수집하고, 직원들이 계획된 변화를 이행하는지 확인하고 코칭 및 피드백하며, 모든 일이 계획대로 잘 진행되는지 확인 및 보고되도록 한다.

(2) 경 청

바람직한 커뮤니케이션은 양방향 프로세스이다. 조직의 변화관리 계획을 통해 의도한 결과를 얻으려면 직원에게 업데이트된 정보를 제공하면서 직원의 이야기를 경청하는 데 많은 시간을 보내야 한다. 숙련된 변화관리자는 프로젝트의 모든 수준에서 사람들의 현재 상황과 변화 피드백을 적극적으로 요청하고 해당 내용을 변화 단계에 맞게 적용하여 발전하는 법을 지도할 수 있도록 한다.

(3) 조 사

조직의 변경관리에 관한 직접적인 경험이 없다면 탄탄한 조사 기술을 통해 수집한 다른 사람의 지식과 경험으로부터 배울 수 있다. 가장 널리 알려진 변화관리 방법론을 배워 변경 프로젝트에 어떤 아이디어를 적용해야 할지 결정할 수 있다. 유사 프로젝트에 대한 관련 사례 연구를 살펴보고 과거의 실제 결과를 바탕으로 모범 사례를 배울 수도 있다.

학습 8

(4) 전략적인 사고

성공적인 조직의 변화관리 프로젝트는 강력한 의지와 분명한 목적을 기반으로한 분명한 전략으로부터 시작한다. 즉 현재 병원조직에 무엇이 필요한지 전체적으로 파악하는 방법과 이와 같은 전체적인 관점을 성공적인 실행하기 위해 중요한 세부 정보와 결합하는 방법을 아는 것이다. 변화과정에서 발생할 수 있는 문제를 예상하고 해당 문제를 처리하기 위한 계획을 세우는 방법을 배워야 한다.

(5) 리더십

조직의 변화관리는 사람을 효율적으로 관리하는 것을 의미하고, 여기에는 리더십 기술이 포함된다. 리더십 기술에는 변화관리 프로세스의 각 부분을 책임지는 사람과 이들이 각자의 역할을 성공적으로 수행하기 위한 자질을 적절하게 갖추고 있는지 확인하는 방법을 아는 것이 포함된다. 또한 변화를 관리하도록 팀에 동기를 부여하는 방법도 배워야 한다.

(6) 측정 및 분석

마지막으로 조직의 변화관리에는 진행 상황을 측정하고 변화가 원하는 결과를 달성했는지 확인하는 능력이 필요하다. 목표를 바탕으로 프로젝트의 성공을 측정하는 KPI(핵심성과지표)를 파악하는 능력이 필요하다.

8-2 조직의 위기관리 경영과 변화단계

1. 조직의 위기관리 경영

효과적인 위기관리를 위해서는 먼저 구체적으로 어떤 위기에 직면할 가능성이 있는지를 명확히 파악해야 한다. 그 다음 이러한 위기를 예방하기 위해서 필요한 사전적 노력을 기울여야 한다. 그럼에도 불구하고 위기가 발생했을 때는 피해를 최소화하고 재도약의 기회를 잡기 위한 신속한 대응 노력이 필요하다.

지금부터는 이러한 위기관리의 프로세스에 있어서 놓치기 쉬운, 그러나 놓쳐서는 안 되는 중요한 포인트들에 대해서 알아보자.

1) 위기의 유형

병원이 직면할 수 있는 위기는 어디에서 발생하느냐에 따라 외부적 위기와 내부적 위기로 나누어 볼 수 있다. 또 위기의 발생 속도에 따라 돌발적 위기와 점진적 위기로 나누어 볼 수 있다. 이러한 두가지 축을 기준으로 위기를 유형화 하면 다음과 같다.

(1) 외부-돌발적 위기

우리가 흔히 위기로 인식하는 많은 위기들이 이 유형에 속한다. 질병의 유행(코로나 등), 전쟁, 유가폭등, 주가 폭락, 특정 국가의 채무불이행 등은 대표적인 외부-돌발적 위기다. 또한 금융정책, 노동 정책 등의 변화도 경우에 따라서는 병원의 매출과 성장에 외부-돌발적 위기가 될 수 있다.

(2) 외부-점진적 위기

소비 트렌드의 변화, 유통채널의 변화, 산업 간의 경계 붕괴, 노동조건의 변화, 대체품의 개발과 같은 변화는 어느 날 갑자기 일어나는 것은 아니다. 이런 유형의 변화들은 서서히 다가오지만, 많은 병원들은 이러한 변화에 둔감하다가 어느 순간에 위기로 인식하는 경향이 있다. 이러한 점진적 위기는 근본적이고 구조적인 변화에 의한 것이 많기 때문에 사고와 같은 돌발적 위기에 비해서 더 극복하기 어려운 경우가 많다. 따라서 미리 인식하고 대응해야 할 필요성은 돌발적 위기에 비해서 더 크다.

(3) 내부 - 돌발적 위기

제품 불량, 의료사고 등 병원내부의 예기치 못한 사건에 의해서 유발되는 위기가 있다. 대부분의 병원들은 내부 - 돌발적 위기 가능성을 인식하고 이를 줄이기 위해서 품질관리 체제의 개선, 의료사고 방지 활동 등을 전개하도록 해야 한다.

내부 - 돌발적 위기를 완전히 예방하는 것은 불가능하지만, 효과적인 위기관리 체제를 통해 발생 가능성을 크게 줄일 수 있다.

(4) 내부 - 점진적 위기

병원의 핵심 역량이 약화되고, 조직문화적 문제가 불거지며, 소비자들이 이탈하는 것과 같은 상황이 내부 - 점진적 위기다. 외부 - 점진적 위기가 그렇듯이 내부 - 점진적 위기 역시 병원이 인식하지 못하는 사이에 점점 자라나게 된다.

그런데 내부 - 점진적 위기는 병원의 경쟁력에 직결되는 문제를 야기하는 경우가 많다. 즉 병원 입장에서 가장 중요하지만, 동시에 가장 둔감한 위기가 바로 이 유형이다. 따라서 다른 유형의 위기에 비해 위기관리의 필요성이 더 크게 대두된다.

위기 유형 전반을 대상으로 하되, 초점은 내부-점진적 위기에 두도록 하는 것이 좋다.

물론 위기의 유형에 따라 기본적인 대응 방향이 다르지는 않다. 잠재적 위기를 명확히 파악하고 먼저 행동해야 한다는 기본적인 원칙은 어느 유형의 위기에나 똑같이 적용된다. 하지만 보다 강조해야 할 점은 위기의 유형에 따라 차이가 있게 마련이다.

그렇다면 위기에 효과적으로 대응하기 위해서는 어떻게 해야 하는가에 대해 알아보자.

2) 잠재적 위기 인식

위기관리의 출발은 바로 위기를 명확히 인식하는 것이다. 위기에 효과적으로 대응하기 위해서는 먼저 우리의 병원이 어떤 유형의, 어떤 위기에 직면할 가능성이 있는지를 인식하는 것이 중요하다. 당면한 위기뿐만 아니라, 먼 장래에 발생할 지도 모르는 위기에는 어떤 것들이 있는지에 대한 면밀한 검토가 필요하다.

이를 위해서는 위기의 유형에 따라, 위기가 발생 가능한 분야별로, 발생할 가능성이 있는 기간별로, 잠재적 위기의 목록을 만들어 놓는 것도 좋은 방법이다. 이렇게 작성된 목록에 올라간 잠재 위기들의 원인과 파급효과 등에 대해서는 심층적으로 접근해야 한다. 단순한 증상(Symptom)과 그 증상이 발생하게 된 근원적인 원인을 명확히 구분할 수 있는 통찰력이 필요하다.

잠재적 위기를 파악하기 위해서 외부의 전문 컨설턴트나 전문기관의 조직진단과 피드백을 받아보는 것도 도움이 될 수 있다.

미래의 잠재적 위기 상황을 인식하는 데에는 시나리오 분석이 효과적으로 이용될 수 있다.

(1) 시나리오 분석 활용

병원의 경영자 또는 경영관리자는 대부분 시나리오 분석에 대해서 잘 알고 있다고 생각한다. 일반적으로 생각하는 시나리오 분석은 '몇 개의 상황 시나리오를 놓고 어떻게 할 것인가를 결정하는 것'이다. 그러나 상황 시나리오를 어떻게 도출할 것인가 하는 방법에 대해서는 거의 관심을 갖지 않는다.

상황 시나리오를 도출하는 방법은 시나리오 분석의 핵심이다. 병원의 상황에 영향을 미치는 환경 요인 중 불확실성이 높은 요인을 중심으로, 체계적인 방법으로 상황 시나리오를 도출함으로써, 쉽게 발견하기 어려운 잠재적 위험을 확인할 수 있다.

(2) 확산적 사고

체계적인 방법을 통해 시나리오 분석을 한다고 하더라도 창의성과 유연성이 부족하다면 잠재적 위험 요인을 샅샅이 찾아내기는 어렵다. 생각의 폭이 현상의 언저리에서 맴돈다면 시나리오 분석은 형식적인 도구 이상의 의미를 갖지 못하게 된다.

확산적 사고를 통해 시나리오 분석의 내용을 충실하게 할 수 있다. 확산적 사고는 나무보다 숲을 보는 거시적인 사고방식이며, 기존의 틀인 고정관념이나 선입견, 경험의 늪에서 벗어나 다양한 가능성을 인정하는 사고방식이다.

즉 확산적 사고는 단순한 기법이 아니라 사고의 습관이라고 볼 수 있다. 확산적 사고가 효과적으로 이루어지기 위해서는 자유롭고 유연한 조직의 문화가 형성되어 있어야 한다.

시나리오 분석을 통해서 위기를 확인했다고 가정하면 어떤 행동이 뒤따라와야 하는가?

예상된 미래의 위기가 발생하지 않도록 현재 상황을 재점검이고 전 직원이 위기관리 대처 능력이 키워질 수 있도록 주기적인 교육을 통해 위기가 발생했을 때 유연하게 위기 상황을 극복하기 위한 상황 매뉴얼 또는 시나리오 실습 등의 준비를 해야 한다.

위기관리의 포인트는 위기가 발생하기 전에 필요한 선행(先行) 활동과 위기가 발생하고 난 다음에 필요한 대응활동으로 나누어 볼 수 있으며, 이를 미리 매뉴얼화 해두는 것이 좋다.

3) 선행적 위기관리

위기가 발생하기 전에 필요한 선행적 위기관리는 위기에 대응하기 위한 계획을 미리 수립하는 것과 위기를 예방하는 활동으로 나누어 생각해 볼 수 있다.

(1) 컨틴전시 플랜 수립

시나리오 분석에 의해 잠재적 위기가 확인되면, 각 위기별로 그에 대한 대응 계획, 즉 컨틴전시 플랜을 수립해야 한다.

컨틴전시 플랜을 수립할 때는 먼저, 병원이 현재 상황에서 어느 수준까지의 전략을 구사할 수 있는지를 파악해야 한다. 이러한 전략적 자유도는 곧 병원의 자원 제약에 의해 결정된다.

아무리 뛰어난 계획이라고 하더라도 이를 실행할 수 있는 인적, 물적 자원이 없다면 사실상 의미 없는 계획이 되고 만다.

또 컨틴전시 플랜을 가동하는 트리거(Trigger) 포인트를 명확히 해야 한다.

컨틴전시 플랜을 준비했다고 하더라도, 실행 시점을 놓친다면 컨틴전시 플랜은 한 번 실행해 보지도 못하고 상황이 종료될 수도 있다.

컨틴전시 플랜의 실행 포인트를 놓치지 않기 위해서는 정량적인 지표들을 개발하여 설정하는 것이 바람직하다.

한편 컨틴전시 플랜을 수립할 때는 장기적 관점도 고려할 필요가 있다. 단기적 관점에서만 위기에 대응하게 되면, 병원의 장기적인 비전이나 전략 계획과의 적합성이 문제가 될 수도 있다. 병원의 전략적 방향성 유지와 위기 대응이라는 두 가지 요구 사항을 모두 충족시키기 위해서, 컨틴전시 플랜을 수립할 때 단기적 계획과 장기적 계획을 분리하여 작성하는 방법도 생각해 볼 수 있다.

위기를 예방하기 위한 기본적인 방법에 대해 생각해보자.

사실 우리 몸에 생길지도 모르는 질병을 완전히 예방하는 것은 불가능한 것처럼, 위기라는 것을 완전히 예방할 수는 없다. 그러나 기초 체력이 좋아질 때 질병이 걸릴 확률이 낮아지는 것만은 분명하다.

병원의 위기도 마찬가지다. 병원의 체력이 좋아질 때 위기에 닥칠 가능성은 낮아진다. 이는 특히 외부적 위기보다는 내부적 위기 예방에 효과적이다.

(2) 선행적 위기예방

선행적 위기예방을 위한 병원의 체력 강화방안은 3가지 차원에서 생각해 볼 수 있다.

① 책임 경영 의식 정착 : 대외적 손실을 입히는 위기인 경우에는 병원이 책임을 지고, 대내적 위기인 경우에는 경영자와 관리자가 스스로 책임을 지겠다는 의식이 공유되어 있어야 한다.

책임 의식이 정착되어 있어야 미래의 잠재적 위기를 보다 잘 인식하고, 이에 대한 사전적 예방 활동에도 충실하게 된다.

② 고객과의 신뢰 관계 강화 : 위기 상황이 닥치더라도 고객과의 관계가 끊어지지 않는다면 회생할 수 있다. 그러기 위해서는 평상시에 고객의 신뢰를 확보하는 것이 중요하다. 병원홍보에서부터 고객 응대, 진료, 퇴원 후 고객 관리 등에 이르는 고객과의 접점 전 과정을 철저하게 고객의 관점에서 재설계함으로써 고객의 신뢰를 높일 수 있다.

③ 조직 구성원에 대한 존중 : 위기 상황을 극복하기 위해서는 병원조직 내부의 팀워크가 매우 중요하며, 이를 위해서는 평상시에 직원간의 존중과 배려, 긍정적인 조직의 문화가 정착되어야 한다.

위기 상황에서는 조직의 역량을 결집하기 위해 현실성을 갖는 구체적인 비전과 목표의 공유 역시 매우 중요하다.

4) 대응적 위기관리

아무리 예방 활동을 철저히 하더라도, 조직에서 위기는 늘 발생하기 마련이다. 위기가 발생했을 때 그 피해를 최소화하고 재도약하기 위한 포인트에 대해 생각해 보자.

(1) 신속하고 유연한 위기 극복 활동

위기 극복 계획이 세워졌더라도 실행이 지연되면, 조직 내에 불안감이 팽배하고, 생산성이 저하되므로, 위기 극복 활동은 신속하게 전개되어야 한다.

또 위기 극복을 위해서는 과거의 성공체험이나 행동 양식에서 벗어나, 모든 것이 가능하다는 열린 마음으로 생각하고 행동해야 한다.

(2) 비전과 목표의 재정립

위기 상황에서는 조직 구성원들이 구심점을 잃고 혼돈에 빠질 수 있다. 그렇게 되면 위기 극복은커녕, 점점 더 어려운 상황에 처하게 된다. 조직의 역량을 한 방향으로 결집하기 위해서는 구체적인 비전과 목표가 필요하다.

새로운 비전과 목표가 정립되었더라도 이것이 일부 경영층의 생각일 뿐, 종업원들에게 공유되지 않는다면 아무런 의미가 없다. 병원의 현재 상황과 앞으로의 계획 등을 정확히 설명하고, 모든 임직원이 비전과 목표를 주기적으로 공유하고 기억하도록 해야 한다.

(3) CEO의 솔선 수범

위기 극복은 전 조직 구성원이 이루어내는 것이지만, 직원들의 힘과 노력을 결집해서 위기 극복 활동을 리드하는 역할은 조직의 CEO가 할 수밖에 없다. CEO가 솔선수범하여 위기를 극복하는데 스스로 모든 노력을 쏟아 붓는 모습을 보일 때 비로소 조직은 움직이게 된다.

위기는 사람의 실수뿐만 아니라 다양한 원인에 의해 발생하므로, 위기를 완전히 예방할 수는 없다. 그러나 적절한 위기관리를 통해 위기의 발생 빈도를 줄이거나, 위기의 강도를 최소화할 수는 있다. 변화의 속도와 강도가 더해지고 있는 상황에서 위기관리를 위한 노력은 병원의 장기적인 생존과 성장을 위해서 반드시 필요하다.

2. 조직의 변화단계

1) 조직의 변화관리 1단계 : 변화관리의 필요성 인식

변화관리 필요성 인식단계에서 변화이슈를 고려할 때 고객관점, 구성원관점, 병원관점에서 봐야 한다. 우리가 현재 변화하고자 하는 이슈에 대해서 얼마나 잘 대응하고 있는가를 파악하기 위해서는 고객, 조직 구성원, 병원 입장에서 봐야 한다.

2) 조직의 변화관리 2단계 : 변화결과 공유

변화결과 공유단계(Ideal Vision)는 도전적인 내용이어야 하고 이해하기 쉬워야하고 실행이 가능해야 한다.

변화결과 공유단계에서 발생하는 오류는 명확한 Vision Statement가 없거나 연속성이 없는 경우, 고객과 연계되어 있지 않는 경우이다.

실행 가능한 변화결과가 되기 위한 3단계는 다음과 같다.

① 1단계 : 비전 수립

② 2단계 : Mind Set(내재화)

③ 3단계 : Actions, Behavior

변화의 성공시점에서 바람직한 행동변화 양상은 Teamwork 향상, 애사심 고취, 솔선수범 등이 나타난다.

3) 조직의 변화관리 3단계 : 변화 리더십 확보

변화 리더십 확보는 경영진이 변화에 대한 '강력한 의지와 전폭적인 지지'를 통해서 관리자와 직원들에게 변화 리더십을 발휘하는 단계이다.

특히 변화를 주도하는 리더는 다른 부서의 관리자들과 구성원의 주의(관심)를 이끌어 내기 위해서 핵심의제에 시간과 열정을 집중해야 한다.

변화리더십 확보의 목적은 변화의 세부단계별 관리요소를 확인하고, 이를 가속화할 수 있는 변화리더십을 발휘한다.

변화주도자(옹호자)의 역할 수행 3가지는 변화 후원자(Change Sponsor), 변화 대상자(Change Target) 및 변화 촉진자(Change Agent)이다.

4) 조직의 변화관리 4단계 : 저항극복과 참여 유도

저항극복 및 참여유도는 변화활동에 관여되어 있고, 변화활동을 가시적으로 지원하고 있는 모든 사람들을 끌어 들여 하나의 집단으로 형성하고 '네트워크 체계를 구축'하는 단계이다.

저항극복 및 참여유도의 목적은 변화의 저항·장애를 극복하여 변화에 필요한 모든 이해 관계자들의 참여수준을 요구수준까지 변화하도록 하기 위함이다.

저항극복 및 참여유도의 주요활동은 변화의 이해관계자 분석, 저항의 파악 및 저항의 극복 방안 실행, 피드백을 통한 추가적 실행이다.

5) 조직의 변화관리 5단계 : 변화지속성 유지

변화 지속성 유지단계는 변화활동의 각 실행 단계 별 노력의 결과가 지속적으로 확인되고 공유하게 함으로써 변화에 대한 책임을 견지하는 단계이다.

시스템과 구조의 변화는 커뮤니케이션, 평가, 자원배분, 교육 등 시스템과 구조를 변경한다.

범하기 쉬운 오류는 변화 프로세스를 제도화, 표준화하지 않고 단순 과제로만 여기서 실행 후 체계화하지 않거나, 하나의 변화 프로세스만 실행해 보고 반응이 만족스럽지 않으면 바로 프로젝트르 Stop해 버리거나, 변화 진척 상황을 모니터링하거나 중간 점검과 피드백 작업을 할 변화 관리자가 따로 없어 실행되던 새로운 프로세스가 중간에 사라져 버리거나 변색되어 버리는 것, 마지막으로 변화된 새로운 프로세스의 평가 지표가 없어 결과가 아닌 활동 그 자체에 초점을 맞추는 등의 오류를 범한다.

변화 지속성 유지단계에서 변화체제의 안정적인 구축을 위해 Scope(국면)을 전 사차원의 과제로 설정 시 각 과정별 담당 책임자는 따로 있겠지만, 최종적인 책임자는 CEO가 된다. 이에 병원장 또는 대표 경영자는 늘 변화관리에 관심을 가지고 관여해야 한다.

변화 지속성 유지단계에서 혁신의 지속을 위한 6가지 요소로는 초기 성공, 경험기반 학습, 통합, 자원, 열정, 참여의식이 있다. 초기의 성공체험은 병원의 조직 구성원의 참여의식을 높이기 때문에 가장 중요한 요소이다.

변화관리 촉진을 위한 합의 도출방안은 변화의 합의를 위한 팀원 각자가 개인적으로 선택한 것이 아니라도 병원과 팀의 결정사항을 적극적으로 지지하기로 마음을 먹는 것이다.

변화관리 촉진을 위한 운영규칙 팀 역할은 의사결정, 갈등관리, 현재의 팀 외의 다른 부서와의 사람들과 일하는 방식에 대한 고민이 필요하다.

수행 내용

재료 · 자료

• 병원경영 및 의료서비스 관련 자료

기기(장비 · 공구)

• 컴퓨터, 문서작성 프로그램, 프린터, 주변기기

안전 · 유의사항

• 병원경영 및 의료서비스 관련 장비의 안전 및 유의사항을 숙지한다.

수행 순서

01 병원의 조직관리를 위해 점검할 사항에 대하여 분석하라.

조직관리를 위해 다음 사항을 점검할 필요가 있다.

1. 직원에게 병원의 조직목표를 명확하게 공유시켜야 한다

직원에게 병원목표를 공유시켜야 직원은 자신의 역할을 명확히 할 수 있고 업무의 확장성, 즉 협력, 협조의 행동을 할 수 있다.

대부분 병원은 직원역할에 명확성, 구체성을 주고 있지만 조직의 목표까지는 이해시키지 못하여 직원 자신의 성실한 역할 수행이 조직목표 달성에 어떠한 도움을 주는지 모르는 경우가 많다. 당연히 조직목표를 공유하기 위해서는 대표원장(경영진)이 조직목표를 명확히 하는 것이 전제되어야 한다.

2. 병원장부터 조직도를 준수해야 한다

인원이 적은 병원일수록 적극적이고 책임감이 강하다고 생각되는 직원에게 업무가 몰리는 경향이 있다. 이는 병원장이 편함, 믿음, 선호도로 인해 특정 직원에게 무게를 두기 때문이다. 이 경우 업무가 빠르게 돌아갈지 모르지만 점차 업무분장이 모호하게 되어 원장 또는 원장에게 직접 지시를 받는 직원 중심으로 업무가 진행되어 결국 한 사람의 역량으로 병원 업무가 돌아가게 된다. 이로 인해 1+1=2 이상이 될 수 없다. 직원은 협조, 참여 대신에 갈등을 갖게 될 것이다.

3. 소통을 제대로 실행해야 한다

최근에는 개인성향이 커졌다고 하지만 여전히 우리는 유교문화권에서 성장했기에 선배, 고참, 윗 직급의 말에 순종하는 경향이 크다. 소통은 순종이 아니라 자신의 의견을 상대에게 말하여 공동의 목표와 문제해결점을 갖는 것에 있다. 하지만 우리 주변의 소통은 경험이 적다는 이유로, 직급이 낮다는 이유로 타인의 의견을 들으려 하지 않는다. 조직은 직원의 힘을 더해야 함에도 결국 소통에서 소외된 직원의 역량은 더하기가 아니라 빼기가 된다.

4. 권한 위임이 필요하다

역할분장을 명확히 해도 권한위임이 없다면 개인의 선에서 판단하고 실행할 수 있는 사소한 일을 행할 때에도 병원장, 경영진, 팀장 또는 실장 등의 선배에게 물어보게 된다. 자주 소통한다고 긍정적으로 생각할 수도 있지만, 이는 진정한 소통은 아니고 단지 자신이 할 수 있는 역할을 병원장, 윗 상사 또는 선배에게 넘겨버린 것이다. 조직관리는 담당직원이 자기의 역량을 최대한 발휘할 수 있도록 권한을 주면서 그 권한으로 리더십을 발휘하여 다른 직원의 역량을 이끌어내고 참여시키게 해줘야 한다.

02 위기를 기회로 바꾸는 힘인 조직의 변화관리 핵심 실행에 대하여 분석하라.

성공적인 변화관리의 핵심 실행포인트는 5가지로 요약된다.

첫째, 과거 관행과의 단호한 결별이다.

커트 레빈의 소위 '세력-장(Force-field) 모델'의 첫단계 Unfreeze는 바로 굳어져 있는 기존의 사고와 행동 방식을 깨는 것을 의미한다. 새 리더십이 강한 추동력이 될 수 있다.

리더의 변화가 조직 변화의 출발이다. 변화를 추진하는 세력과 현 상태를 유지하려는 세력이 균형을 이루고 있는 상태에서 새로운 변화를 얘기하면 기존 상태를 지키고 싶어하는 저항력도 동시에 강화되어 효과가 반감된다. 따라서 직원들의 저항력을 감소시키거나 제거하는 작업이 선행되어야 하는데 가장 확실한 조치 중 하나가 리더십 교체다. 조직 변화 관리의 대가 존 코터는 "변화는 한 조직이 좋은 지도자를 새로 맞이하고, 그가 변화에 대한 필요성을 절감할 때 비로소 시작된다."고 말한다. 새로운 리더십 없이 진정한 변화는 시작되기 어렵다는 점을 짚어주는 것이다.

둘째, "위기의식"의 전략적 활용이다.

여덟 단계의 변화 관리 프로세스를 정립한 하버드대 석좌 교수 존 코터가 변화관리의 처음이자 가장 어려운 단계로 든 것도 위기의식을 고조시키는 것이다.

	단계	내용
1	위기 의식 고조	- 상황이 긴급하다는 사실을 절실히 느끼게 함으로써 실천적 행동 유도
2	변화선도팀 구성	- 능력과 기업에 대한 애착을 가진 사람들로 지도자 그룹 형성
3	올바른 비전 정립	- 나갈 방향에 대한 큰 그림(비전)과 이를 이루기 위한 전략 수립
4	소통과 비전 전달	- 조직 구석구석에 반복적으로 솔선수범을 통해 비전 전파
5	권한 부여	- 직원들이 넓은 범위에서 의사결정권을 가지도록 과감한 임파워먼트
6	단기성과 확보	- 단기적으로 눈에 보이는 성공체험으로 사기 진작과 도전적 열정 자극
7	변화의 속도 유지	- 성공에 대한 자만과 안주를 경계하고, 후속 변화과제 도전
8	변화를 기업문화로 정착	- 위의 일곱 단계가 확고한 조직문화로 정착되도록 함

[그림 8-2] 존 코터의 변화관리 8단계 프로세스

셋째, 눈에 보이지 않는 변화에 주목해야 한다는 점이다.

변화는 구성원들의 일하는 방식, 추구하는 가치와 같은 눈에 보이지 않는 것들이 더 중요하다.

조직변화의 실체를 'Endings - Neutral zone - New beginnings'의 3단계로 구분하였다. 특히 첫단계인 Endings에 대해 Saying Goodbye 단계라는 별칭을 붙였는데, 내면의 본질적 변환을 위해서는 기존 방식을 수정하고 보완해가는 수준이 아니라 전혀 다른 방식으로 '갈아타야' 한다는 의미다. 이를 '1루에 발을 붙이고 2루를 훔칠 수 없다'는 야구 격언에 비유하기도 한다. 기존의 사업 성과에 안주하지 말고 기존 방식과 성과들을 그대로 놔둔 채(Let it go), 또 하나의 새로운 출발을 하라는 것이다.

넷째, 저항과의 싸움이다.

변화는 필연적으로 저항을 불러일으킨다. 저항 없는 변화는 본질적인 변화가 아니며 저항은 매우 자연스러운 것이기도 하다. 저항을 굴복시키거나 설득하기 위해서는 변화를 계획하기 훨씬 이전부터 실행 이후 '꽤 오랫동안' 지속적으로 소통이 이루어져야 한다.

저항을 굴복시키거나 설득하는 핵심수단은 소통이다. 소통은 변화를 계획하기 훨씬 이전부터 실행 이후 '꽤 오랫동안' 지속적으로 이루어져야 한다.

IBM의 변화관리도 새로운 핵심가치가 선포된 이전보다 더 오랫동안 CEO가 기울인 소통 노력이 핵심이었다. 지속적인 소통이 중요하기는 하지만 변화에 동참할 가능성이 없는 소수에 너무 오래 끌려 다니는 것은 경계해야 한다. 설득이 불가능하다고 판단되면 즉시 포기하는 과감함도 필요하다.

다섯째, 과감한 행동과 함께 진화론적 적응이 중요하다.

기업에게 필요한 변화는 기술혁신이나 외부 경영환경의 급작스런 변동으로 촉발된 경영진 주도의 탑다운 변화와 눈에 띄지 않게 분산된 작은 움직임들이 오랜 시간 조직 전체에서 광범위하게 지속적으로 일어나는 바텀업 변화이다.

과감한 행동이란 기술 혁신이나 외부 경영환경의 급작스런 변동으로 촉발된 경영진 주도의 탑다운 변화를 의미한다. 이런 변화는 대개 빠르게 진행되면서 동시에 큰 저항과 고통을 동반하는 경우가 많다. 반면 진화론적 적응은 눈에 띄지 않게 분산된 작은 움직임들이 오랜 시간 조직 전체에서 광범위하게 지속적으로 일어나는 바텀업 변화를 의미한다.

기업에게 필요한 변화는 이 두가지 방식 모두이다.

변화관리 이론이나 모델들은 각각 강조하는 점이 조금씩 다르지만, 큰 틀에서 보면 기존 관행과 결별, 소통을 통한 구성원의 본질적 변화, 새로운 모습의 조직 정착이라는 세 단계는 공통적이다.

변화 관리의 속성을 이해하고 각 실행 포인트를 잘 이행하는 것이 변화로 인해 야기되는 위기를 기회로 만드는 길이다.

03 병원의 위기관리 시스템에 대하여 분석하라.

2019년부터 코로나라는 전염병이 전 세계뿐만 아니라 한국 전 영역을 뒤흔들고 있다. 많은 감염자와 사망자로 하여금 의료계는 물론이고 내수 경제까지 휘청이게 만들고 있다.

이번에는 의료쇼핑과 간병문화, 포화상태를 넘어선 응급실 수용능력과 같은 고질적인 의료시스템 문제가 도마 위에 올랐다.

거의 3년간의 긴 싸움 끝에 많은 후유증과 상처를 남기고 코로나는 계속되고 있다. 대형사고한 건이 일어나기에 앞서 29건의 경미한 사고가 발생하고 그 전에 같은 원인으로 300건의 사소한 증상들이 포착된다는 하인리히 법칙은 위기관리 프로세스의 전반에 걸쳐 적용된다.

우리는 코로나 위기를 겪고 있는 와중에 무엇을 바꾸었는가?

이 문제의식이 병원 위기관리 시스템을 돌아보게 된 출발점이다. 위기관리 활동은 크게 두 영역으로 나뉜다. 우선은 위기가 발생하지 않도록 방지하는 것, 그리고 위기가 발생했을 때 적절하게 대응하는 것이다.

전자가 방패의 역할에 집중하는 반면, 후자는 방패와 창의 역할을 동시에 수행한다.

미국 병원의 경우도 의료사고뿐만 아니라 지진, 테러, 소요 등 다양한 위기에 대처하기 위한 시스템 구축이 절실했고, 이를 매뉴얼화한 것이 HICS(Hospital Incident Command System)이다.

연방정부 차원에서 마련된 강력한 위기대응 매뉴얼의 병원 버전이라고 보면 된다.

HICS는 병원을 위해 의료 전문가들이 마련한 미국의 대표적인 위기 대응 가이드북이다. 미국 국가사고관리체계(NIMS)2)기반으로 다양한 의료 위기 대응 전문가들이 공동 제작한 이 매뉴얼은 2014년 5차 개정판이 출간되었다.

16개의 사고 유형별로 사전에 어떻게 준비할 것인가(IPG : Incident Planning Guide)와 위기에 어떻게 대응할 것인가(IRG : Incident Response Guide)에 대한 가이드를 제시하고 있다.

담고 있는 주요 내용은 사고 유형별 준비 및 대응 전략, 사고관리조직(HIMT : Hospital Incident Management System)의 인원배치 및 역할 구분, 사고 단계별 기획·계획서 제작 가이드 및 문서양식 등이 있다. 이 매뉴얼은 적용범위의 범용성과 포괄성, 유연성을 모두 갖춘 것으로 평가된다. 즉 모든 병원의 모든 사고에 활용 가능한 보편적인 도구이고(범용성), 사고의 전체 주기에 걸친 가이드를 제공하며(포괄성), 도입 병원의 상황과 사고 유형에 따라 유연한 대응(유연성)을 가능하게 한다. 이 매뉴얼은 미국에서 존스홉킨스, 메이요 클리닉을 비롯한 주요 병원들이 활용하고 있으며 대만, 일본, 터키, 콜롬비아 등 미국 외의 국가의 병원에서도 활용되고 있다. 우리나라의 병원이 어떻게 위기관리를 해야 하는지 살펴보고자 한다.

HICS의 사례에서 보듯이 병원이 대응해야 하는 위기는 감염에서 천재지변에 이르기까지 다양한 유형이 존재한다. 그렇기에 다양한 형태와 수준의 위기에 대응하기 위해 각

유형별로 최적화된 위기관리 시스템을 구축해야 한다. 위기관리에는 병원전체 차원에서 위기대응에 필요한 기획, 예방, 훈련(Training and Drill), 인지(Monitoring) 등의 사전활동 단계에서 실제 발생한 위기에 대응하고 복구하는 단계까지 진행되는 전주기적인 활동이 포함된다.

1. 위기관리 프레임

위기관리 프레임은 유형을 정의하는 데에서 매뉴얼 작업에 이르는 일련의 모든 위기관리 활동들에 앞서 설계되어야 한다. 병원이 각자의 몸에 맞는 위기관리 체계를 구축하기 위해서는 개별적인 제약조건과 특성을 반영해야 하기 때문이다. 위기관리 프레임은 예방에서 복구에 이르는 구조와 방향을 제시하는 블루 프린트라 할 수 있다. 이 틀이 적절하게 설계되면 컴퍼넌트에 해당하는 구체적인 활동들이 변경되더라도 시스템적으로 안정된 운영이 가능하다.

플랫폼에 포함되어야 하는 요소는 다음과 같다.

① 여러 종류의 위기유형과 발생 위기의 레벨
② 위기의 예방 및 대응하기 위한 조직
③ 위기발생 단계별 활동
④ 현장에서 사용할 수 있는 위기대응 매뉴얼

학습 8

2. 위기 유형화와 레벨 정의

위기를 관리하기 위해서는 이를 구체적인 카테고리로 유형화하는 데에서 출발해야 한다. 병원의 위기유형 카테고리는 크게 외부에서 발생한 재난, 내부에서 발생한 유틸리티 안전사고, 그리고 의료와 직접적으로 관련된 것으로 구분할 수 있다. 내부에서 발생하는 사고는 그 자체를 막기 위한 노력이 중시되는 반면, 외부에서 발생하는 재난은 신속한 대응이 중시된다. 이처럼 위기는 유형별 특성에 따라 중시되는 영역이 상이하고 주관하는 조직과 활동도 달리 정해진다. HICS는 위기를 병원 내와 병원 외로 구분하고, 그것을 각각 9개와 7개 세부 유형으로 시나리오를 구분하여 관리하고 있다. 병원 내부에서 발생하는 위기는 환자와 의료진을 매개로 발생하는 각종 감염병을 비롯해서 의료사고, 화재발생, 정보시스템 중단, 정전, 식중독 등이 해당된다. 이 외에도 원내 폭발사고, 특정 사건으로 인한 원내 소개(疏開) 또는 피난, 원내 화학물질 유출, 인력 부족, 대량 사상자 발생, 인질 또는 바리케이드 사고, 환자 실종, 동력시설 고장, 토네이도 또는 악천후로 인한 시설 피해와 같은 상황까지 고려하고 있으며, 이들 위기 유형별로 담당 조직을 통해 사전 방지와 대응 활동이 이루어지게 된다. 병원 밖 위기는 테러로 인해 대량 사상자가 발생했거나 자연재해로 인해 피해자가 발생한 경우가 대표적이다. 이 외에도 방사능 누출, 감염병 발생, 화학물질 유출, 지진, 악천후, 원외 폭발사고, 정보시스템 장애와 같은 재난에 대해서도 사회 안전망 역할을 담당하기 위해 적절한 대응이 요구된다. 그렇기에 병원은 정부의 재난대응기관, 소방서, 경찰서 등 관련기관과 네트워킹을 통해 안전생태계를 구축할 필요가 있다.

HICS는 미국의 특성을 반영하여 토네이도와 같은 자연재해, 테러 등으로 인한 대량 사상자 발생 등의 유형을 포함하고 있다. 물론 우리나라에도 이와 같은 사건이 발생할 수 있으나 미국에서의 중요성과는 다르다. 그렇기에 한국적 상황에 맞도록 위기를 유형화 하는 것이 필요한데, 여기에서는 외부재난, 의료위기, 유틸리티 안전사고로 분류하여 보았다.

외부재난은 자연재해, 테러 · 사고, 물류 사고와 같이 외부에서 발생한 위기가 병원까지 영향을 미칠 수 있는 유형을 가리키는데, 정부를 비롯한 외부 전문기관과의 긴밀한 협력을 통해 즉각적으로 대응해야 하는 특성이 있다. 의료위기는 병원의 특수성(진료 및 치료) 때문에 발생할 수 있는 유형인데, 내부감염, 외부 대량 사상자, 의료안전사고와 같이 전문 의료진의 대처가 특히 중요하다는 특성이 있다.

원내 유틸리티와 안전사고는 의료활동 외 물품, 식품 및 시설에 대한 사용 부주의로 인해 발생할 수 있는 유형으로서, 원내 주무부서와 외부 전문 수습업체간의 신속한 공조체계 구축이 관건이다. 유출사고, 위생사고, 전산통신, 화재사고, 유틸리티 고장 등이 유틸리티와 안전사고 유형에 포함될 수 있다. 여기에서 정리한 위기 유형에 대응되지 않는 새로운 위기가 발생한 경우 보유하고 있는 매뉴얼 중 가장 유사한 유형을 활용할 수 있다. 아울러 새로 경험한 위기가 향후에도 발생할 가능성이 있다면 이를 별도의 위기 유형으로 정의하고 관련 매뉴얼을 마련하는 것도 고려할 수 있다.

HICS에서 제시하는 위기 유형과 한국의 특성을 반영하여 예시한 위기 유형을 비교하면 [그림 8-3]와 같다. 동일 유형 내에서도 위험도 등을 고려한 위기 레벨에 따라 예방 및 대응 수준을 차등 관리할 필요가 있다.

위기관리는 속성상 자원 활용의 비효율성 논란을 불러일으킬 위험이 높다. 따라서 위기단계에 따라 투입되는 자원(시간, 인력, 장비 등)의 양을 달리하여 적정 수준을 유지할 수 있어야 한다. 위기의 레벨은 예방단계인가, 발생단계 인가에 따라 평가 요소가 상이하다

위기를 예방하는 단계에서는 준비도, 즉 발생 가능성(빈도, 긴급성)과 영향도(생명위협, 재무손실, 평판 훼손)를 평가한다. 다음 함수에 의해 계산된 평가점수에 따라 위기관리 레벨이 결정된다.

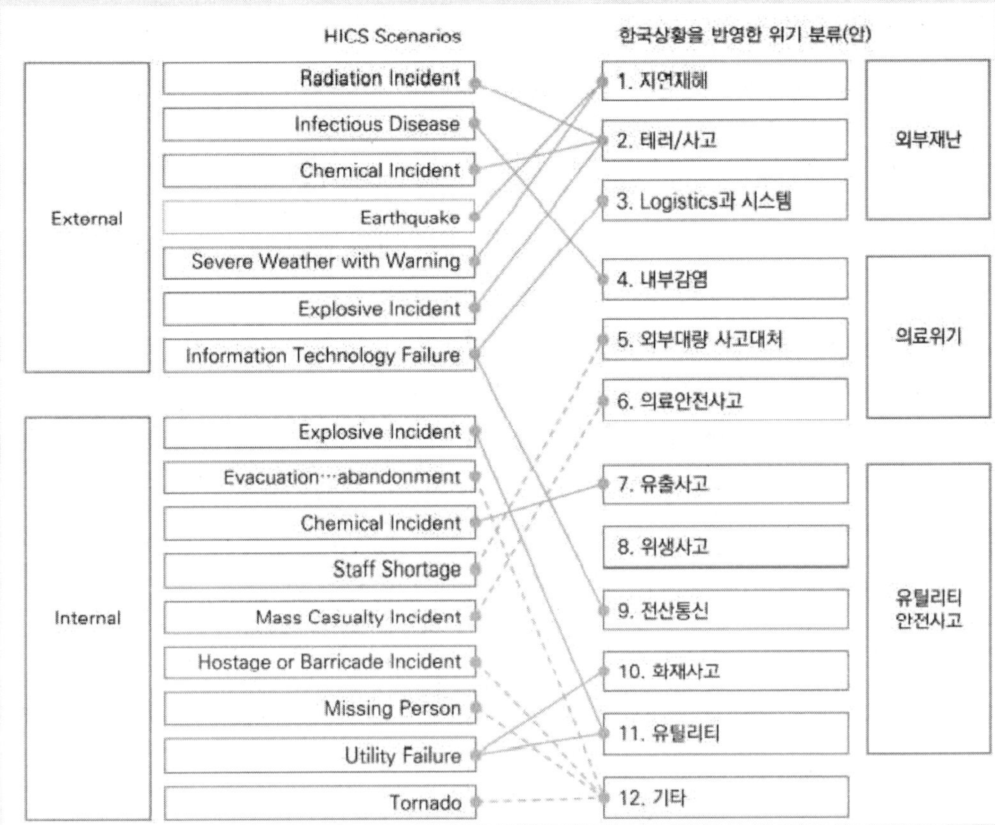

[그림 8-3] 위기 유형별 비교와 연계

① 위험도 값 = f(발생가능성, 영향도)

② 발생가능성 = f(빈도, 긴급성)

③ 영향도 = f(생명위협, 재무손실, 평판 훼손)

위기가 발생한 단계에는 위기 수준에 따라 레벨을 정하여 적절한 상황 대처가 가능하도록 관리한다. 여기에서는 〈표 8-1〉과 같이 위험수위에 따라 1단계 낮음(Low)에서 5단계 매우 높음(Extreme)까지 분류하고 각각 단계별로 코드와 레벨을 매칭시켜 보았다.

〈표 8-1〉 위기 레벨(예시)

Level	Code	Risk Level	화재의 경우 예시
Level V	Black	Extreme	5억원 이상 손실 또는 사망자 발생
Level IV	Red	High	5천만원 이상 손실 또는 부상자 10명 이상
Level III	Orange	Mid	5백만원 이상 손실 또는 부상자 발생
Level II	Yellow	General	5백만원 미만 직접 손실 그리고 부상자 미발생
Level I	Blue	Low	초기 진화

3. 위기관리조직

대부분 병원들이 위기 시 조직별 임무 규정을 두고 있지만, 실제 위기상황이 닥쳤을 때 적절한 기능을 수행하지 못할 가능성이 있다. 전시와 대규모 재난 시 국가의 편제가 비상기능 중심으로 개편되어 운영되는 것처럼, 병원 또한 위기에 대응할 수 있는 체제로 신속히 전환할 수 있어야 한다. 이를 위해서는 위기 시 뿐만 아니라 평상시의 조직에서도 위기와 관련된 책임과 권한(Role and Responsibility)을 명확하게 정의한다.

예를 들어 감염병 환자 이송의 경우 이송팀뿐 아니라 전용 엘리베이터와 동선 확보, 접근 통제, 이동 후 방역 등의 활동이 유기적으로 이루어져야 하는데 이러한 기능은 규정으로 마련되어 있고 평시에 훈련되어 있어야만 위기 시에 안정적인 실행이 가능하다. 위기 때 급조한 조직에게 적절할 기능 수행을 기대하는 데에는 한계가 있다. HICS는 위기를 관리하기 위한 조직을 HIMT(Hospital Incident Management Team in HICS)이란 명칭 하에 5개의 주요 역할로 정의하고 있으며 도식화된 조직도는 [그림 8-4]과 같다.

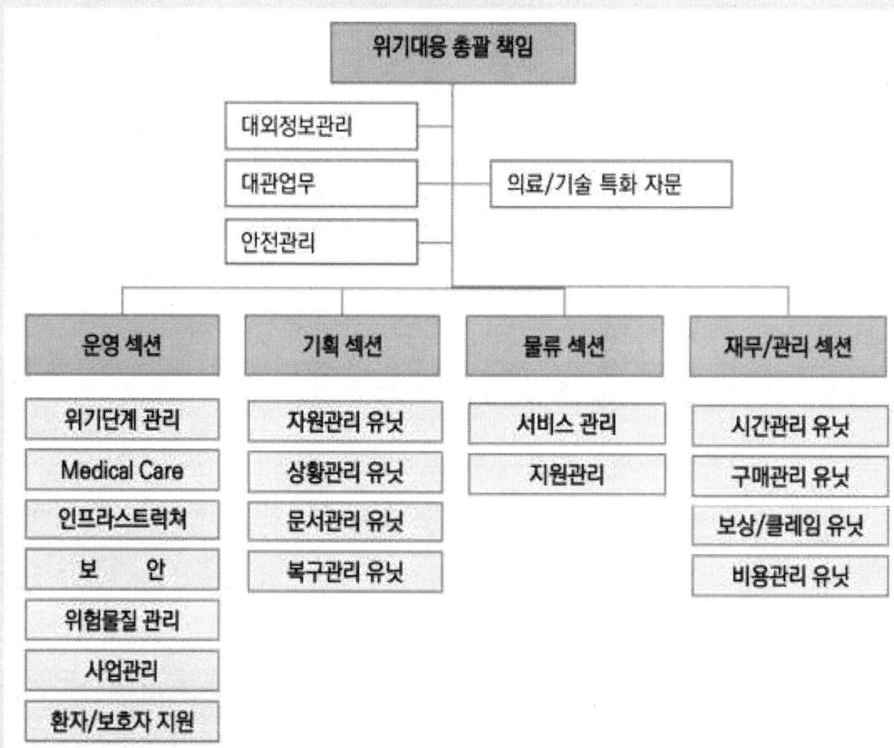

[그림 8-4] HICS의 재난관리조직

1) 지휘 총괄(Command)

총괄 책임자를 두어 재난 상황을 지휘하고 최종 결정이 가능하도록 권한을 부여한다.

'정보-의사소통-안전' 담당을 지정하여 병원 내 · 외부 관계자와 위기상황에 대한 정보를 적기에 공유하고, 병원의 주된 커뮤니케이션 통로 역할을 수행하고, 병원의 안전과 관련된 사항을 전반적으로 모니터링 한다. 총괄 기능을 원활하게 수행할 수 있도록 감염관리, 법률, 위기관리, 의학윤리 등 분야별 전문가를 자문단으로 둘 수 있다.

2) 운영(Operation)

현장에서 이루어지는 위기대응 활동을 관리하고 이에 소요되는 자원을 운영 및 조정하는 역할까지 수행한다. 위기 상황에서 이루어지는 관련 과업 및 진료 업무를 담당한다. 의료, 시설, 보안, 위험물질, 사업연속성, 환자가족 지원 등을 하위 기능으로 둘 수 있다.

3) 기획(Planning)

주요 상황을 파악하고 배정된 자원과 정보에 대한 평가를 기초로 기획회의를 주관하고 위기 시 행동계획(Incident Action Plan)을 수립한다. 인적 · 물적 자원관리, 내외부 커뮤니케이션, 정보관리, 재난(위기)관련 실행계획 수립 및 관련 문서 작성 등의 기능을 하위에 둘 수 있다.

4) 자원 및 실행(Logistics)

재난(위기) 관리를 위해 필요한 인력 포함 내외부의 모든 자원을 지원하고 관리한다.

5) 재무 · 관리(Finance Administration)

위기 대응으로 인해 추가적으로 발생하는 직원 근무시간, 인적 · 물적 자원을 고려한 비용을 관리한다. 한국의 병원조직은 미국의 병원조직과 여러 면에서 상이하다. 그렇기에 한국 병원의 특성을 고려한 위기관리 조직을 구성할 필요가 있다. 위기는 평상 시와 위기 시로 구분하여 각각 달리 대응해야 하므로, 조직 또한 이에 맞추어 구성되어야 한다.

즉 평상 시 위기관리조직은 최소한의 규모를 유지하며 병원 전체 차원의 총괄과 지원 위주의 업무를 수행한다. 또한 각 위기 유형별로 사전 준비와 예방활동이 적절하게 이루어지는지 모니터링 활동도 수행한다. 반면 위기 시에는 해당 위기를 대응하는 주관기관과 더불어 진료, 운영, 기획, 자원관리, 커뮤니케이션 역할을 수행할 수 있도록 각 기능 중심으로 조직이 편제되어야 한다. 여기에서는 상황에 따라 조정되는 기능을 고려하여 단계별 위기관리 조직을 제안한다.

6) 평상시의 위기관리

평상시에는 위기관리를 총괄하기 위한 별도의 조직(예를 들어 위기관리본부)을 두고 위기관리 전담기능, 핵심의료 공유기능, 위기 대비기능을 수행한다(그림 8-5).

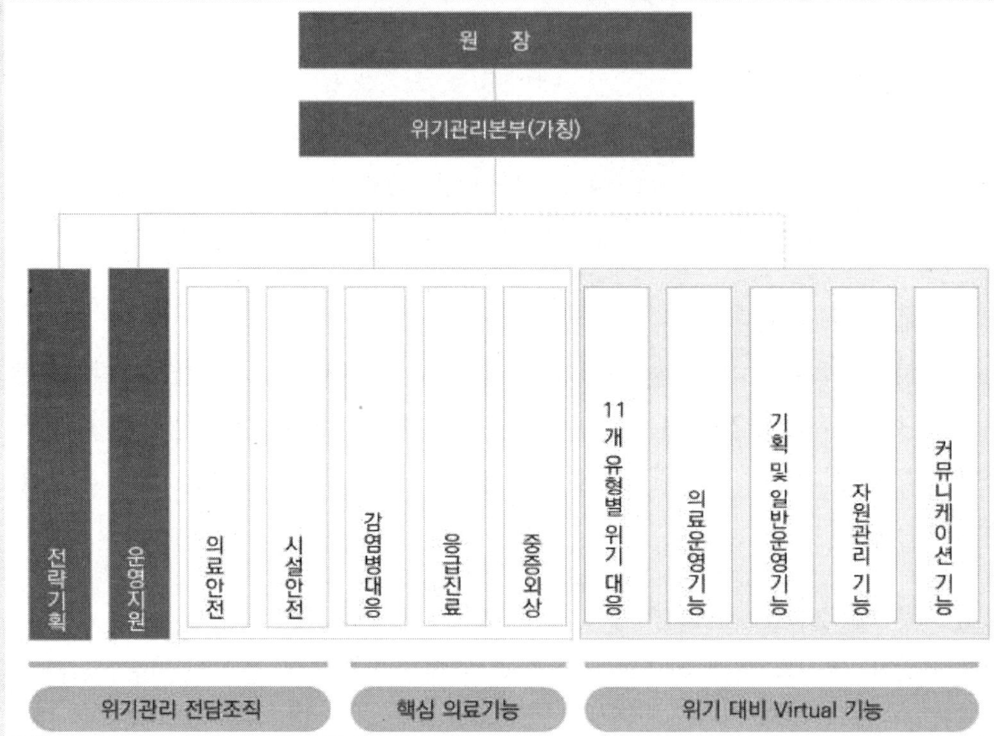

[그림 8-5] 평상시의 위기관리 조직(예시)

평상시에도 위기관리 조직(Crisis Management Organization)을 두는 주된 이유는 사전 예방과 더불어 대응할 준비를 하기 위함이다. 그러므로 평상시 위기관리 조직을 통해 위기가 발생하지 않도록 적절한 예방활동을 수행하고, 위기 발생 시 그 자체에 대응뿐만 아니라 일반적인 의료역할 수행, 기획 및 일반운영, 자원관리 및 커뮤니케이션 활동이 적절하게 이루어질 수 있도록 대비해 두어야 한다. 위기관리 총괄기능에는 병원에서 이루어지는 경영진 회의에 주도적으로 참여하는 것까지 포함된다. 위기관리 전담조직은 전략기획에서 현장의 운영지원 업무까지 담당하되 실제 조직 규모는 간소화 한다. 평상시에도 '위기시 진료'기능을 수행하는 부문과 긴밀한 협력 관계를 유지하고 정보를 공유하는 것이 중요하다. 의료는 그 특성상 대부분의 위기대응 활동과 직간접적으로 연관되어 있지만 감염병 대응, 응급진료, 중증 외상 부문은 특히 연관성이 높으며, 때로는 위기 그 자체가 되기도 함을 고려해야 한다.

7) 위기시의 위기관리조직

위기가 발생했을 때는 [그림 8-6]과 같이 해당 위기 자체를 대응하는 조직, 위기상황에서 고유 역할(진료)을 수행하고 위기상황을 극복하도록 지원하는 조직, 이러한 역할을 총괄하기 위한 본부(Head Quarter) 조직이 요구된다.

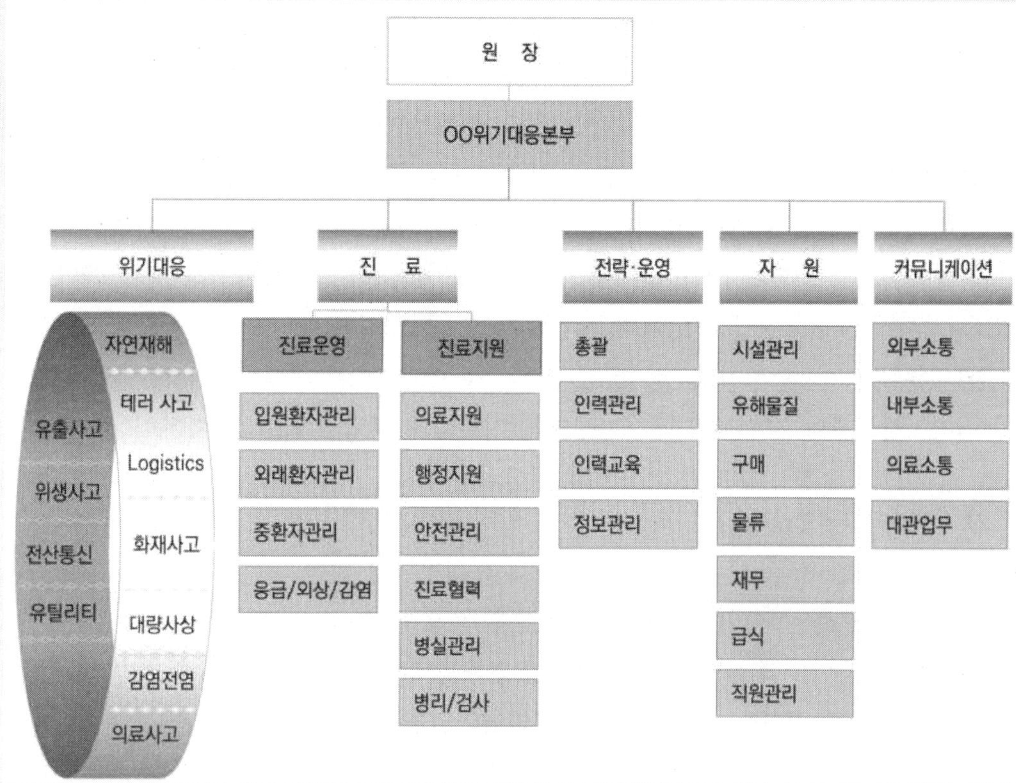

[그림 8-6] 위기시 위기대응조직(예시)

이 때 본부조직은 발생한 위기를 총괄하는 운영위원회(Steering Committee)에서 수행한다. 운영위원회 구성은 원장단(경영진)과 위기대응 책임자(예 위기대응센터장)는 당연직으로 하고, 해당 위기 유형의 책임자와 내외부 전문가는 필요에 따라 유동적으로 참여하는 방식으로 한다. 운영위원회의 주요 역할은 위기의 단계를 결정하는 등 정책의사결정이다. 위기대응 조직은 발생한 위기의 유형에 적합한 전문가 그룹으로 전담팀을 구성한다. 현장에서 대응활동을 직접 수행하고, 업무 전반에 대한 실질적인 권한과 책임을 지는 조직이다. 병원은 위기 시에도 고유기능이 중단 없이 진행되어야 하므로 진료조직은 외래에서 중환자에 이르는 각 프로세스별 진료 및 지원 업무를 수행한다. 다만 위기상황에 따라 그 규모와 범위는 유연하게 운영할 수 있다. 아울러 인력과 정보를 관리하는 운영조직, 시설에서 자금에 이르는 자원관리조직, 각종 소통을 담당하는 커뮤니케이션 조직도 마련되어야 한다.

4. 위기발생의 단계

1) 예방 및 대비단계

위기는 발생하기 전에 예방하는 것이 최선이다. 이를 위해 각 위기 유형별로 점검 포인트를 마련하고 각종 예방활동을 수행한다. 예방활동에서 가장 중시되어야 할 것은 교육과 훈련이다. 위기가 발생했을 때 어떻게 대응할 지를 사전에 학습, 훈련, 체화 되어야 하기 때문이다. 각 위기 유형별로 '개요 - 예방 - 대응 - 심화' 단계로 구분하여 교육과정을 설치하고 시나리오에 따른 도상훈련(Drill)을 주기적으로 수행 한다. 위기를 대비 및 감지하기 위한 지속적인 모니터링을 하는 것도 중요하다. 외부재난(External Crisis)에 적절히 대처하기 위해서 안전진단과 시행, 대응장비 점검, 지진 예방대책, 기상현황 확인 등의 활동이 이루어져야 한다. 의료위기(Medical Crisis)에 대응하기 위해서 감염병 센싱, 의심증상 교육, 조기 경보체계 점검 활동도 필요하다.

한편 유틸리티와 안전사고(Utility & Activity Failure)에 대해서는 화재 안전점검, 설비 점검, 시스템의 지속적인 개선, 공간별 경보체계 운영 등의 대비활동이 요구된다.

2) 위기발생단계

위기가 발생한 경우 1차적으로 위기 자체를 해결하기 위한 노력, 그리고 위기로 인해 2차적으로 발생하는 위기에 대응하는 것 모두 중요하다. 감염병의 경우 초기 30분, 2시간, 1일 간 대응이 이후 1주, 1개월, 1년의 상황을 좌우한다. 위기의 유형과 발생 수준에 따라 1차 피해가 심각한 경우도 있다. 그리고 이 경우 대부분 더 심각한 2차 피해, 즉 안전에 대한 사회적인 불신, 브랜드 위상 추락, 환자 급감 등이 뒤따를 수 있다. 이러한 2차 피해를 최소화 하기 위해서는 내부뿐 아니라 외부와 적기에 그리고 적절한 방법과 내용으로 커뮤니케이션 하는 것이 중요하다. 위기 발생단계의 대응은 수평, 수직, 쌍방, 내외부 등 관련된 조직 간의 커뮤니케이션 과정이라 해도 과언이 아니다.

3) 복구단계

위기는 심각한 내상과 외상을 남긴다. 내부 구성원이 경험한 위기는 트라우마 수준으로 심각할 수 있으며 그 결과는 주변 상황에도 영향을 미친다. 이러한 상처를 어떻게 치유하고 일상으로 돌아갈 수 있는가에 따라 향후 조직의 향방이 갈린다. 상처 치료가 길어지면 이로 인한 후유증이 더 커지기 때문이다. 위기 마무리 단계에서 가지는 타운 홀 미팅(Town-hall Meeting) 등은 이러한 상처를 치유하기 위한 전형적인 이벤트이다. 타운 홀 미팅의 대상은 크게 내부직원, 환자 및 협력병원을 포함한 직접 당사자 그룹과 이해관계자 그룹으로 구분된다. 직접 당사자 그룹을 위해서는 물리적, 감정적 신뢰를 회복하는 전이관리(Transition Management)가 중요하다. 반면 사회 전반의 이해관계자 그룹에 대해서는 사회공헌 활동 등을 통한 신뢰 및 명성회복이 중요하다.

4) 피드백단계

위기는 교훈을 남긴다. 그렇기에 위기 상황이 종료되고 난 후 해당 위기에 대한 복기가 필요하다. 이 과정을 통해 더 강한 생존력을 가진 조직으로 진화해 나갈 수 있다. 복기는 위기 발생과 대응이 이루어진 전체 과정과 직면하는 과정이다. 전후 사정과 의사결정 과정, 이 와중에 잘된 것과 잘못된 것들이 정리될 것이며, 이는 하나의 백서 역할을 하게 된다. 위기 극복과정에서 경험으로 터득한 지식을 정리하고, 현장 인력의 의견을 수렴하고, 위기 전문가를 통해 지식을 제고해야 한다. 이러한 과정을 거치며 위기관리 시스템 전반을 향상시켜 나갈 수 있다.

5. 위기대응 매뉴얼

모든 직원의 위기 대응 경험이 풍부하고 위기 대응에 필요한 지식으로 무장되어 있다면 매뉴얼은 불필요하다. 하지만 일상업무에서 위기를 경험하는 빈도와 주기를 예측할 수도 없거니와 위기관리에 대한 전문지식을 습득하는 것도 쉽지 않다. 이러한 위기의 특성 때문에 매뉴얼을 사전에 준비해 두는 것이 불가피하다.

위기대응 매뉴얼은 간단한 가이드만 제시하고 나머지는 현장에 맡기는 방식에서 구체적인 행동지침까지 상술하는 방식에 이르기까지 달리 마련될 수 있다. 너무 간단하면 현장에서 혼선이 발생할 위험이 있고, 너무 자세하면 신속성과 유연성이 떨어질 위험이 있다.

위기발생 즉시 이루어져야 하는 비상연락과 같이 누수가 있거나 지연되면 안 되는 기능은 업무가 명확하고 상세하게 기술되어 있어야 한다.

즉 연락 프로세스는 물론이고 이름, 제1선 연락처, 제2선 연락 채널 및 연락 DB의 완전성까지 확보되어야 한다. 반면 직원교육과 같이 일상적으로 진행되고 전문인력의 상시적인 준비가 되어 있는 기능은 보다 폭넓은 자율권을 보장해도 된다.

1) 위기관리 총괄지침

위기대응 매뉴얼이 각 위기 유형별로 전원차원의 규정에 의해 체계적으로 제정과 개정 작업이 이루어질 수 있도록 총괄지침을 마련할 필요가 있다. 이 때 총괄지침은 위기 유형과 관리조직, 대응 시나리오와 운영기준에 이르는 위기관리 전반을 아우를 수 있어야 한다. 이를 예시하면 〈표 8-2〉와 같이 구성할 수 있다.

〈표 8-2〉 위기관리 총괄지침(예시)

조 항	주 요 골 자
제1조 목적	병원에서 발생할 수 있는 위기로 인한 피해를 예측하고, 이에 대한 대응체계를 구축하여 실제 위기 시 신속하고 체계적인 대응으로 인명과 재산 피해를 최소화
제2조 적용범위	3대 부문(외부재난, 의료, 시설과 유틸리티), 11개 유형, 4단계로 위기 레벨로 적용
제3조 용어 정의	위기상황, 위기관리센터, Steering Committee, 위기유형, 위기단계, 위기대응 시나리오 등
제4조 위기관리 총괄조직	• 평시와 위기시로 구분하여 조직구조, R&R, 운영방식 정의 • 위기대응본부(위기시 편재) 구성, 역할, 운영방식, 본부장 권한 정의
제5조 위기별 관리 조직	• 3대 부문, 11개 위기 유형별 책임기관과 역할 정의 • 임무(예 사전 준비와 예방, 위기시 현장 대응상황 접수 및 보고, 지휘체계 유지, 대응방향 설정, 지원요청, 상황 대응과 관리, 복구, 피드백) • 위기 현장 대응을 위한 지휘와 통제 권한 • 2차 피해방지 조직과 역할 • 복구조직과 역할
제6조 위기대응 시나리오	11개 유형별 시나리오의 구조, 내용, 작성 · 운영 · 유지관리 책임
제7조 위기관리 운영기준	• 위기 유형별 예방관리 활동(교육, 모의훈련, 인지와 예방, 모니터링) • 유형별 위기상황 발령 기준 정의 및 대응 우선순위 설정 • 비상연락체계 운영(정보관리, 업데이트, 활용) • 대응활동(0-2HR, 2-12HR, 12HR 이후, 종료 단계별로 구분) • 복구활동(복구, 피드백)
부 칙	11개 위기 유형의 지침 개발 유예(단계별 개발) 및 각 위기 유형별 비상상황 대응 지침 마련

(1) 적용범위

외부재난, 의료, 시설과 유틸리티 등의 부문으로 카테고리를 정의한 후, 각 부문별로 주요 유형을 정리한다. 그리고 예방, 위기발생, 복구, 피드백에 이르는 4단계와 위기 수준 별로 적용범위를 설정한다.

(2) 위기관리 총괄 조직

평시와 위기 시로 구분하여 조직구조, R&R, 운영방식을 정의하고, 위기 시 편제되는 위기대응본부의 구성, 역할, 운영방식, 본부장 권한을 정의해둔다.

(3) 위기별 관리조직

위기 카테고리와 유형별로 책임기관과 역할을 정의해둔다. 해당 위기의 사전 준비와 예방, 위기 시 현장 대응상황 접수 및 보고, 지휘체계 유지, 대응방향 설정, 지원요청,

상황 대응과 관리, 복구, 피드백 등 단계별로 필요한 조직을 정의한다. 또한 개별조직(기능)별 역할을 명확하게 기술한다.

(4) 위기대응 시나리오

각 유형별 시나리오의 구조, 내용, 작성 · 운영 · 유지관리 책임을 기술한다.

(5) 위기관리 운영기준

위기 유형별 예방관리 활동(교육, 모의훈련, 인지와 예방, 모니터링), 유형별 위기상황 발령 기준 정의 및 대응 우선순위 설정, 비상연락체계 운영(정보관리, 업데이트, 활용), 시간 대별 대응활동(0-2HR, 2-12HR, 12HR 이후, 종료 단계별로 구분), 복구활동(복구, 피드백)의 기준을 정리한다.

2) 위기대응 가이드북

위기대응 가이드북은 위기유형별로 공통되는 기능을 정의하고 위기대응 각 단계별 활동을 총괄하는 일종의 플랫폼이라 할 수 있으며 양도 방대하다. 총괄 지침이 보다 공식적인 규정의 성격을 띄고 있다면 가이드 북은 보다 현장 중심의 실질적인 가이드라인 성격을 띄고 있다. 가이드 북은 각 영역별로 컴포넌트 방식으로 채워 나가는 것이 효율적이다. 컴포넌트로 관리하는 경우 상황 변화에 따라 유연하게 개정될 수 있기 때문이다.

〈표 8-3〉 위기대응 가이드북 구조(예시)
(Detailed Protocol for Each Crises Response(Illustrative))

5개 공통 기능	각 단계별 대응 방안		
	Before Crisis (예방단계)	At Crisis (대응 단계)	After Crisis (복구단계)
위기 대처 기능	• 위기 유형 별 위기 대처 해당 부서를 주체로 교육 및 훈련 시행	• 사건의 핵심 부서로서 기간 중 모든 정보 수집 및 기록, 보고	• 진료 및 사건 현장 복구 계획 수립
진료 기능	• 응급실/ 감염관리실/ 중환자실/ 외상팀 중심의 교육 및 모의 훈련	• 비상진료체계 운영 - 진료프로세스, 직능, 진료센터/과별	• 환자 관리 및 진료 정상 운영
전략 운영 기능	• 인사 정보 관리 및 위기 시 비상 가용 인력 파악	• 운영기간, 목적, 행동 계획 수립	• 정상운영 복구 계획 및 지휘 감독
자원 기능		⋮	
커뮤니케이션 기능			

학습 8

실제 마련되는 가이드 북은 현장에서의 행동과 의사결정 가이드가 되어야 하므로 구체적이고 명확해야 한다. 때에 따라서는 해당 업무에 대한 경험과 지식이 없는 담당자가 참여할 수도 있으며, 이러한 경우에도 혼선 없이 가이드 북에 따라 임무를 수행할 있는 수준이 되어야 한다. 각 가이드 북에는 해당 부분의 목적, 범위, 업무내용, 책임자와 담당자, 시간대별 행동지침 등이 담기게 된다. 〈표 8-3〉은 가이드 북의 구조를 예시한 것이다.

3) 비상계획(Contingency Plan)

시나리오에서 예측하지 못한 우발적인 상황을 대비하기 위한 방안, 즉 비상계획(Contingency Plan)을 마련하여 급박한 위기 상황에 유연하게 대처할 수 있도록 해야 한다. 비상상황(Contingency)에 해당하는 경우를 예시하면 다음과 같다.

① 1차 ER에서 대량 감염 발생, 2차 의료진 감염자 발생, 3차 방호물품 보급 중단 상황
② 독성화학 폐기물 드럼 전복으로 액체 유출 중이나 흡착지 재고가 없고, 자재공급 또한 어려움
③ 응급실에서 폭발로 추정되는 원인으로 화재가 발생하였으나, 진입로 교통난으로 119 요원 진입이 불가능
④ 정전사태로 인해 비상발전을 하고 있으나, 발전연료가 소진되었고 정전사태 해결 시한을 알 수 없음

이처럼 확률이 매우 낮은 '위기의 위기'라는 극단적인 상황에 대처하는 훈련을 통해 일반적으로 예측되는 위기에 대한 대처 능력을 향상시킬 수 있다.

원자력 발전소, 항공사, 핵 항공모함, 종합병원처럼 안전관리가 매우 중요한 조직을 일컬어 '고신뢰조직(HRO : High Reliability Organization)'이라 한다. 이들의 특징은 단 한 건의 사고가 조직의 존폐뿐만 아니라 대형 참사로 이어질 위험이 있기에 위기감지에서 대응에 이르는 일련의 과정이 철저하게 시스템화 되어 있어야 한다는 것이다.

이러한 위기관리 시스템은 코로나와 같은 블랙 스완(Black Swan)이 나타났을 때 그 진가를 발휘한다. 평소에는 선진국 여부를 판별하기 쉽지 않다. 경제적으로 윤택해진 세상에서 외견상으로는 큰 차이가 드러나지 않기 때문이다. 하지만 위기상황과 마주하면 그 차이가 드러나게 된다. 병원도 마찬가지이다. 위급상황이 닥쳤을 때, 이에 대응하는 과정에서 좋은 병원과 그렇지 않는 병원 간의 차이가 확연하게 드러난다.

이제 위기에 대응할 수 있는 시스템을 구축하자. 병원은 블랙 스완을 피할 수도 없고 피해서도 안 된다. 하지만 시스템적으로 준비된 전쟁을 하고 시스템을 구축해 둔다면, 그 병원은 이기거나 적어도 지지 않는 전쟁을 할 수 있다. 위기를 적절하게 관리하기 위

해서는 병원별 상황에 맞는 위기관리 프레임을 구축하는 것이 필요하다. 프레임에는 위기를 카테고리별로 유형화하고, 이에 적합한 조직을 마련하고, 단계별 실행방안을 마련하고, 이러한 내용을 구체적으로 매뉴얼화 하는 것이 포함된다. 위기는 각 특성을 고려하여 외부 재난, 유틸리티와 안전사고(내부), 의료 위기 등으로 분류될 수 있다.

아울러 위기 유형별로 영향 정도를 평가하고 점수화하여 적정 레벨을 정의하는 것도 필요하다. 위기관리 조직은 교육에서 모니터링에 이르는 일련의 예방기능을 수행하는 평시 조직과, 실제로 상황이 발생했을 때 대응기능을 수행하는 위기시 조직으로 역할과 구조가 상이하게 운영된다. 일반적으로 위기는 발생하기 전에 예방하는 단계, 발생한 위기를 각 기능별로 대응하는 단계, 위기 후 일상으로의 복귀와 피드백을 포함한 복구 단계로 나눠진다. 그리고 이러한 위기관리 전반에 대한 사항을 매뉴얼화하여 지속적으로 보완 및 개선해 나가는 방식으로 시스템적인 운영을 해 나갈 필요가 있다.

위기대응의 전반적인 프레임을 어떻게 설계하고 운영하는 지를 다루었다. 앞으로 위기관리 방안이 지속적으로 고도화되기 위해서는 개별 의료기관의 실제 적용사례를 활용한 분석이 필요하다. 위기관리는 병원의 규모와 특성을 포함한 여건에 따라 상이하게 운영될 것이므로 다양한 병원들의 실제 운영사례가 도움이 될 것이다. 아울러 위기 유형, 조직과 기능, 단계별 대응방안, 가이드 북 등 위기대응의 플랫폼을 구성하는 각 부문별 상세화된 내용 제시도 요구된다. 나아가 이러한 위기관리 시스템이 병원의 안전도와 신뢰성 향상에 얼마나 도움이 되는지 연구도 필요하다. 보다 구체적이고 실무에 도움을 줄 수 있는 병원의 위기관리에 대한 연구가 지속되기를 기대한다.

학습활동.8 교수 · 학습 방법

교수 방법

- 성장을 위한 병원경영 노하우에 대한 관련 용어, 구성, 방식 이해 정도를 파악한 후 수업을 진행한다.
- 교수자의 주도로 성장을 위한 병원경영 노하우 등의 내용을 PPT 자료로 제시한 후 설명한다.
- 가능하면 사전에 개인별 학습자료를 준비하여 모든 학생이 참여할 수 있는 문제해결식 수업, 협력수업이 가능하도록 한다.
- 성장을 위한 병원경영 노하우 전 과정을 작업의 순서에 따라 단계적으로 실습이 이루어질 수 있도록 지도한다.
- 교재를 통해 수업을 준비하는데 있어서 필요한 모든 정보나 팁, 힌트 등 도움이 될 만한 내용들을 확인할 수 있다.
- 학생들이 만들게 될 각 모델들은 수업시간에 중점적으로 다뤄질 부분과 어휘, 질문, 답을 포함하고 있으며 또한 탐구할만한 추가적인 아이디어들도 포함하고 있다.

학습 방법

- 성장을 위한 병원경영 노하우에 대한 관련 용어를 숙지하고, 성장을 위한 병원경영 노하우에 대해 이해한다.
- 성장을 위한 병원경영 노하우의 각 단계별 중점 사항을 체계적으로 학습한다.
- 성장을 위한 병원경영 노하우의 수행순서의 전 과정을 실습한다.
- 성장을 위한 병원경영 노하우의 내용을 이해한다.
- 성장을 위한 병원경영 노하우를 이해하고 숙달이 될 때까지 학습한다.

학습활동.8 평가 및 피드백

평가 준거

- 평가자는 피평가자가 수행 준거 및 평가내용에 제시되어 있는 내용을 성공적으로 수행할 수 있는 지를 평가해야 한다.

학습내용	평가항목	성취수준		
		상	중	하
성장을 위한 병원경영 노하우	성장을 위한 병원경영 노하우를 이해할 수 있다.			

평가 방법

- 작업 포트폴리오

학습내용	평가항목	성취수준		
		상	중	하
성장을 위한 병원경영 노하우	성장을 위한 병원경영 노하우를 이해할 수 있다.			

- 필기시험

학습내용	평가항목	성취수준		
		상	중	하
성장을 위한 병원경영 노하우	성장을 위한 병원경영 노하우를 이해할 수 있다.			

- 체크리스트를 통한 관찰

학습내용	평가항목	성취수준		
		상	중	하
성장을 위한 병원경영 노하우	성장을 위한 병원경영 노하우를 이해할 수 있다.			

- 피드백

1. 작업 포트폴리오
   - 제출한 보고서를 평가한 후 주요 사항에 대하여 표시하여 돌려준다.
2. 필기시험
   - 평가 결과 성적이 저조한 학생은 보고서 제출 기회를 부여한다.
3. 체크리스트를 통한 관찰
   - 실습 과정에서 평가한 후 개선해야 할 사항 등을 정리하여 돌려둔다.

참 | 고 | 문 | 헌

- 건치신문, http://www.gunchinews.com
- 국가법령정보센터, 소비자보호법, https://law.go.kr/LSW/소비자보호법
- 국가법령정보센터, 의료법, https://law.go.kr/LSW/
- 나무위키, https://namu.wiki/w/병원
- 마이크로소프트웨어 다이나믹365, https://dynamics.microsoft.com/
- 문옥륜 · 김주환, 현대의료경제론, 신광출판사, 1997
- 박정홍, 병원 선택 특성과 보안성 및 병원 서비스 품질 특성이 재이용의도에 미치는 영향, 병원경영학회지 제24권 제1호, 2019.3
- 배성숙, 경영혁신의 기법과 성공요인에 관한 연구, KBM Journal, 2019.12.26
- 삼성서울병원, 환자의 권리와 의무, http://www.samsunghospital.com/
- 서비스 품질, https://m.blog.daum.net/moonsabu/7865206, 2009.11.30
- 서울대학교 의과대학 의료관리학교실, 적정진료보장을 위한 의료의 질관리 연구, p.40, 1991
- 손석준, 병원경영관리와 QA, 도서출판 기현, 1998,
- 송병기, 병원 코디네이터의 바른 이해, 메디칼업저버, http://www.monews.co.kr, 2002. 8.26
- 심규범, 의료기관의 종합적 품질경영(TQM)과 내부고객만족에 대한 구조모형, Journal of Digital Convergence, 2015.10.13
- 양흐정 · 김광수 · 정상윤, 통계적 품질관리 4.0, https://fintecuriosity-11.tistory.com/, 대한표준협회미디어
- 이민화, 디지털 시대의 병원 경영, 인터넷에 의한 구매/조달시스템시연회 이대목동병원, 2000
- 이양희 외 3, 고객감동을 부르는 마케팅 CRM고객경험관리, 예술경영지원센터, 2011.2.25
- 이주연, 병원 의료데이터 민간 개방 확대…혁신 의료기기 육성, 헬스조선, https://health.chosun.com, 2020.1.15
- 이희범, 의사의 태도 · 말 한마디에 환자는 '천당과 지옥' 오가, 의사신문, 2011.6.24
- 임솔, 경증 환자까지 쏠림 3년간 빅5병원 외래 20% 증가, https:// www.medigatenews.com, 2020.10.6
- 자비스, 고객감동을 부르는 마케팅, https://needjarvis.tistory.com/90
- 정디연, 전국민 건강보험 시행 30주년, 메디게이트, https://www.medigatenews.com/news/2019.7.23
- 조성남, 의사의 자질과 태도가 의료서비스 만족도에 미치는 영향, 한국인구학, 제32권 제3호, 2009
- 조우현 외 3인, 의료서비스 마케팅, 퇴설당, 1999
- 조우현 · 손명세, 병원경영의 혁신, 학연사, 1994
- 조현우, 의료의 질 향상, 의학신문, http://www.bosa.co.kr, 2003.5.23
- 한국보건의료관리연구원, 의료의 질 향상, 한국보건의료관리연구원, 1998, p.49
- 한국의료QA학회, 의료의 질 향상을 위한 10단계, p.45, 1996
- 행정안전부, 공직자가 곡 알아야 할 직장예절, 2012.10
- 2020 하반기 글로벌 보건산업 동향 심층조사, 한국보건산업진흥원, 2020.12
- CRITEO 블로그, 포스트 코로나 시대의 10가지 소비자 행동 변화 트렌드, www. criteo. com, 2020.6.7
- https://blog.ibk.co.kr/2425 [IBK기업은행 블로그]
- https://leeyunseok.tistory.com/entry/조직관리란-무엇인가 [이윤석의 블로그]
- NCS 학습모듈, 병영경영기획(LM0601020103_13V1.1), 교육부
- NCS 학습모듈, 병영환경관리하기(LM0601020209_13V1.1), 교육부
- NCS 학습모듈, 브랜드기획09(LM0201020209_13V1.1), 교육부

학습 1	병원경영의 이해
학습 2	의료서비스의 이해
학습 3	병원서비스 품질경영
학습 4	병원 브랜드 경영
학습 5	병원홍보 및 마케팅
학습 6	고객중심의 병원경영
학습 7	병원 의료서비스와 태도관리
학습 8	성장을 위한 병원경영 노하우
학습 9	**좋은 조직문화 만들기**
학습 10	DISC 성향분석의 활용
학습 11	의료서비스 접점(MOT) 분석
학습 12	고객중심의 의사소통
학습 13	성과를 내는 의료상담 전략

학습 목표

1. 좋은 조직문화 만들기를 이해할 수 있다.

9-1 신규직원을 위한 교육법

1. 신규직원에 요구하는 역량

거의 모든 병원에서 직원교육을 실시하고 있지만 "교육이 병원경영에 어떤 도움을 주는가?"라는 질문에 자신있게 답할 수 있는 교육담당자는 그리 많지 않을 것이다.

교육의 효과를 객관적으로 증명하라고 하면 고개가 숙여지고, 매년 예산이 줄지 않을까 노심초사하는 우리의 모습에서 한편으로는 부족함을 느끼지만 다른 한편으로는 그 만큼 개척과 발전의 여지가 많다.

먼저 신규 직원들에게 요구하는 역량을 〈표 9-1〉처럼 6가지로 나누어 보았다.

① 병원의 경영 전반을 이해하고, 조직문화 특성에 맞는 인재로 길러지기 위한 '경영에 대한 이해'

② 열정과 창의력을 바탕으로 어려운 과업도 헤쳐 나갈 수 있는 '업무수행'

③ 많은 이해관계 속에서 정확한 커뮤니케이션을 위한 '대인관계'
④ 적극적인 참여를 바탕으로 미래를 그려나가는 '자기개발'
⑤ 실전에 조기 투입을 위한 '업무기초'
⑥ 전문적인 '직무교육 및 건강 활동'(기타) 등이 있다.

따라서 신규직원 교육담당자의 교육 프로그램을 설계 시 이러한 역량들을 모두 고려해야 하기 때문에 전문가의 계획적인 교육 프로그램 설계가 필요하다.

〈표 9-1〉 신규직원들에게 요구하는 역량

역량 구분	세부역량 내용	프로그램 예시
경영에 대한 이해	조직문화, 경영분석 등	4차 산업혁명과 의료IT 융합기술, 병원의 자세
		병원산업의 동향과 전망
		병원경영의 이해 및 신입사원의 역할과 책임
		병원조직의 이해
		최신 병원경영 트랜드
		병원의 미션과 비전, 조직문화 특성 이해
업무수행	판단력, 열정, 창의성	신입사원의 역할과 자세
		효율적인 업무수행을 위한 병원 스마트워크
		논리적 사고 역량 강화
		창의적 문제해결능력
		생각정리 스킬
		병원관련 문제해결 전략적 예측 시뮬레이션
		도전과 문제해결 역량
		변화 성장 훈련 챌린지 (워크샵)
		병원 업무스킬 향상
대인관계	커뮤니케이션, 조직관리	관계 속 커뮤니케이션 스킬
		신뢰 형성을 위한 대인관계 스킬
		우리들의 진솔한 이야기
		커뮤니케이션을 통한 갈등관리 방법
		고객심리 이해를 통한 대화법
		조직 내 대인관계 스킬 향상
		열린 마음 고객만족 감성서비스

역량 구분	세부역량 내용	프로그램 예시
자기개발	적극성, 미래비전 셀프리더십	Self Leader의 조건
		회고와 점검
		미래의 변화관리
		자기개발과 의사소통 전략
		신입사원의 셀프 리더십
		새로운 출발을 위한 비전설계
업무기초	팔로워십, OA, 리더십, 글로벌 감각	의료 직장인으로서 효과적인 시간관리
		병원 업무보고서 작성 및 보고 스킬
		Power 슬립문서 작성
		비즈니스 매너 및 이미지 메이킹
		팀워크의 실천
		비즈니스 커뮤니케이션
		병원 문서이해와 보고서 작성방법
		인포그래픽을 활용한 병원 문서적성
		효율적인 병원업무처리 스킬
		병원의 내외부 고객만족서비스
		스마트한 의료IT기기 특강, 신약인 디지털치료제 동향
		병원 부서별(팀별) 워크 스킬
기 타	건강, 특별활동 등	스트레스 관리법
		마음을 다스리는 힐링 명상
		코로나 관련 방역기초

학습 9

2. 신규직원의 교육훈련

1) 프로그램의 특징

① 신규입사 직원들의 조기 전력화를 위하여 업무수행 역량을 향상시킨다.
② 신규입사 직원들의 커뮤니케이션 능력을 배양하여 조직 적응력을 제고한다.
③ 신규입사자 교육을 통해 조직, 개인적 측면에서 도약 'JUMP'의 계기로 만든다.

2) 역량 향상 교육 프로그램 추진

(1) 개인 차원의 역량 향상

① 조직인으로 필요한 기본적 인성인 적극성, 도덕성, 긍정적 마인드 등 함양
② 스스로 조직에 적응할 수 있는 셀프 리더십을 지닌 신입사원으로 재탄생

(2) 조직 차원의 결속력 강화

① 조직 비전의 공유 및 비즈니스 마인드로 패러다임 시프트
② 동기, 상하 간 팀웍 및 결속력을 강화하고 조직 내 소속감을 높여 조기 이탈 방지

(3) 개인과 조직의 비전 일치

① 개인의 성장과 조직의 성과 창출을 위한 가치 공유
② 프로페셔널한 조직원으로서의 역할을 신입사원부터 수행할 수 있도록 도움

3. 교육훈련 과정 개발 프로세스

교육훈련의 과정을 개발하기 위해 가장 중요한 것은 교육훈련이 병원의 목표와 경영전략과 연계선 상에 있어야 한다는 것이다. 하나의 과정이 아무리 훌륭하다 할지라도 병원의 전체적인 목표와 일치하지 않는다면 소기의 성과를 거두기 어렵다. 성과중심의 교육훈련을 위해서 주로 활용하는 것이 ADDIE 모델인데 그 내용 다음과 같다.

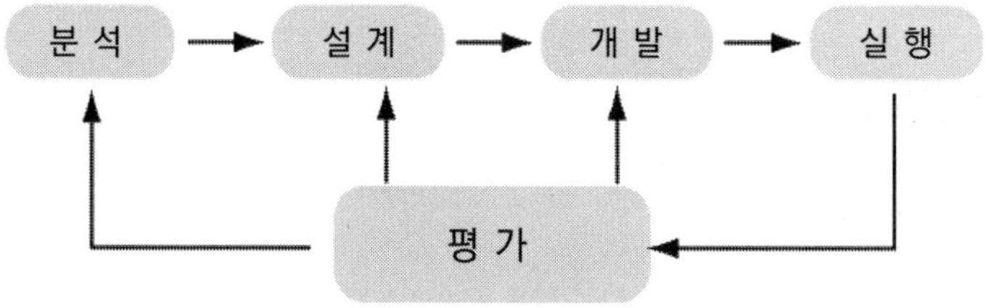

[그림 9-1] ADDIE 모델

- 분석(Analysis) : 경영상의 요구, 직무분석, 차이(Gap)분석, 차이의 원인분석, 교육의 타당성 검토, 학습자 분석 등
- 설계(Design) : 학습형태 결정, 학습목표, 교수방법, 교수 매체설계, 평가설계 등
- 개발(Development) : 모듈개발, 교재개발, 매뉴얼개발, 파일럿 테스트 등
- 실행(Implementation) : 학습자관리, 강사관리, 교보재관리, 교육환경관리 등
- 평가(Evaluation) : 반응도, 학습성취도, 현업적용도, 경영상 결과, 투자수익률

1) 분석(Analysis)

ADDIE 모델에서 가장 중요한 단계라고 할 수 있는 분석에서는 경영상의 요구(이상적인 상황)와 직무분석(현재의 상황)을 비교 분석하여, 그 차이점과 원인을 밝힌 후 교육의 타당성을 검토한다.

이 과정에서 간혹 모든 것을 교육으로 해결할 수 있다는 생각을 갖고 접근하는 경우가 있는데 교육은 만병통치약이 아니라는 사실을 기억해야 한다.

2) 설계(Design)

설계단계에서는 학습목표, 학습형태, 교수방법 등을 결정하는데 이 과정에서 중점을 두어야 할 부분은 병원경영전략과 교육과정 및 학습목표, 그리고 평가기준과의 연계 여부이다. 특히 평가기준의 경우, 많은 담당자들이 교육 실행 후 평가를 고민하는 경우가 있는데 설계단계에서 평가기준을 결정하면 평가를 실시할 때 많은 도움이 된다.

학습형태를 구분하면 합숙교육, 집합교육, 온라인 교육(E-Learning), 독서통신 교육 등으로 나눌 수 있다. 과거에는 합숙교육 및 집합교육 위주로 진행되었으나 최근에는 자기 주도적이고 시간과 공간의 제약이 없는 온라인 교육과 독서통신 교육 등이 많이 활성화되어 학습형태가 다양화되고 있다. 특정한 학습형태를 고수하는 것보다는 교육대상자와 교육내용에 적합한 방식을 선정하는 것이 좋다.

교수방법 또한 강의식 위주의 일방적인 정보전달 보다는 토의 및 발표, 역할연기, 체험학습 등 성인학습자의 특성을 고려한 자기주도적이고 참여를 유도할 수 있는 다양한 교수방법을 활용하는 것이 바람직하다.

3) 개발(Development)

개발단계에서는 교재 및 매뉴얼 개발, 파일럿 테스트를 실시하는데 그 중 파일럿 테스트 실시는 하면 좋다는 것을 알면서도 여건상 쉽지 않은 경우가 있다. 특히 외부강사 및 외부업체의 프로그램을 활용할 경우 자체 파일럿 테스트가 어렵다면 외부강사 및 업체가 진행하는 교육을 참관하고 그 교육에 참여한 병원 또는 기업의 담당자의 의견을 종합하면 많은 도움을 얻을 수 있다.

4) 실행(Implementation)

실행단계에서 중요한 것은 교육 참여자들에 대한 동기부여이다. 잘 준비된 교육이 결실을 거두기 위해서는 긍정적이고 적극적인 동기부여가 반드시 필요하다. 효과적인 동기부여를 위해서는 우선 참여하는 직원에게 '나는 이 교육에서 유익한 것을 얻을 수 있다'는 확신을 줘야하는데 구체적인 방법으로는 분석단계부터 직원들의 의견을 반영하는 등 참여를 유도하고, 교육을 실행하기 전에 병원장, 부서장, 동료 등을 통해 교육의 필요성과 기대감을 전달하는 방법이 있다. 또한 병원보, 게시판, 원내 전산네트워크를 이용한 사전 홍보도 동기부여에 도움이 될 수 있다.

5) 평가(Evaluation)

최근에는 Phillips의 투자회수율(ROI)까지 측정하는 5단계 평가모델까지 언급되고 있지만 아직까지는 반응(Reaction), 학습(Learning), 행동(Behavior), 성과(Results)를 측정하는 Kirkpatrick의 4단계 평가모델을 주로 사용한다. 병원에서 실시하는 교육에 대한 평가는 4단계 평가모델 중 상대적으로 가치가 낮은 교육생의 반응도와 학습 성취도 측정은 많이 이루어지는데 반해, 교육의 성과를 입증하는데 가치가 높은 행동의 변화와 성과에 대해서는 아직까지 미흡한 실정이다.

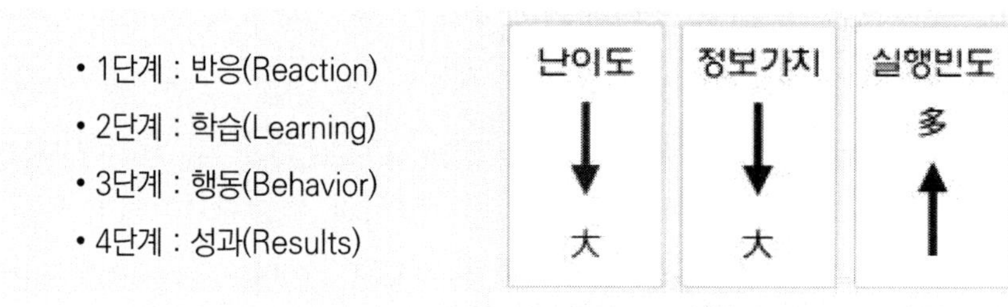

[그림 9-2] Kirkpatrick의 4단계 평가모델

미국(美國)에서도 평가에 대한 관심은 꾸준히 증가하고 있으며 ASTD 국제 컨퍼런스에서도 과거에 비해 평가에 대한 발표 횟수가 늘어났다. ASTD의 평가 관련 내용을 살펴보면 ROI가 많은 언급과 담당자들의 관심에 비해 발전이 느린 상태이며 그 이유로는 고비용, 복잡성, 기준의 미흡성 등이 있었다.

하지만 교육은 인적, 물적 자원이 투입되는 경영행위이기 때문에 반드시 평가되어야 하고 평가를 통한 구체적인 성과를 제시해야 경영층으로부터 지원을 얻을 수 있기 때문에 꾸준히 병원 내 조직 성과를 내기 위해 필요한 교육을 기획, 검토해야 한다.

9-2 관리자를 위한 조직관리 노하우

어떤 분야든, 어떤 직무든 관리자가 공통적으로 해결해야 할 이슈가 있다. 그 이슈들은 복잡하며 병원 내외적 환경, 부서(팀), 프로덕트, 조직원을 포함한 병원의 이해관계자, 업무 환경 및 프로세스 등에 기인하기 때문에 다각도에서 살펴보고 해결해야 한다.

이러한 이슈들을 해결하기 위해 병원, 부서, 의료기기, 약 제품, 조직원의 각 역할이 존재하는 근본적인 WHY를 설정하고, 병원을 둘러싼 다양한 PEOPLE과의 관계를 이해하며 병원, 조직, 개인, 의료기기, 진료 분야 등에 대한 HOW를 설정하고, 이들을 위한 툴 활용법(WHAT)까지 다뤄 문제를 해결할 수 있다.

5가지의 주요 사항에 대해 미리 기획하는 것도 좋은 방법이다.

① 병원, 조직, 의료 환경(시스템), 팀워크, 개인에 대한 Why 설정방법

② 병원, 조직, 의료 환경(시스템), 팀워크, 개인에 대한 How 설정방법

③ 병원 내의 팀원 및 조직운영방법

④ 대형 종합병원들의 Why-People-How 설정 케이스

⑤ 조직원 개인과 병원을 위한 Win-Win 성장방법

유능한 병원의 관리자란 학력이나 경력, 병원 내부에서의 직, 간접적인 경험도 중요하지만 근본적으로 병원과 각 부서, 업무와 역할이 존재하는 Why를 깨닫고 의료소비자와 병원을 둘러싼 환경을 이해하며, '무엇'을 '어떻게' 해야 하는지 이해하고 모든 임직원이 함께 소통하고 정보를 공유하여 한 방향으로 나아가게 만드는 것이 중요함을 깨닫고 있는 사람이다.

병원의 규모나 부서(팀)의 업무 종류와 관계없이 모든 병원 관리자들은 공통적으로 가지는 문제들, 또는 자주 발생하는 문제들의 경우 그 문제의 근본적인 원인을 파악하고 해결하기 위해 Why-People-How의 순서로 사고하는 것이 도움이 될 것이다.

병원 내 업무를 계획하고 여러 프로젝트를 동시에 팔로업하며, 경영자와 조직원들에게 피드백 전달까지, 대부분의 관리자들이 수행하는 일련의 프로세스에서 관리자가 가져야 할 마인드 셋과 업무 성과 및 효율성을 극대화 해줄 기본적인 스킬은 절대적으로 필요하다.

학습 9

1. 성장하는 조직문화를 위한 관리자의 역할

병원에서는 실장 또는 팀장급부터를 '중간관리자'라고 한다. 병원마다 관리자에게 요구하는 역할과 책임이 다르지만, 시킨 것만 하면 되는 일반사원에서 직급이 한 단계 승진하는 순간부터 관리자가 되는 것임을 깨달아야 한다. 관리자는 병원 내 부서의 상사에게는 조직관리의 유능함을 보여야 하고, 나중에 들어오는 후배에게는 업무를 능숙하게 가르치고 때로는 고충 상담과 업무에 대한 피드백도 해야 한다.

이에 능력 있는 관리자가 되기 위해서는 커뮤니케이션 방법, 대인관계 스킬, 코칭 스킬 등 사람 관리에 대한 기본 스킬부터 익히는 것이 좋다.

실무를 잘하던 사람이 관리자가 되면서 조직관리 능력이 부족하여 경영진 또는 원장에게 실망감을 안겨주는 케이스가 있는데, 이런 경우 대다수가 사람을 관리하는 역량이 부족했던 탓이었다.

'사람이 미래다.'라는 유명한 광고 카피가 있다. 의료소비자를 고객으로 하는 병원은 사람에 대한 이해부터 사람과의 관계 스킬이 뛰어난 사람이 많을수록 병원이 성장할 가능성이 크다. 특히나 각 업무에서 개인의 책임과 역할이 분명한 의료직의 조직 구조상 각 부서와 직원 개인, 개인 간의 팀워크에서 기대 이상의 성과가 나오기 때문이다.

이에 관리자는 실무 능력도 중요하지만 전제적인 조직을 통솔하고 관리할 수 있는 '관리 능력'을 키우고, 병원의 경영 방침과 비전을 잘 이해하여 병원 내 조직 구성원과 병원장 또는 경영진의 원활한 관계를 돕는 역할을 해야 한다.

병원의 중간관리자는 다음의 역할과 역량이 필요하다.

1) 리더십 및 소통기술

① 병원의 운영방침과 행동규율에 따른 직원들의 업무지원 및 관리
② 직원들의 업무역량 향상과 동기부여를 위한 격려와 조언
③ 직원들에게 솔선수범의 모습 보이기
④ 직원들에게 주기적인 격려와 피드백, 코칭
⑤ 원장 또는 경영진과 직원들의 중간 소통역할

2) 직원관리 및 교육

① 직원의 업무역할과 책임 설명
② 직원의 업무역량 성과 평가

③ 병원의 인재상에 맞는 직원 채용기획 및 제안
④ 병원의 경영철학에 따른 비전 내재화 교육 또는 면담
⑤ 직원들의 업무 스킬 향상을 위한 교육 진행

3) 고객서비스 만족도 관리

① 고객서비스 표준화를 위한 관리
② 고객만족도 점검 및 조사 실시
③ 주기적인 고객서비스 모니터링 실시 및 개선항목 점검
④ 병원환경 체크 및 점검지시
⑤ 고객불만 사항 보고 및 원인 파악, 해결안 제시

병원의 중간관리자가 최우선으로 파악해야 할 것은 자신이 일하는 병원에서 추구하는 경영철학, 즉 병원의 미션, 비전, 핵심가치이다. 우리 병원이 존재하는 목적과 사명, 병원장 또는 경영진이 어떤 방향으로 경영해 나가고자 하는지 이해하고 직원들이 같은 방향으로 이끌기 위해서는 반드시 경영철학을 이해할 수 있도록 노력해야 한다.

병원의 대표 원장의 경영철학이나 비전이 모든 조직원들의 바람직한 행동의 기준이 되어야 하기에 중간관리자는 이를 이해하고 실천할 수 있어야 한다. 또한 병원의 조직문화를 비전과 같은 방향으로 만들고 유지시키기 위해서도 원장의 가치관을 파악하는 것은 매우 중요하다.

조직문화가 잘 정착되어 있는 병원은 무엇보다 병원장의 경영철학이 명확히 정립되어 있고, 정확한 미션과 비전으로 핵심가치가 설정되어 있으며 전 직원이 이를 이해하고 숙지하도록 노력한다. 직원이 병원의 미션과 비전을 알지 못한 채 업무를 하고 있는 것은 배를 어느 방향으로 가도록 노를 저어야 할지 모른 채 제각기 서로 다른 방향으로 열심히 노를 젓도록 하는 것과 같다. 이에 조직의 비전과 핵심가치 등 경영철학은 한 번의 전달로 끝낼 것이 아니라 조직 구성원 전원에게 내재화될 수 있도록 주기적으로 교육되거나 병원 곳곳에 내용을 비치하여 언제든 상기될 수 있도록 해야 한다.

조직 구성원들이 존경하고 함께 일하고 싶은 관리자의 특성은 다음과 같다.

① 감정 기복이 심하지 않고, 말과 행동에 일관성이 있어 신뢰를 느낄 수 있다.
② 직원들의 고민을 듣고 공감해주며 해결책을 찾는다.
③ 실무를 잘 이해하고 있으며, 힘들 때는 도와주려 애쓴다.

④ 일방적인 통보가 아닌 직원들에게 의견을 제시할 기회를 준다.
⑤ 자신의 역할과 업무에 책임감을 보인다.
⑥ 조직원들의 성장을 돕고 롤모델이 되어 리더십을 발휘한다.

직원들이 함께 일하고 싶어 하는 중간관리자는 병원의 성과만을 위해 업무 피드백을 하고, 자신의 이익만 챙기는 사람이 아니라 병원의 성장과 함께 직원들의 성장도 함께 도우며, 롤모델이 될 수 있도록 말과 행동에서 직원들에게 본보기가 될 수 있어야 하고 이로 인해 신뢰를 줄 수 있는 사람이다.

2. 인사평가는 어떤 기준으로

대개 모든 기업이나 병원은 1년에 한 번 인사평가를 한다. 그런데 이 인사평가라는 것이 직원의 입장에서 보면 갑질처럼 느껴질 수밖에 없다. 상사에 의한 수직평가인데다가, 자신에게 기대하는 것을 말해주지 않고, 개인의 수준이나 목표를 설정해놓지 않은 상태에서 주관적으로 평가하는 경우가 많이 있다. 그래서 인사평가 후 이직을 고민하는 이들도 많이 있다.

인사평가제도가 제대로 정비되어 시스템화되어 있는 병원은 드물다. 특히나 많은 일차의료기관들은 인사평가제도의 중요성도 인지하지 못하고 있는 경우가 많다.

직원들의 업무평가에 대한 명확한 기준이 없으니 피드백의 내용이 감정적이거나 일관되지 못할 경우가 많다.

국내에 다양한 인사평가제도가 있지만 일반적으로 많이 활용되는 인사평가제도나 유명한 기업의 인사평가제도를 적용할 것이 아니라 반드시 우리 병원의 경영철학과 상황에 맞는 인사평가제도가 기획되어야 한다. 업무나 분야가 비슷한 병원이라도 병원마다 경영철학이 다르고 해당 업무에 요구되는 역량이 제 각기 다르기에 인사평가제도를 통일화할 수 없다.

인사평가제도를 구축하려면 우선 병원의 인재상이 명확히 정의되어 있어야 하며, 각 부서별 직무 분석을 통해 요구되는 역량을 정리해야 한다. 또한 연차별, 직급별로 병원에서 요구되는 역할과 역량을 분석한 후 인사평가표에 적용해야 할 것이다.

인사평가는 직원의 입사 후 첫 면담 때부터 개인에게 기대하는 역할과 업무를 설명하며 인사평가제도를 알리고, 인사평가의 시행 목적과 중요성 등을 충분히 설명하는 것이 좋다. 또한 인사평가 이후에는 반드시 직원과의 면담을 통해 상황에 대한 설명과 평가 내용에 대한 설명과 피드백, 다음 인사 평가 결과에 대한 목표 설정을 함께 하는 것이 좋다.

3. 성과관리는 어떻게

30명 이하의 작은 개인병원도 직원의 성과를 측정하고 평가해 조직을 관리하는 일은 필요하다. 작은 규모이기에 공식적인 성과관리 절차까지는 필요하지 않을 수 있지만, 규모가 커지고 직원 수가 급격히 늘어나면 직원 개인의 성과를 명확히 측정하고 관리하기 어려우므로 초기부터 명확한 성과관리 체계를 정해두는 것이 좋다.

가장 많이 알려진 성과관리 체계로 'OKR'방식이 있는데, 기본 개념은 Objective(목표)와 Key Result(핵심결과)의 조합으로 구성돼 있다.

즉 병원의 목표와 비전을 달성하기 위한 핵심 결과 지표를 만들어 그것에만 집중하도록 하자라는 것이 기본 개념인 셈인데, 구글의 설립자 래리 페이지와 세르게이 브린은 창업 초기부터 OKR 방식을 목표관리와 성과 달성 방법으로 활용하고 있다고 알려져 있다.

물론 병원경영에 있어 성과관리제도가 반드시 필수인 것은 아니다. 대신 적어도 경영진과 중관관리자는 한 달에 한 번 목표에 대해 논의하고, 진행 상황과 결과에 대해 조직 구성원들과 토론하여 병원의 목표를 달성하기 위해 조직 구성원들이 함께 노력하는 과정은 필요하다. 성과관리를 형식적이든 비형식적이든 주기적으로 관리하면 큰 효과를 볼 수 있으니, 병원 개원 초기부터 적극적으로 활용하는 것이 좋다.

학습 9

수행 내용

재료 · 자료

- 병원경영 및 의료서비스 관련 자료

기기(장비 · 공구)

- 컴퓨터, 문서작성 프로그램, 프린터, 주변기기

안전 · 유의사항

- 병원경영 및 의료서비스 관련 장비의 안전 및 유의사항을 숙지한다.

수행 순서

01 병원 교육훈련 프로그램의 유형에 대하여 분석하라

병원 직원교육훈련의 유형을 구분하면 신입직원 오리엔테이션, 직종별 직무교육, 관리자 대상 리더십 교육, 친절교육, 조직활성화 및 교양교육 등으로 구분할 수 있다. 이에 대한 이해를 돕기 위해 삼성서울병원의 예를 통해 설명하고자 한다.

1. 신입직원 오리엔테이션

'첫인상은 오래 기억된다.' 신입직원 오리엔테이션의 중요성을 나타내는 말이다. 직원들이 병원과 처음 만나는 오리엔테이션의 성과는 교육 후 현장에서 근무하는 직원들의 병원에 대한 소속감 및 충성도, 자부심은 물론 병원전체의 퇴직률에도 영향을 미친다.

오리엔테이션은 어떻게 운영해야 하는가? 우선 오리엔테이션의 목적은 병원고유의 문화를 이해하고 업무 프로세스와 동료직원과의 유대감을 형성하여 병원에 대한 소속감과 자긍심을 갖게 하는 데 있다.

의료기관 평가결과에 의하면 거의 모든 병원에서 신입직원 오리엔테이션을 실시하고 있으며, 교육기간은 1일에서 2주까지 집합 또는 합숙교육으로 진행하고 있다.

삼성서울병원의 경우, 신입직원 조기전력화를 교육부문 중점 추진과제로 선정해 외부 연수원 합숙 10일, 원내 집합 5일 등 총 15일간의 오리엔테이션을 실시하고 있다. 이 기간 동안 병원장 및 부서장, 선배와의 대화를 통한 병원이해, 고객만족을 위한 친절교육, 팀 빌딩 및 야외활동을 통한 팀워크 향상, 직업관 확립, 자기변화계획 작성 등의 프로그램을 통해 신입직원들이 병원의 새 가족으로 잘 적응할 수 있도록 돕는다.

2. 직종별 직무교육

병원에서는 직무특성상 현장직무교육(On the Job Training)의 비중이 크기 때문에 현장직무 교육의 체계화에도 관심을 두어야 한다. 하지만 각 직종에 맞는 개별 프로그램을 모두 설계하기에는 인원 및 비용 상의 현실적인 어려움이 있다.

보다 효과적인 직종별 전문직무교육을 위해 원내 자체 직무교육 외에도 국내외 학술대회 및 전문직무교육에 대한 지원을 하고 있다.

원내 교육과정 개설보다는 외부 전문교육을 활용하는 것이 효과적이라고 판단했기 때문이다. 현재 외부교육 참여율이 연 평균 1인당 2회 정도로 활성화되어 있는 편이다.

3. 관리자대상 교육

병원의 관리자는 인체의 척추와 같이 중추적인 역할을 하기 때문에 많은 지원과 투자가 이루어져야 한다.

교육내용은 크게 대인관계관리와 업무관리로 나눠지고, 교육프로그램으로는 대인관계관리 부문에는 커뮤니케이션, 동기부여, 코칭, 갈등관리 등이 있다. 또한 업무관리 부문에는 목표 관리, 일정 관리 등이 있다.

관리자들의 공감대 형성과 역량개발을 위해 앞에서 언급된 교육프로그램을 중심으로 관리능력향상개발 및 관리자 워크샵을 실시한다.

또한 경영마인드 함양을 위한 행정직 능력개발과정을 행정직 관리자를 대상으로 경영기본 7개 과목을 온라인과 오프라인을 결합한 블렌디드 러닝방식으로 운영한다. 보직자를 대상으로 의료환경, 리더십, 고객만족 등 6개의 주제에 걸쳐 교육을 실시한다.

4. 친절교육

급변하는 의료환경 속에 환자중심의 고객만족 서비스가 병원의 하나의 패러다임으로 자리 잡아가고 있으며, 이에 따라 거의 모든 병원에서 친절교육을 실시하고 있다. 많은 담당자들이 친절교육을 준비하면서 강사섭외에 어려움을 느꼈을 것이다. 외부 유명강사는 강의는 잘 하는 것 같은데 왠지 병원에는 맞지 않는 것 같고, 내부강사는 현장은 잘 파악하고 있으나 강의능력이 부족해 뭔가 아쉬운 느낌이 들 때가 있다. 이런 경우에는 내부강사를 전략적으로 양성하는 것이 좋다. 현장을 잘 알면서도 가능성이 있는 강사를 선발하여 외부 강사양성 전문교육과 지속적인 지원을 통해 강의능력을 향상시키면 남부럽지 않은 유능한 강사로 양성할 수 있다.

물론 외부강사와 내부강사를 적절히 안배하는 것이 가장 바람직하다.

CS 아카데미를 개소하여 50여 명의 원내 친절강사를 양성하여 매년 2~3천명의 직원을 대상으로 친절교육을 실시하고 있다. 또한 전 직원의 CS 마인드 함양을 위한 CS 특강을 연 8회 실시하고 있으며, 서비스 리더십 강화를 위해 관리자들이 고객이 붐비는 현장에서 고객을 찾아가며 서비스하는 간부 현장안내를 실시하고 있다.

5. 온라인 교육

교대근무가 많아 집합교육에 제약이 있는 병원 교육에 새로운 대안으로 떠오른 온라인 교육은 점차 빠르게 성장하고 있다. 병원 계에서 어학 분야부터 활성화된 온라인 교육은 정보기술, 리더십, 교양 분야는 물론 최근 들어 전문직무 분야까지 확산되고 있다. 삼성서울병원의 경우에도 2000년대 초 30명 수강을 시작으로 최근에는 34,500여 명이 수강할 정도로 활성화 되었다. 최근에는 투약간호과정과 의학통계과정 등을 자체 개발하여 직무분야까지 확대하고 있다.

물론 모든 교육이 온라인으로 해결할 수 없기 때문에 집합교육 또는 현장교육과의 조화가 중요하다.

02 인적자원개발 차원에서 경력개발에 대하여 분석하라.

1. 인적자원개발

병원인적자원 관리는 흔히 인사, 노사업무를 포괄하는 인적자원관리(Human Resource Management)와 교육업무인 인적자원개발(Human Resource Development)로 나누어진다.

그 중 인적자원개발은 교육훈련과 경력개발, 조직개발로 구분되는데 교육훈련(Training & Development)은 업무를 수행하는데 필요한 지식, 기술, 능력을 향상하는 것이고, 경력개발(Career Development)은 실력 있고 헌신적인 직원을 더욱 높은 수준의 책임과 직무로 이동시키기 위한 계획이다. 마지막으로 조직개발(Organizational Develop)은 계획된 개입(Intervention)을 통해 조직의 효과를 향상시키고 변화를 관리하는 과정이다.

현재 국내병원에서는 교육훈련 부문에서 많은 발전이 이루어지고 있으나, 경력개발과 조직개발 부문에서는 체계적인 접근이 미약한 현실이다.

여기에서는 보다 실용적인 접근을 위해 교육훈련을 중심이 필요하다.

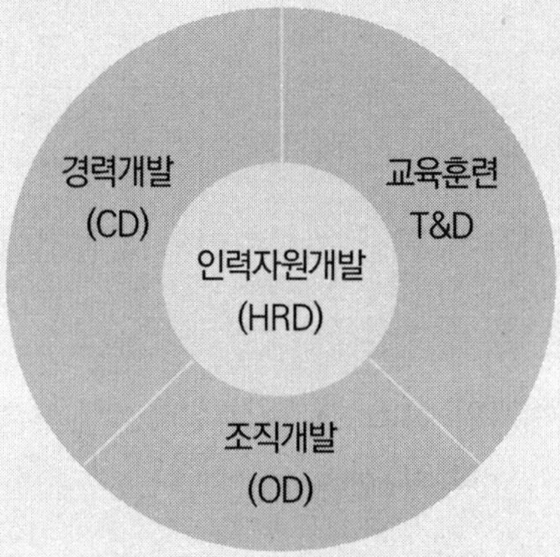

[그림 9-3] 인적자원개발

2. 경력개발

경력개발은 전문직이 많은 병원에서는 필수적인 인적자원관리 활동이다. 경력개발계획은 경력개발경로와 교육훈련, 멘토링 등으로 구분된다.

첫째, 경력개발경로의 경우 과거의 경력개발은 높은 직급으로의 승진, 즉 관리자가 되는 것을 의미했다. 그러다 보니 전문직 중에서 현업에서 연구를 계속하고 싶은 직원은 관리자가 되기를 꺼려하는 경우도 있었다.

최근에는 이러한 단점을 보완하기 위해 전문가를 위한 경력개발경로가 개발되어 선진기업에서 활용되고 있다.

둘째, 교육훈련은 조직에서 직원의 현재 역량과 앞으로 가고 싶은 상위수준의 역량을 비교하여 교육훈련을 통해 수준차이를 줄일 수 있도록 지원하는 것이다.

예를 들어, 수간호사가 되고 싶은 간호사는 수간호사에게 필요한 리더십 관련 교육을 통해 관리자의 역량을 키우는 것이 한 예다.

셋째, 멘토링은 자신의 전문분야에 도움을 줄 수 있는 스승 또는 선배, 상사와 지속적인 피드백을 통해 발전하는 과정이다. 성공적인 멘토링을 이끌 수 있는 유능한 멘토의 특징은

학습 9

높은 기준을 갖고 있으며, 부하 직원에게 본보기가 되도록 스스로 노력한다는 점이다.

아직까지 국내 병원계에서는 경력개발에 대한 인식부족 및 지원체계 미비로 인해 도입이 미흡한 상황이지만 전문직이 많은 병원인력의 특성으로 볼 때 향후 발전가능성은 크다.

교육훈련에서 마지막으로 고려해야 할 사항은 인사와의 전략적인 연계인데, 예를 들면 교육결과가 고과평가에 반영된다거나 고과평가 결과가 좋은 직원을 선발해서 특화된 교육을 실시하는 것이다. 간혹 교육훈련을 복리후생 차원으로 접근하는 경우가 있는데, 보다 병원경영에 기여하는 교육이 되기 위해서는 교육목표를 경영전략과 일치시키는 전략적 접근이 필요하다.

03 좋은 조직을 만들기 위한 조직관리의 성공적인 노하우 비결에 대하여 분석하라.

① 조직관리를 위한 체계적인 시스템과 매뉴얼을 만들어야 한다.
② 유능한 인재의 조건을 명확히 정의하라.
③ 경영철학과 방침을 공유하라
④ 입사초기 직무숙달을 위한 교육이 중요하다.
⑤ 직무목표와 직무내용을 명확히 해줘야 한다.
⑥ 근무규칙을 알려주고 병원으로부터 먼저 준수해야 한다.
⑦ 가급적 화를 내지 말고 먼저 해명할 기회를 준 다음 타이른다.
⑧ 직무에서 준수해야 할 내용에 대해 서약서를 받아 둔다.
⑨ 경영자의 시간 중 20~30% 이상 조직관리에 할애 한다.
⑩ 역량을 높이는 한편 자율성도 높여줘야 즐겁게 일한다.

04 좋은 조직을 만들기 위한 효과적인 리더십과 리더십을 발휘하기 위한 요소를 통한 전략에 대하여 분석하라.

1. Peter M. Senge의 효과적인 리더십

MIT의 피터 센지(Peter M. Senge) 교수는 효과적인 리더십을 발휘하기 위한 항목을 다음과 같은 4가지를 말하고 있다.

1) '설계자'로서의 역할

즉 오늘날 리더에게 요구되는 가장 중요한 역할은 급변하는 경영환경에 병원이 적절히 대응할 수 있도록 병원을 설계하는 일이다.

이는 단지 병원의 구조 변화에 국한된 이야기가 아니라 병원의 목표 달성에 공헌할 수 있도록 직원들의 자발적 참여를 극대화시키는 방법까지 포함하는 병원의 전반적인 설계를 말하는 것이다.

2) '보호자(Steward)'로서의 역할

경영자는 병원과 구성원 모두를 보호하고, 가꾸고 또 육성시키는 것은 물론 인간 존중의 문화가 정착될 수 있도록 선도해야 한다.

3) '선생(Teacher)'으로서의 역할

이는 병원의 모든 구성원에게 병원의 당면 과제와 장기적인 비전을 주지시키고, 병원이 격동하는 환경 변화에 효과적으로 대응하고 위험 요소를 줄여 나갈 수 있도록 배우는 병원을 창조하는 경영자의 능력이다.

4) '병원의 비전과 경영철학'을 창조하는 일

우리가 알고 있는 초일류 병원들의 비전은 병원이 5년 또는 10년 안에 달성하고자 하는 적극적이고 간단 명료한 방침이며 일종의 철학으로 명시되어 있다. 그리고 초일류 병원의 비전은 종업원에게 경영자의 비전과 철학을 이해시킴으로써 경영자가 제시한 방향으로 적극적으로 참여시키거나 병원의 장기 목표를 위해 노력하게 하는 일종의 힘의 근원이다. 따라서 리더들은 이러한 비전을 확고한 계획에 의해 뒷받침해야 한다.

2. 리더십 발휘를 위한 4가지 요소

리더십을 발휘하기 위해서는 다음의 4가지 요소가 필요하다.

1) 경청한다

조직의 리더 가운데는 급한 성질을 가지고 있기 때문에 "그래서 결론은?" 이라면 바로 상대방을 몰아세우는 사람이 있다. 결코 바람직하지 못한 태도이다. 비록 부하의 설명이 중언부언하더라도 우선 상대방의 입장에 서서 귀와 마음을 열고 깊이 경청하는 태도 그 자체가 리더십을 발휘하기 위한 첫걸음이다. 이를 위해서 때로는 리더가 알고 있는 사항이라도 모르는 체할 필요가 있을 수도 있다.

학습 9

좋은 리더십은 좋은 커뮤니케이션에서 시작되며 좋은 커뮤니케이션은 듣는데서 시작된다는 사실을 인식한다.

2) 의사결정을 내린다

단순히 업무에서도 리더의 우유부단은 업무를 위태롭게 만들고 조직을 위험하게 만드는 경우가 있다. 흔히 "정보가 부족하다, 자료가 불충분하다. 그러므로 결정할 수 없다." 라는 사람이 있다.

나름대로는 이해할 수 있지만 이러한 경우에 리더에게 필요한 것은 정보나 데이터가 부족한 것을 경험에 따라 냉철한 판단력이나 통찰력으로 보충하여 의사결정을 내리는 것이다.

"리더란 의사결정자 이다."라는 말도 있다. 여기서 자료가 불필요하다는 말은 아니다. 완전을 기하기 위해 결정의 시기를 놓치기보다는 다소 불충분한 정보라도 지금 결정하는 편이 바람직한 경우에는 결정을 내려야 한다는 사실을 강조하는 것이다.

3) 위임한다

대부분의 관리자는 자기는 부하에게 권한위임을 상당히 많이 하고 있다고 자부한다. 그러나 십중팔구 부하쪽에서는 그다지 위임을 받지 못했다는 느낌을 가지고 있다. 사람을 육성하는 것이 리더의 역할이며 요체다. 그 사람에게 "좀 더 발돋움하면 미래는 훨씬 나아질 것이다"고 생각되는 일에 일부러 도전시키는 것이다. 지위가 사람을 성장시키는 경우가 많듯이 "위임한다."는 것은 인간을 성장시킨다.

4) 칭찬한다

우리 주위에는 칭찬에 인색한 경영자나 관리자들이 많다. 물론 마음에도 없는 칭찬을 할 수는 없다. 그러나 칭찬은 매우 바람직한 동기부여다. 평소에 사람과의 관계에서 마음을 열어야 한다. 가벼운 일에도 상대방을 인정하거나 칭찬하는 습관을 가지면 조직의 분위기가 확실히 달라진다.

3. 좋은 조직 만들기의 전략

계층 · 직무역량 부문은 병원의 성장을 위하여 새로운 전략을 수립하고, 전 직원들이 스스로 경쟁우위를 실현해 나갈 수 있는 방법을 구축해야 한다. 경쟁우위의 핵심은 '변화를 어떻게 이해하고 어떠한 핵심역량으로 극복할 것인가?'이다. 이를 위해 고객위주의 프로세스를 중심으로 Value, Performance를 실무에서 활용할 수 있는 스킬이 필요하다.

조직을 유지 · 발전시키기 위해서는 끊임없는 변화와 도전에 대응해야 한다. 변화하는 환경 속에서 조직에서의 일의 방식도 '고부가가치와 창의성'을 요구하고 있다.

조직활성화 프로그램은 구성원간의 벽을 허물고 병원의 권위의식으로 변화시켜 나감과 동시에 구성원들의 사고전환이 실질적으로 행동혁신으로 직결될 수 있는 변화의 성공요소(Key Sucess Factor)를 추출하고 성과를 촉진시켜야 한다.

파킨슨의 법칙으로 유명한 C.N.Parkinson은 어느 한 조직이 부패 · 낙후되는 이유를 설명하기 위해 Injelitence(Incompetence : 무능 + Jealousy : 시기심)라는 새로운 용어를 만들어 사용하였다.

인젤리턴스는 무능력하면서도 다른 능력 있는 사람들의 성과에 대해서 시기하는 조직 내의 암적 존재다. 이들은 유능한 사람들의 능력을 인정하지 않을 뿐 아니라 그들이 능력 발휘를 못하도록 방해를 하고 그들의 성과를 가로막는 등 우수한 인재를 조직 밖으로 몰아내는 작용을 한다.

병원이 성장하기 위해서는 제조기술과 강력한 마케팅 능력을 가지고 있어야 하는데 이에 못지않게 중요한 요인은 능력 있고 조직의 발전을 위해 헌신적으로 노력하는 조직구성원이 다수가 있어야 한다.

조직활성화 OD(Organizational Development : 조직개발) 부문은 조직 내 직원들의 동기부여를 통해 성과 향상을 위한 시스템적 변화를 말하는 것이다.

조직활성화을 위하여 교육은 부서 간 구성원간의 벽을 허물고 조직 구성원들이 높은 생산성을 올릴 수 있는 Energizing Group으로 변화시킨다.

① 변화의 인식을 통해 Vision을 설정하고 역동적인 일터를 조성할 수 있는 신뢰의 바탕을 구축한다.

② 활발한 참여와 토론 등 다양한 학습 방법과 Tool을 사용하여 직원들 간의 새로운 시너지를 창출한다.

③ 팀 업적에 대한 성과를 평가하고 피드백한다. 이러한 일련의 과정을 통해 조직의 문제를 해결하고 대안을 제시하는 다이나믹한 팀으로 변화하게 된다.

학습활동.9 교수 · 학습 방법

교수 방법

- 좋은 조직문화 만들기에 대한 관련 용어, 구성, 방식 이해 정도를 파악한 후 수업을 진행한다.
- 교수자의 주도로 좋은 조직문화 만들기 등의 내용을 PPT 자료로 제시한 후 설명한다.
- 가능하면 사전에 개인별 학습자료를 준비하여 모든 학생이 참여할 수 있는 문제해결식 수업, 협력수업이 가능하도록 한다.
- 좋은 조직문화 만들기 과정을 작업의 순서에 따라 단계적으로 실습이 이루어질 수 있도록 지도한다.
- 교재를 통해 수업을 준비하는데 있어서 필요한 모든 정보나 팁, 힌트 등 도움이 될 만한 내용들을 확인할 수 있다.
- 학생들이 만들게 될 각 모델들은 수업시간에 중점적으로 다뤄질 부분과 어휘, 질문, 답을 포함하고 있으며 또한 탐구할만한 추가적인 아이디어들도 포함하고 있다.

학습 방법

- 좋은 조직문화 만들기에 대한 관련 용어를 숙지하고, 좋은 조직문화 만들기에 대해 이해한다.
- 좋은 조직문화 만들기의 각 단계별 중점 사항을 체계적으로 학습한다.
- 좋은 조직문화 만들기의 수행순서의 전 과정을 실습한다.
- 좋은 조직문화 만들기의 내용을 이해한다.
- 좋은 조직문화 만들기를 이해하고 숙달이 될 때까지 학습한다.

학습활동.9 평가 및 피드백

평가 준거

- 평가자는 피평가자가 수행 준거 및 평가내용에 제시되어 있는 내용을 성공적으로 수행할 수 있는 지를 평가해야 한다.

학습내용	평가항목	성취수준		
		상	중	하
좋은 조직문화 만들기	좋은 조직문화 만들기를 이해할 수 있다.			

평가 방법

- 작업 포트폴리오

학습내용	평가항목	성취수준		
		상	중	하
좋은 조직문화 만들기	좋은 조직문화 만들기를 이해할 수 있다.			

- 필기시험

학습내용	평가항목	성취수준		
		상	중	하
좋은 조직문화 만들기	좋은 조직문화 만들기를 이해할 수 있다.			

- 체크리스트를 통한 관찰

학습내용	평가항목	성취수준		
		상	중	하
좋은 조직문화 만들기	좋은 조직문화 만들기를 이해할 수 있다.			

- 피드백

1. 작업 포트폴리오
   - 제출한 보고서를 평가한 후 주요 사항에 대하여 표시하여 돌려준다.
2. 필기시험
   - 평가 결과 성적이 저조한 학생은 보고서 제출 기회를 부여한다.
3. 체크리스트를 통한 관찰
   - 실습 과정에서 평가한 후 개선해야 할 사항 등을 정리하여 돌려둔다.

참 | 고 | 문 | 헌

- 김형진, 병원의 위기관리 시스템, 병원경영학회지, 혁신얀구회, 특별호, 2016.12.
- 문옥륜 · 김주환, 현대의료경제론, 신광출판사, 1997
- 박길성, 효과적인 직원 교육훈련, 대한병원협회지, 2006.3
- 박정홍, 병원 선택 특성과 보안성 및 병원 서비스 품질 특성이 재이용의도에 미치는 영향, 병원경영학회지 제24권 제1호, 2019.3
- 배성숙, 경영혁신의 기법과 성공요인에 관한 연구, KBM Journal, 2019.12.26
- 손석준, 병원경영관리와 QA, 도서출판 기현, 1998
- 송병기, 병원 코디네이터의 바른 이해, 메디칼업저버, http://www.monews.co.kr, 2002.8.26
- 심규범, 의료기관의 종합적 품질경영(TQM)과 내부고객만족에 대한 구조모형, Journal of Digital Convergence, 2015.10.13
- 양흐정 · 김광수 · 정상윤, 통계적 품질관리 4.0, https://fintecuriosity-11.tistory.com/, 대한표준협회미디어
- 이민화, 디지털 시대의 병원 경영, 인터넷에 의한 구매/조달시스템시연회 이대목동병원, 2000
- 이양희 외 3, 고객감동을 부르는 마케팅 CRM고객경험관리, 예술경영지원센터, 2011.2.25
- 이주연, 병원 의료데이터 민간 개방 확대…혁신 의료기기 육성, 헬스조선, https://health.chosun.com, 2020.1.15
- 이희범, 의사의 태도 · 말 한마디에 환자는 '천당과 지옥' 오가, 의사신문, 2011.6.24
- 임솔, 경증 환자까지 쏠림 3년간 빅5병원 외래 20% 증가, https://www.medigatenews.com, 2020.10.6
- 자비스, 고객감동을 부르는 마케팅, https://needjarvis.tistory.com/90
- 정디연, 전국민 건강보험 시행 30주년, 메디게이트, https://www.medigatenews.com/news/ 2019.7.23
- 조성남, 의사의 자질과 태도가 의료서비스 만족도에 미치는 영향, 한국인구학, 제32권 제3호, 2009.
- 조우현 외 3인, 의료서비스 마케팅, 퇴설당, 1999
- 조우현 · 손명세, 병원경연의 혁신, 학연사, 1994
- 조현우, 의료의 질 향상, 의학신문, http://www.bosa.co.kr, 2003.5.23
- 채훈대, 성공병원 스토리, 스타어드바이져, http://www.starrich.co.kr/
- 2020 하반기 글로벌 보건산업 동향 심층조사, 한국보건산업진흥원, 2020.12
- CRITEO 블로그, 포스트 코로나 시대의 10가지 소비자 행동 변화 트렌드, www. criteo. com, 2020.6.7
- https://blog.ibk.co.kr/2425 [IBK기업은행 블로그]
- https://leeyunseok.tistory.com/entry/조직관리란-무엇인가 [이윤석의 블로그]
- jobis, 탄탄한 회사들의 인사관리 노하루, https://help.jobis.co/
- NCS 학습모듈, 병영경영기획(LM0601020103_13V1.1), 교육부
- NCS 학습모듈, 병영환경관리하기(LM0601020209_13V1.1), 교육부
- NCS 학습모듈, 브랜드기획09(LM0201020209_13V1.1), 교육부
- 건치신문, http://www.gunchinews.com
- 국가법령정보센터, 소비자보호법, https://law.go.kr/LSW/소비자보호법
- 국가법령정보센터, 의료법, https://law.go.kr/LSW/
- 나무위키, https://namu.wiki/w/병원

- 마이크로소프트웨어 다이나믹365, https://dynamics.microsoft.com/
- 부자비즈, 대박 사업자들의 직원관리 노하우, https://post.naver.com, 2018.3.18
- 삼성서울병원, 환자의 권리와 의무, http://www.samsunghospital.com/
- 서비스 품질, https://m.blog.daum.net/moonsabu/7865206, 2009.11.30
- 서울대학교 의과대학 의료관리학교실. 적정진료보장을 위한 의료의 질관리 연구, p.40, 1991
- 신입사원 교육추천, www.learningclue.co.kr
- 중앙경영연구원, 리더십/조직관리부문, http://jbi.or.kr/index.php?mid=edu02
- 한국보건의료관리연구원, 의료의 질 향상, 한국보건의료관리연구원. 1998, p.49
- 한국의료QA학회, 의료의 질 향상을 위한 10단계, p.45, 1996
- 행정안전부, 공직자가 꼭 알아야 할 직장예절, 2012.10

학습 9

학습 목표

1. DISC 성향분석의 활용을 이해할 수 있다.

10-1 DISC 성격유형 분석의 이해

1. DISC 성격유형

일반적으로 사람들은 태어나서부터 성장하여 현재에 이르기까지 자기 나름대로의 독특한 동기요인에 의해 선택적으로 일정한 방식으로 행동을 취하게 된다. 그것은 하나의 경향성을 이루게 되어 자신이 일하고 있거나 생활하고 있는 환경에서 아주 편안한 상태로 자연스럽게 그러한 행동을 하게 된다. 우리는 그것을 행동패턴(Behavior Pattern) 또는 행동 스타일(Behavior Style)이라고 한다.

사람들이 이렇게 행동의 경향성을 보이는 것에 대해 1928년 미국 콜롬비아대학 심리학교수인 Willam Mouston Marston 박사는 독자적인 행동유형 모델을 만들어 설명하고 있다.

Marston 박사에 의하면 인간은 환경을 어떻게 인식하고 또한 그 환경 속에서 자기 개인의 힘을 어떻게 인식하느냐에 따라 4가지 형태로 행동을 하게 된다고 한다.

이러한 인식을 축으로 한 인간의 행동을 Marston박사는 각각 주도형, 사교형, 안정형, 신중형 이렇게 4가지의 유형으로 구분했다.

DISC(Dominance, Influence, Steadiness, Conscientiousness)는 〈표 10-1〉처럼 인간의 행동유형(성격)을 구성하는 핵심 4요소인 주도형(Dominance), 사교형(Influence), 안정형(Steadiness), 신중형(Conscientiousness)으로 정의하였다.

〈표 10-1〉 DISC 행동유형

유 형	관찰되는 행동	타인으로부터 기대하는 것	자신의 일에 대한 태도
전형적인 주도형 (D형)	1. 자기중심적이다. 2. 듣기보다는 말한다. 3. 자기 주장이 강하다. 4. 의지가 강하다. 5. 힘으로 밀어붙이고 결의가 굳다.	1. 직설적 소통 2. 존경 받는 것 3. 자신의 리더십을 인정해 주는 것 4. 간섭받지 않는 것	1. 권위와 권력 2. 명성, 위신, 신망 3. 도전성
전형적인 사교형 (I형)	1. 듣기보다는 말한다. 2. 때로는 감정적이다. 3. 설득력이 있고 정치적인 감각이 있다. 4. 활기차며 타인을 설득하려고 한다.	1. 친근하고 정직하며 유머러스 하다. 2. 자신의 생각, 감정 상태에대 들려준다.	1. 가시적인 인정과 보상 2. 승인, 동조, 인기를 받는 것
전형적인 안정형 (S형)	1. 말하는 것보다 질문한다. 2. 일관성이 있다. 3. 상담, 상의하는 것을 선호한다. 4. 인내심이 있다. 5. 변화에 소극적이며 말에 신중을 기한다.	1. 편안한 태도 2. 상냥함, 우호적 3. 자신의 가치를 인정하며 변화는 점진적으로 진행한다.	1. 가시적인 인정과 보상 2. 승인, 동조, 인기를 받는 것
전형적인 신중형 (C형)	1. 규칙 · 규범을 준수한다. 2. 구조적, 조직적이다. 3. 실수를 하지 않도록 주의한다. 4. 세운 목표에 스스로 엄격하다. 5. 대인관계에서 외교적이다.	1. 최소한의 사교적 행동을 취한다. 2. 세부사항의 정확성이 있고 해동에 신뢰를 기한다. 3. 높은 기준	1. 명확한 기대와 목표 2. 자주성 3. 전문성의 인정 프로정신

2. DISC 행동유형의 결과

1) DISC 행동유형

[그림 10-1]처럼 DISC 행동유형은 D형-주도형(빠르고, 과업중심형), I형-사교형(빠르고, 사람중심형), S형-신중형(느리고, 사람중심형), C형-안정형(느리고, 과업중심형)이다.

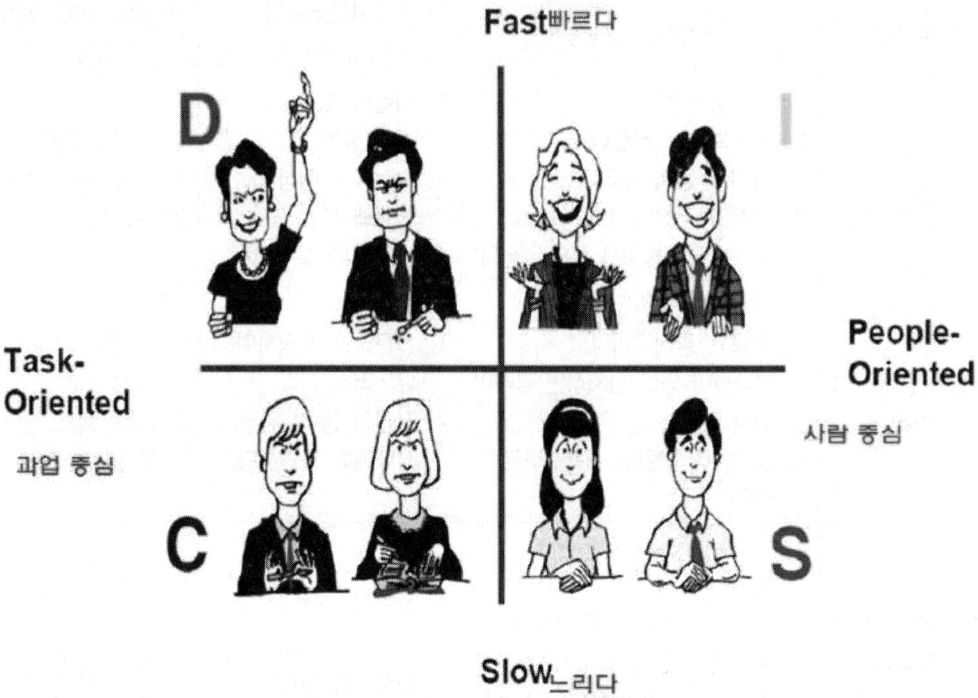

[그림 10-1] DISC 행동유형

2) DISC 유형별 일반특징

〈표 10-2〉는 DISC 유형별 일반특징을 나타난다. 이 DISC 유형별 특징은 다른 사람이 행동유형을 파악하는 방법이다.

(1) 주도형(D형)

경쟁적이며 자신의 의견을 주장하고, 개척자 경향이 강하다. 전화통화를 하고 있는 동시에, 다른 사람의 말이나 행동을 종종 가로막는 행동을 할 수 있다. 대체로 급히 서두르는 편이며 동시에 많은 프로젝트를 수행한다. 다른 사람에게 예의 바르게 말하거나 행동하는 태도가 거의 보이지 않는다.

(2) 사교형(I형)

말이 많으며, 의사소통에 능통하다. 유머감각이 풍부하며 활기 있고 개방적이며 친절하다. 상대방에게 동의할 때 그 표현을 적극적으로 하며, 사물이나 주제의 긍정적인 측면을 강조한다.

(3) 안정형(S형)

조심성 있으며, 안정적이다. 안전을 추구하고 안정유지 조심성 있게 추진한다. 타인을 부러워하지 않으며 변화를 꺼려하는 경향이 있다.

(4) 신중형(C형)

꼼꼼하고 완벽주의적이다. 질서 정연하며, 세부사항에 초점을 둔다. 외교적인 방식으로 매우 예의를 갖춘다.

〈표 10-2〉 DISC 유형별 일반 특징

Domincance(주도형)	Influence(사교형)
D 결과를 성취하기 위해 장애를 극복함으로써 스스로 환경을 조성한다.	I 다른 사람을 설득하거나 영향을 미침으로써 스스로 환경을 조성한다.
• 빠르게 결과를 얻는다. • 다른 사람의 행동을 유발시킨다. • 도전을 받아들인다. • 의사결정을 빠르게 내린다. • 기존의 상태에 문제를 제기한다. • 지도력을 발휘한다. • 어려운 문제를 처리한다. • 문제를 해결한다.	• 사람들과 접촉한다. • 호의적인 인상을 준다. • 말솜씨가 있다. • 다른 사람을 동기 유발시킨다. • 열정적이다. • 사람들을 즐겁게 한다. • 사람과 상황에 대해 낙관적이다. • 그룹 활동을 좋아한다.
Conscientiousness(신중형)	**Steadiness(안정형)**
C 업무의 품질과 정확을 높이기 위해 기존의 환경 안에서 신중하게 일한다.	S 과업을 수행하기 위해서 다른 사람과 협력한다.
• 중요한 지시나 기준에 관심을 둔다. • 세부사항에 신경을 쓴다. • 분석적으로 사고하고 찬반, 장단점 등을 고려한다. • 외교적 수완이 있다. • 갈등에 대해 간접적 혹은 우회적으로 접근한다. • 정확성을 점검한다. • 업무수행에 대해 비평적으로 분석한다.	• 예측가능하고 일관성 있게 일을 수행한다. • 참을성을 보인다. • 전문적인 기술을 개발한다. • 다른 사람을 돕고 지원한다. • 충성심을 보인다. • 남의 말을 잘 듣는다. • 흥분한 사람을 진정시킨다. • 안정되고, 조화로운 업무 환경을 만든다.

10-2 DISC 성격유형 분석의 활용(직원&환자)

1. DISC 유형별 고객응대 활용

"너 자신을 알라" 철학자 소크라테스가 남긴 명언이다. 이는 고객응대와도 매우 관련 있는 말이다.

나 자신의 강점과 취약점을 정확히 이해해야 이를 토대로 더 효과적인 고객서비스와 상담전략을 수립할 수 있기 때문이다. 따라서 DISC 행동유형 분석을 통해 나의 강점을 알고, 이를 활용해 고객스타일에 맞추어 상담하고 응대하는 방법을 알아보자. 나를 정확히 안다면 상담의 성과를 크게 향상시킬 수 있다.

1) 리더십이 강하고 의사결정이 빠른 D형(Dominance 주도형)

행동유형	• 자신감 있는 모습이 매력적이고 자아가 강한 성격의 소유자로 독립적이고 목표 지향적이며 도전적이다. • 자신의 생각과 감정을 솔직하게 말하는 등 자기주장이 강하다. • 의사결정 빠르게 내리고 실용적인 것을 추구하는 현실주의자이기도 하다.
고객 응대 팁	**" 고객의 목소리에 귀를 기울여 보세요! "** • 자기주장이 강하고 솔직한 D형, 자신이 동의한 내용만 듣는 경향이 있어 고객의 의견을 놓칠 수 있다! 고객과의 소소한 대화를 중요시하고 말을 끊지 않고 끝까지 들어 주는 경청의 자세를 키워보세요. 나와 의견이 맞지 않는 고객일지라도 수용하고 받아 들이는 자세가 중요하다. • 나의 생각과 감정을 솔직하게 표현하는 것이 고객에겐 상처가 될 수도 있으니 표현하기 전 여러번 생각하고 이야기하자. • 자신감 있고 솔직한 모습을 잘 어필하여 상담한다면 고객에 신뢰를 주어 인기 디자이너로 거듭날 수 있다!

2) 사교적이고 낙천적인 I형(Influence 사교형)

행동유형	• 낙천적이고 긍정적이며 즐거움을 추구하는 성격의 소유자이다. • 사교성이 좋아 고객과 잘 어울리고, 재미있고 능수능란하게 대화를 이끌어나간다. • 감정표현도 잘하고 고객이 듣기 좋은 말도 잘해 항상 화기애애한 분위기를 만든다. • 설득력이 높고 말을 잘하기 때문에 고객의 신뢰를 쉽게 얻을 수 있다. • 부드러우면서 활동적인 성향의 I형은 우리 병원의 분위기 메이커

고객응대 팁	**"부정적인 피드백에 약해지지 마세요!"** • I형은 감정이 풍부하기 때문에 긍정적인 피드백만 듣고 싶어하고 부정적인 정보를 듣기 힘들어하는 경향이 있다. 때문에 고객의 클레임이나 악성 댓글에 쉽게 상처받을 수 있으니 강심장을 가져야 한다. • 그러나 사교성이 좋고 설득력이 높기 때문에 고객과 두터운 라포형성이 될 수 있다!

3) 배려의 아이콘 YES맨, S형(Steadiness 안정형)

행동유형	• 대화하는 것을 좋아하고 고객의 말을 잘 들어준다. • 공감능력이 뛰어나 고객과의 커뮤니케이션 능력이 뛰어나다. • 다수와의 조화를 위해 자신의 손해를 기꺼이 감수하는 배려심이 가득한 YES 맨으로 서비스 정신이 투철하다.
고객응대 팁	**"쌓아두지 말고 표현하세요!"** • 불편함을 잘 표현하지 않고 마음에 담아두는 스타일이다. • 너무 배려하다 보면 부정적인 감정이 쌓여 화병이 되기도 하다. • 그때그때 감정과 생각을 쌓아두지 말고 표현하는 훈련을 해보자. • 가끔은 솔직한 의견을 내는 것도 좋다. • 뛰어난 커뮤니케이션 능력을 강점으로 내세운다면, 나를 찾는 고객이 늘어나고 고객과의 상담도 수월하게 진행될 수 있다.

4) 과묵하고 신중한 C형(Conscientiousness 신중형)

행동유형	• 과묵하고 이성적인 성격의 소유자로 생각을 정리해서 간단 명료하게 이야기하는 것을 좋아하며 객관적으로 이야기한다. • 결정을 하거나 생각할 때 항상 신중한 편이지만 공감능력이 부족하다는 평가를 받는다.
고객응대 팁	**"고객에게 공감해주세요!"** • 분석하기 위한 경청을 할 뿐 공감을 하지 못해 감정 표현이 인색하다. • 너무 과묵하고 이성적인 성격에 고객과의 커뮤니케이션이 원활하게 이뤄지지 않을 수 있어 고객이 진정 무엇을 원하는지 놓칠 수 있다. 따라서 경청하고 공감하는 훈련을 추천한다. • 객관적으로 이야기하다 보면 고객에게 상처 주는 말을 할 수 있으니, 고객의 입장을 생각하는 것이 중요하다. • 수다스러운 것을 싫어하는 고객과 잘 맞으며, 신중하고 객관적인 판단을 잘 어필한다면 고객에게 신뢰감을 줄 수 있다.

2. 병원종사자들의 DISC 유용별 활용

병원은 의료서비스 중심의 전문적인 조직특성으로 인해 조직구성원의 다양성과 이질성이 현저하고, 구성원 간의 상호의존도가 높으며 긴밀한 협조를 필요로 한다. 이러한 특수성 때문에 조직구성원들의 다양한 형태의 감정, 사고, 행동은 환자의 만족과 조직문화에 직 · 간접적인 영향을 미치게 된다.

환자의 만족과 긍정적 조직문화 형성을 위해서는 병원 내 조직구성원 간의 팀워크와 인간관계가 중요하며, 개인의 행동유형은 이러한 관계에 영향을 미칠 수 있다.

따라서 병원조직의 발전과 생산성 증대로 이어질 수 있도록 제일선에서 환자를 돌보는 병원종사자 조직의 질적 향상과 병원종사자들에 의한 양질의 의료서비스 제공이 우선되어야 한다. 특히 과도한 업무와 의사결정의 미숙함으로 인해 중압감과 부담감을 경험하는 실무경력 1년 이내의 신규 의료종사자들을 지지해줄 수 있는 정책적 지원과 인적관리가 필요하다.

개인에 따라 상이하게 나타나는 인간의 행동유형은 서로 비슷한 유형으로 분리할 수 있고, 행동유형의 유사성은 상호 편안함을 느끼게 해주는 반면 다양성은 오히려 상호보완적으로 조직의 활성화에 기여하게 된다. 이러한 서로 다른 개인의 행동유형 분석을 통하여 개인은 자신에 대하여 보다 잘 이해할 수 있게 되고, 타인의 행동유형 분석을 통해서 타인을 이해하는 능력을 향상시켜 조직 구성원들과의 원만한 대인관계를 유지할 수 있다.

DISC 행동유형의 인식은 업무현장에서 개인의 행동유형과 강점을 발견하여 업무의 우선순위와 선호에 대한 정보를 알게 하고 업무성과의 극대화를 위한 전략적 도구로써 활용될 수 있다. 또한 자신과 다른 우선순위와 선호를 가진 동료를 이해하고, 이들과 협조적으로 지낼 수 있는지 방법을 배울 수 있어 동료와 효과적인 관계를 형성하고 업무의 질을 향상시킬 수 있다.

국내에서 병원 종사자 개인의 특성과 병원 종사자 조직의 영향을 연구한 결과들에 따르면, 개인적 성격특성에 따라 외적자극에 의한 수용과 해결방법이 달라지고 직무만족에도 영향을 미치는 것으로 나타나 의료서비스 업무의 효율성을 높이기 위해서는 성격특성을 고려하여 근무부서를 배치하는 것이 적합하다.

따라서 DISC 행동유형에 대한 이해를 바탕으로 의료서비스 직무에 적합한 사람이 어느 유형의 사람인가를 먼저 파악한 후, 이에 맞는 자원을 선발하고 적합한 방법으로 동기를 부여한다면 의료서비스 업무의 적절성을 확립해 나가는데 지표를 제공할 수 있을 것이다.

최근 DISC 행동유형에 대한 연구들을 살펴보면 병원종사자를 대상으로 한 연구에서 DISC 행동유형에 따라 스트레스 대처와 직무만족 및 조직몰입에 차이가 있었으며, 치위생사 대상의 연구에서는 DISC 행동유형과 사회적 간접지지가 관련이 있는 것으로 나타났다. 보건교사를 대상으로 한 연구에서는 DISC 행동유형별 교사효능감의 차이가 있었으며, 종합병원간호사를 대상에서는 DISC 행동유형에 따라 직무만족도의 차이가 있음이 보고되었다.

간호실무현장에서의 예측 불가능한 응급상황과 다양하고 복잡한 간호업무수행 요구 등에서 우선순위와 의사결정에 대한 집중도가 요구되는데, 특히 신규간호사는 개인의 행동 특성에 따라 직무만족과 간호업무수행에도 크게 영향을 미칠 수 있다. 간호직무의 만족정도는 간호사에게 있어서 환자의 생명을 다루는 직업적인 특성으로 전인간호를 이끌어 내며 양질의 간호를 수행하게 하여 간호업무수행에 큰 영향력을 끼치게 되고 병원조직의 원활하고 효과성 있는 운영을 평가하는데 중요한 기준이 된다. 또한 신규간호사의 업무수행능력 결여로 인한 간호현장 부적응은 간호정체성에 부정적 영향을 미치며 혼란과 갈등은 빠른 이직을 초래할 수 있다. 그러므로 신규간호사에게 간호업무수행능력은 전문직 간호사가 되기 위해 갖추어야 할 필수적인 요건으로 이를 향상시키기 위한 방안이 필요하다.

신규간호사들의 DISC 행동유형은 사교형 42.0%, 안정형 29.0%, 신중형 17.6%, 주도형 11.4%로 사교형이 가장 많았다.

치위생사를 대상으로 한 연구에서는 주도형이 32.0%로 가장 많았고, 다음은 사교형 29.5%, 안정형 24.8%, 신중형 13.7%의 순이었던 결과와는 차이가 있었다.

또한 보건교사를 대상으로 한 연구에서도 안정형 45.4%, 사교형 31.1%, 신중형 12.6%, 주도형 10.9%의 순으로 나타났는데, DISC 행동유형의 분포는 연구에 참여한 연구대상자의 직군에 따라 차이가 있다.

신규간호사의 DISC 행동유형에 따른 업무수행능력의 하부영역에서는 정보수집, 기본간호 수행, 비판적 사고, 교육 및 지도력, 전문직발전 태도 및 실천능력에서 사교형이 가장 높았고 다음으로 안정형이 높은 것으로 나타났다.

신규간호사의 DISC 행동유형 중 사교형 및 안정형에 대한 인적자원 개발을 적극 고려하는 것이 직무만족과 업무수행능력에 긍정적 태도를 형성하는데 도움이 될 수 있다.

수행 내용

재료 · 자료

- 병원경영 및 의료서비스 관련 자료

기기(장비 · 공구)

- 컴퓨터, 문서작성 프로그램, 프린터, 주변기기

안전 · 유의사항

- 병원경영 및 의료서비스 관련 장비의 안전 및 유의사항을 숙지한다.

수행 순서

01 DISC 행동유형 평가서를 작성하여 본인의 성격을 분석하라.

① 〈표 10-3〉의 DISC 행동유형 평가서의 각 문항에서 나를 가장 잘 설명한 순서대로 4점/3점/2점/1점을 기입하세요.

② 〈표 10-3〉의 DISC 행동유형 평가서를 평가한 후에 [그림 10-2]의 행동유형 평가서 프로파일을 작성하세요.

〈표 10-4〉의 Advanced DISC의 40개 행동유형 프로파일을 참고하여 작성하라.

③ [그림 10-3]의 DISC 행동평가의 해석을 참고하여 본인의 유형 등에 대하여 적어보자

〈표 10-3〉 DISC 행동유형 평가서

		점수		점수		점수		점수
내 성격은	명령적이고 주도적이다.		사고적이며 감정표현을 잘 한다		태평스럽고 느리다		진지하고 세심하며 상식적이다	
나는 …에 둘러싸인 환경을 좋아한다	개인적인 성취와 보상 및 목표지향적		사람을 좋아하는		그림, 편지와 내 물건들		질서, 기능조직	
내 성격 스타일은 …한 경향이 있다	결과를 중시		사람을 중시		과정과 팀을 중시		세부사항을 중시	
다른 이에 대한 내 태도는…	시원시원하다		친절하고 싹싹하다		확실하고 자제력 있다		차갑고 객관적이다	
다른 사람의 말을 들을 때…	종종 참을성이 없다		주위가 산만하다		기꺼이 주위를 기울여 듣는다		사실에 초점을 맞추고 분석한다	
다른 사람과 …에 대해 이야기 하는 것을 좋아한다	내 업적		나 자신과 다른 사람들		가족과 친구		사건, 정보, 조직	
나는 타인에게 …한 경향이 있다	사람들에게 지시하는		사람들에게 영향을 미치는		잘 용납하는		가치와 질로 평가하는	
축구팀에 들어가면 나의 포지션은	최전방 공격수		공격형 수비수		수비형 공격수		최종 수비수	
나에게 시간은…	항상 바빠하는		교제에 많은 시간을 사용하는		시간을 중시하지만 그리 부담이 없는		시간의 중요성을 알고 시간활용을 잘하는	
내가 교통표지판을 만든다면…	난폭운전~ 죽음을 부릅니다		웃는 엄마 밝은 아빠 알고보니 양보운전		조금씩 양보하면 좁은 길도 넓어진다		너와 내가 지킨 질서 나라안녕 국가번영	
평소 내 목소리는 …	감정적, 지시적 힘있고 높은 톤		감정적, 열정적 가늘고 높은 톤		감정이 적게 개입되고 굵고 낮은 톤		냉정하고 감정을 억제하고 가늘고 낮은 톤	
내 제스처는 대부분 …	강하고 민첩하다		개방적이고 친절하다		경직되어 있고 느리다		계산되고 신중하다	
나는 …스타일의 옷을 좋아 한다	정장		멋을 내는 캐주얼		실용적이고 편리함을 추구		검소하고 소탈하며 깔끔함	
나의 전체적인 태도는 …으로 묘사될 수 있다	권위적		매력적인 사교적, 외향적		수용적 또는 개방적		평가적이거나 말이 없는	
내 삶의 페이스는	빠르다		열광적이다		안정되어 있다		조결되어 있다	

총점	D		I		S		C	

성명

나는 유형이다.

나의 행동유형은

형이다.

* 아래의 프로파일 참조

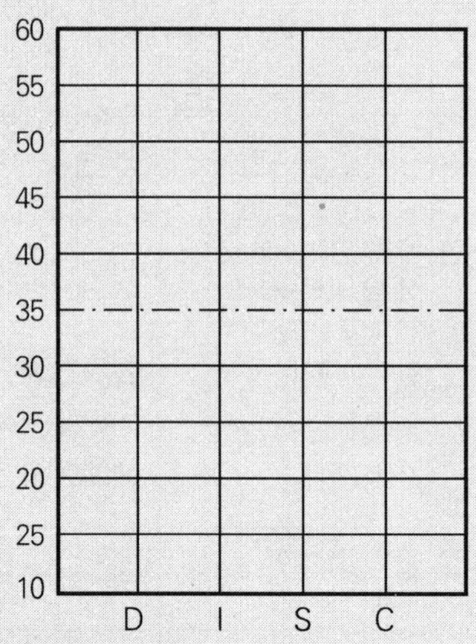

[그림 10-2] 행동유형 평가서 프로파일

〈표 10-4〉 Advanced DISC의 40개 행동유형 프로파일

행동유형	프로파일	행동유형	프로파일	행동유형	프로파일
D	감독자형	I/S	격려자형	S/C/D	전략가형
D/I	결과지향형	I/S/D	헌신자형	S/C/I	평화중재자형
D/I/S	관계중심적 지도자형	I/S/C	코치형	C	논리적 사고형
D/I/C	대법관형	I/C	대인협상가형	C/D	설계자형
D/S	성취자형	I/C/D	업무형상가형	C/D/I	프로듀서형
D/S/I	업무중심적 지도자형	I/C/S	조정자형	C/D/S	심사숙고형
D/S/C	전문가형	S	팀플레이어형	C/I	평론가형
D/C	개척자형	S/D	전문적 성취자형	C/I/D	작가형
D/C/I	대중강사형	S/D/I	디자이너형	C/I/S	중재자형
D/C/S	마이스터형	S/D/C	수사관형	C/S	원칙중심형
I	분위기 메이커형	S/I	조언자형	C/S/D	국난극복형
I/D	설득자형	S/I/D	평화적 리더형	C/S/I	교수형
I/D/S	정치가형	S/I/C	상담자형		
I/D/C	지도자형	S/C	관리자형		

구 분	유 형	집 중	속 도	감정만족	배 려	특 징	욕 구
D	주도형	일	빨 리	업적 인정 (무대포, 독재자)	"와"	업적왕	결론만/존경
I	사고형	사 람	빨 리	새것에 흥분 (촐랑, 말 많음)	"억"	설득왕	새 것/비침
S	안정형	사 람	천천히	편한 관계 (굼벵이, 안일함)	"음"	인맥왕	평화/캐쥬얼
C	신중형	일	천천히	신뢰감정 (완벽주의)	"침묵"	원칙왕	정확/과정

D 주도형(Dominance)	I 사고형(Influence)
1. 자아가 강하다. 2. 목표 지향적이다. 결과와 다양성에 대한 욕구가 강하다. 3. 도전에 의해 동기부여가 된다. 4. 통제권을 상실하거나 이용당하는 것을 두려워한다. 5. 압력 하에서 다른 사람의 견해, 감정들을 별로 고려하지 않을 수 있다.	1. 낙천적이다. 2. 사람 지향적이다. 3. 사회적 인정에 의해 동기부여가 된다. 4. 다른 사람들로부터 배척당하는 것을 두려워한다. 5. 압력 하에서 일을 체계적으로 처리 못 할 수도 있다.
C 신중형(Conscientiousness)	**S 안정형(Steadiness)**
1. 세부적인 사항에 분석적으로 주위를 기울인다. 2. 과업 지향적이다. 3. 정확성과 품질에 의해 동기부여가 된다. 4. 자신이 수행한 업무에 대해 비판받는 것을 두려워한다. 5. 압력 하에서 자신과 다른 사람들에 대해 지나치게 비판적일 수 있다.	1. 정해진 방식으로 일을 수행한다. 2. 팀 지향적이다. 3. 현재의 상태에 안정적으로 유지하는 것에 의해 동기부여가 된다. 4. 안정성을 상실하고, 변화하는 것을 두려워 한다. 5. 압력 하에서 지나치게 남에게 양보한다.

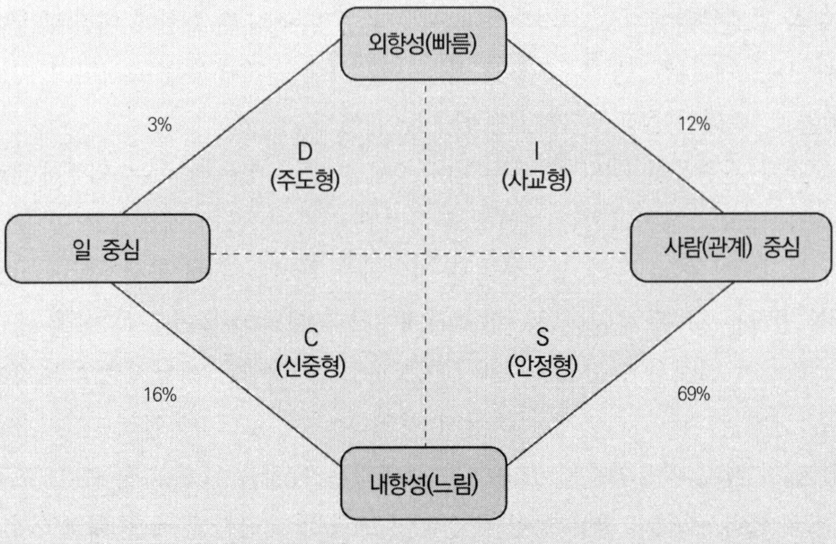

[그림 10-3] DISC 행동평가 결과 해석

학습 10

02 간호사의 DISC 행동유형 및 조직의 직무만족에 대하여 분석하라.

병원은 조직구성원의 다양성과 이질성이 현저하여 구성원들 간의 상호의존과 협조가 필요한 조직이다. 병원의 전문 인력인 간호사는 3교대로 근무하는 직업특성, 새로운 지식의 급증, 복잡한 인간관계와 근무조건, 간호 수혜자의 질적 간호요구 등으로 다른 전문분야에 비해 스트레스가 매우 높다. 간호사가 경험하는 높은 직무스트레스는 건강을 해치고 사기의 저하, 타인과의 비협조적인 행동, 타성에 젖은 무감각한 간호행위 등으로 이어져 간호의 질을 낮추고, 이직으로 이어지기도 한다.

직무만족이란 자기직무에 대한 호의적 태도를 말하는 것으로 자신의 직무역할에 대해 긍정적인 감정을 가진 개인의 심리상태를 말한다. 간호사의 직무만족은 일에 대해 즐겁고 긍정적인 태도를 갖게 되는 것을 넘어서 환자의 질적 간호에 영향을 미치게 되므로 간호의 질적 향상과 타부서와의 원활한 관계형성, 이직률 감소 등을 통해 간호 생산성에 긍정적인 영향을 미친다. 이를 위해 간호부서에서는 간호업무의 효율성을 높이고 전문적 위치를 향상시켜 질 높은 간호를 제공하기 위한 방안으로 개인적 성격특성에 따라 부서를 배치하고, 업무 스트레스를 조절하는데 중점을 두고 있다.

근래 직무만족의 정서적 또는 기질적 성격 특성이 직무만족에 영향을 주는 것으로 알려져 있다. 즉 동일한 직무와 유사한 작업조건을 가진 구성원들의 직무만족에 다양한 차이가 있고 그러한 차이에는 개인의 성격특성이 놓여 있다.

이에 따라 간호분야에서도 성격특성과 직무만족 및 조직 유효성에 대한 관심이 높아졌다. 국내에서는 에니어그램이나 MBTI 등을 이용하여 성격특성을 측정하고 이를 직무만족, 조직몰입, 리더십 등과 연계시킨 연구들이 있다.

최근 성격과 관련하여 DISC 행동유형이 주목을 받고 있는데 이는 외부세계로 표출되어 관찰 가능한 인적자원의 행동패턴에 주목하고 있다. 아울러 직무만족 및 조직 몰입과 관련성이 확인되어 이를 통해 행동유형을 진단하고 훈련을 통해 긍정적인 방향으로 이를 조정할 수 있다는 점 등 때문이다. 이러한 개인적 특성과 아울러, 직무만족 및 스트레스 관리와 관련하여 관심을 받고 있는 것이 조직사회 자본이다. 일반적으로 조직사회 자본은 개인들 간의 관계와 그 관계들 속에서 형성되는 자원으로서 물적·인적자원과 같이 제한되어 있지 않고 활용할수록 효용성이 증대되는 특징을 가지고 있으며, 조직 구성원 간의 협동과 신뢰, 지식의 공유 등을 형성하여 조직의 당면한 문제를 해결하거나 조직목표를 달성하는데 큰 역할을 한다.

그리고 조직사회 자본은 조직몰입 등 직무만족과 관련성이 입증되어 온 변수들에 긍정적 영향을 미친다. 이와 관련하여 의료분야에서 이루어진 국외의 연구를 보면, 보건의료조직의 조직사회 자본은 간호사의 소진을 낮추고, 간호조직의 위험관리의 질을 향상시키는 등 조직성과에 긍정적인 영향들을 보고하고 있어 최근 간호조직의 인적관리의 중요한 이슈로 등장하고 있다.

연구 결과들을 살펴보면 DISC 행동유형 중 주도형과 사교형이 모두 안정형에 비해 직무만족이 높았다. 조직사회 자본 중 공통가치가 증가할수록 직무만족도가 높았고 신뢰성이 직무만족을 유의하게 감소시키는 요인이었다.

간호사의 직무만족을 관리하기 위해서는 개인적 차원에서 DISC 행동유형을 이용하여 간호사의 행동유형을 진단하고 필요한 경우에 이들에 대한 맞춤형 훈련 프로그램을 제공하는 한편, 조직적 차원에서는 조직사회 자본의 육성을 위한 전략을 활용하되 그 큰 방향은 호혜성의 문화와 공통가치라는 공동체적 규범을 확립하는데 두어야 한다.

간호사와 치과위생사 종사자의 행동유형에 따른 직무만족 및 조직몰입, 직무스트레스를 연구한 결과를 보면 간호사와 치과위생사 종사자의 행동유형 중 I(사교형)이 가장 높은 비중을 차지하였다. 행동유형에 따른 직무만족, 조직몰입은 유의한 차이가 없었으나, 직무스트레스가 비교적 높은 D(주도형)과 C(신중형)은 조직 내에서 세심한 관리가 더 필요할 수 있다.

03 신입사원의 DISC 행동유형이 조직 효과성과 멘토 선호에 미치는 영향에 대하여 분석하라.

1. 신입사원의 멘토의 행동유형

신입사원의 행동유형(DISC)에 대해 연구한 결과를 보면 신입사원의 DISC 행동유형 중 사교형이 46.7%로 가장 많았고, 다음으로 신중형 23.1%, 주도형 16.5%, 마지막으로 안정형 13.7% 순으로 나타났다.

신입사원이 선호하는 멘토의 행동유형(DISC)은 안정형이 58%로 가장 많았고, 다음으로 주도형23.6%, 사교형 16.5%, 신중형 1.9% 순으로 분석되었다.

2. 신입사원의 조직의 효과성 분석

신입사원의 행동유형에 따른 조직 효과성에서 하위변인은 직무만족, 조직몰입 그리고 이직의도 3가지로 구성되어 있다.

1) 직무만족의 경우

직무만족의 경우 주도형이 직무만족이 가장 높게 나타났으며 그 다음으로 사교형, 안정형, 신중형 순으로 직무만족이 높게 나타났다.

2) 조직몰입의 경우

조직몰입의 경우 안정형이 조직몰입이 가장 높게 나타났고 그 다음으로 주도형과 사교형, 신중형 순으로 조직몰입이 높은 것으로 나타났다.

3) 이직의도의 경우

이직의도의 경우 신중형이 이직의도가 가장 높게 나타났고 다음으로 주도형과 사교형, 안정형이 이직의도 높은 것으로 나타났다.

종합해보면 조직에 처음 들어온 신입사원이 조직의 문화, 규범, 가치, 대인관계 형성 그리고 업무적응을 위한 도움을 받기 위해선 다른 사람을 돕고, 지원하며, 예측 가능한 일을 수행 하고 남의 말을 잘 귀담아 듣는 유형인 안정형(S) 멘토를 가장 많이 선호하는 것으로 나타났다. 또한 빠르게 결과를 알려주고, 꼼꼼하며, 어려운 문제해결과 지도력이 발휘되는 행동유형인 주도형(D)이 그 다음으로 선호하는 것으로 나타났다.

또한 신입사원의 행동유형에 따른 선호하는 멘토의 유형에서 주도형(D)인 신입사원은 사교형(I) 멘토를 선호하고, 사교형(I)인 신입사원은 주도형(D) 멘토를 선호하는 것으로 나타났다.

이는 주도형(D)이 다양한 활동을 좋아하며 통제와 감독으로부터 자유로운 환경을 선호하는 경향으로 미루어 볼 때 민주적인 관계를 맺는 환경을 조성하고 낙관적이며 사람을 즐겁게 하는 특징을 갖는 사교형(I)과 조합을 가장 많이 선호한다. 또한 사교형(I)인 신입사원이 주도형(D) 멘토 다음으로 선호하는 유형으로는 안정형(S)으로 나타났다. 신입사원의 행동유형이 안정형(S)과 신중형(C)일 경우에는 안정형(S) 멘토를 역시 선호하는 것으로 분석되었다. 그러나 주도형(D), 신중형(C) 신입사원은 주도형(D) 멘토를 선호 하지 않는 것으로 나타났다.

이러한 연구 결과는 신입사원의 이탈을 예방하고 조기 조직적응과 업무에 대한 도움을 주기위한 멘토링 제도에서 신입사원과 멘토의 행동유형 조합이 중요함을 시사한다.

직무만족의 경우 빠르게 결과를 얻는 것을 좋아하며 도전과 어려운 문제를 처리하는 성향이 있는 주도형(D)이 가장 많았으며 안정형(S), 사교형(I), 신중형(C)순으로 나타났다. 직무만족은 자신의 직무에 느끼는 긍정적인 생각으로 결과를 성취하기 위해 장애를 극복함으로써 스스로 환경을 조성하는 성향이 있는 주도형(D) 신입사원에서 가장 높게 나타났는데, 이는 선행연구에서 밝혀진 결과와 같이 주도형(D)이 직무만족에 있어서 가장 높게 나타난 결과와 일치한다는 것을 알 수 있다. 조직몰입의 경우 참을성이 있고 충성심을 보이며, 업무에 있어 예측이 가능하며 일관성 있게 일을 추진하는 안정형(S)이 가장 높게 나타났으며 근소한 차이로 주도형(D)과 사교형(I)이 다음으로 높게 분석되었다.

조직몰입은 조직에 대한 태도와 관련된 심리적 특성으로 조직에 대한 애정을 갖고 적극적인 관계를 맺으며 목표와 가치에 대한 강한 신념이 내재화되어 조직을 위해 노력하고자 하는 애착, 조직에 계속 남아있으려는 강한 의욕을 말한다. 또한 헌신과 목표수용을 통해 조직에 머무르고자 하는 성향을 뜻하기도 한다. 이것은 다시 말해 충성심과 참을성의 성향을 갖고 있는 안정형(S)과 조직에서 성취하며 그룹의 일원이라는 점을 인식하는 주도형(D), 열정적이며 그룹 활동을 좋아하는 사교형(I)에서 조직몰입이 높게 나타났음을 봤을 때 DISC행동 유형의 일반적인 성향과 관계가 있음을 알 수 있다.

이직 의도의 경우 신중형(C)이 이직의도가 가장 높게 나타났다. 이직 의도는 자신이 속한 조직에서 다른 외부로 이동하여 그 속한 조직의 신분을 벗어나고자 하는 것을 의미하며 조직을 떠나기 전에 신중한 고려 후의 결정, 이직을 하기 위한 결심을 이직의도라 한다. 신중형(C)은 업무수행에 대해 비평적으로 분석하며, 찬반과 장단점을 고려하고, "왜" 라는 질문을 요구하는 환경을 선호하는 성향이 있으며 자신의 업무에 대해 전문성을 입증할 수 있고 전문기술과 성취를 인정하는 환경을 선호한다. 이는 자신에게 적합한 환경을 찾아 이직을 고려한다고 할 수 있다.

신입사원의 행동유형에 따른 조직 효과성과 더불어 선호하는 멘토의 행동유형에 따른 조직 효과성에는 어떠한가를 살펴보았다. 직무만족에 있어서는 신입사원의 행동유형이 사교형(I)일 경우 가장 높게 나타났으며 주도형(D),안정형(S), 신중형(C) 순으로 나타났다. 신입사원의 행동유형에 따른 조직 효과성에서 직무만족에서 가장 높게 나타난 주도형(D)이 선호하는 멘토의 행동유형에 따른 조직 효과성에서는 두번째로 높게 나타났으나 분석에 의하면 사교형(I)과 통계 수치상 큰 차이는 없는 것으로 나타났다.

조직몰입의 경우 주도형(D)이 가장 높게 나타나 신입사원의 행동유형에 따른 조직 효과성에서 안정형(S)이 조직몰입에서 가장 높게 나타난 것과 상이 하지만, 분석에 의한 통계수치로 봤을 때 근소한 차이로 확인된바 주도형(D)과 안정형(S)이 조직몰입에 있어 높게

학습 10

나타났음을 의미한다. 이직의도에 있어 신중형(C), 안정형(S), 주도형(D), 사교형(I) 순으로 나타났다.

신중형(C)이 이직의도에 있어 높게 나타났다는 것은 신입사원의 행동유형에 따른 조직효과성의 결과에 대한 선행 연구결과와 일치하게 나타났다.

이는 신중형(C) 신입사원에게는 이들의 행동유형 특성에 맞추어 선호하는 사항들을 명확하게 지원하여, 자신의 전문성이 입증되고 성취를 인정해주는 환경을 조직에서 관심을 갖고 있다는 부분을 제공하고 있음을, 이들에게 인지시켜 준다면 행동유형이 신중형(C)인 신입사원의 조직이탈을 사전에 예방할 수 있듯이, 본 연구의 해석을 통하여 신입사원의 DISC 행동유형별 조직효과성을 높일 수 있는 방안과 멘토 선정에 대한 중요한 시사점을 확인할 수가 있다.

3. 신입사원의 멘토와 조직효과성 결과

수많은 경쟁상대를 제치고 갓 입사한 신입사원에 대하여 조직에서는 조직이 원하는 인재상으로 육성하고 이탈을 방지하고자 많은 노력과 프로그램을 운영하고 있다.

하지만 어렵게 조직에 들어온 신입사원이더라도 그들의 생각과 성향, 인내심 부족 등으로 인해 조직을 이탈하거나 조직적응에 실패하여 우수한 재능을 발휘하지 못하는 경우가 있다. 입사충격, 조직적응 실패 등으로 이탈하게 되면 조직은 우수한 인력을 잃게 되는 것뿐만 아니라 주변동료들의 사기저하는 곧 업무에 반영되고, 새로운 인재를 선발하기 위한 시간과 비용을 다시 만들어야 하는 어려움과 경쟁력 저하에 직면하게 된다. 이러한 부작용을 방지하고자 조직에서는 신입사원을 대상으로 많은 프로그램 가운데 멘토링 제도에 관심을 갖고 운영하고 있다.

하지만 공식적인 멘토링 제도를 운영함에 있어 멘토의 선발, 운영에 대한 정보와 매뉴얼 없이 신입사원과 멘토의 매칭 이후 멘토의 주관으로 멘토링이 운영되는 경우가 대부분이다. 물론 멘토의 적극적인 관심으로 멘토링이 잘 운영되어 신입사원의 이탈방지와 조기 조직적응에 도움이 되는 경우도 있지만 그렇지 않을 경우 도움을 받지 못한 신입사원은 조직적응 실패로 인해 조직효과성에 부작용이 발생되게 된다.

효과적인 멘토링 제도를 운영하기 위하여 첫째, 신입사원과 멘토의 행동유형에 따른 긍정적인 조합이 필요하다.

입사한 신입사원과 조직의 기성 직원에 대해 DISC 행동유형 진단을 통하여 새로 조직에 진입한 신입사원과 기성 직원과의 유효성이 있는 매칭에 이용해야 할 것이다. 기성 직원에 대한 사전 행동유형 진단을 통하여 멘토 후보군을 상시 선정하여 멘토링 제도 운영시적용을 하게 되면 효율적인 멘토링 운영과 우수한 인재를 유지 할 수 있는 중요한 도구가 될 것이다.

둘째, 신입사원을 대상으로 멘토링 운영시 신입사원의 행동유형과 개인적 특성, 선호하는 환경에 대한 매뉴얼이 필요하다.

신입사원의 행동유형에 따른 조직 효과성에서 보았듯이 직무만족, 조직몰입 그리고 이직의도에 대해 DISC 행동유형별 효과성에 차이가 있음이 결과로 나타났다. 특히 이직의도가 있는 신중형(C)의 경우 멘토 선정과 멘토링 프로그램에 있어 적극적인 대처가 필요함을 시사해 준다. 공식적 멘토링을 운영하는 조직은 신입사원의 각 DISC 행동유형별 운영 프로그램을 차별화 하여 사전에 멘토에 대한 교육과 멘토링 종료 후 프로그램의 효과성에 대한 사후평가를 통해 지속적인 개선과 보완이 필요하다.

셋째, 멘토링 제도에 대한 공식화이다.

멘토링의 근본적 목적이 신규 진입자에 대한 조직적응과 이탈방지, 회사의 인재상을 심어주기 위함이다. 이러한 내용에 대해 신입사원과 선정된 멘토에 대해 정확한 멘토링의 목적과 홍보가 필요하다. 많은 조직에서 멘토링 제도가 시행되고 있지만 회사와 조직의 정확한 멘토링 시행 의도와 목적을 알려주지 못하고 운영되고 있다. 멘토링 제도를 시행하는데 앞서 멘토 및 신입사원에게 사전 교육을 통한 정확한 방향과 의도를 설명해 주어야 한다. 또한 멘토링 제도에 대한 조직 전체의 홍보를 통하여 멘토링 제도에 대한 지지, 도움, 제안을 통하여 좀 더 효율적으로 멘토링 제도가 운영될 수 있도록 보조장치가 필요하다. 그리고 멘토링 제도 시행 후 행동유형별 멘토와 신입사원의 조합에 대한 멘토링 결과를 정확하게 분석하여 보완하며 우수사례에 대하여 홍보와 조직의 교육 자료로 활용함이 바람직할 것이다.

학습 10

학습활동.10 교수 · 학습 방법

교수 방법

- DISC 성향분석의 활용에 대한 관련 용어, 구성, 방식 이해 정도를 파악한 후 수업을 진행한다.
- 교수자의 주도로 DISC 성향분석의 활용 등의 내용을 PPT 자료로 제시한 후 설명한다.
- 가능하면 사전에 개인별 학습자료를 준비하여 모든 학생이 참여할 수 있는 문제 해결식 수업, 협력 수업이 가능하도록 한다.
- DISC 성향분석의 활용 전 과정을 작업의 순서에 따라 단계적으로 실습이 이루어질 수 있도록 지도한다.
- 교재를 통해 수업을 준비하는데 있어서 필요한 모든 정보나 팁, 힌트 등 도움이 될 만한 내용들을 확인할 수 있다.
- 학생들이 만들게 될 각 모델들은 수업시간에 중점적으로 다뤄질 부분과 어휘, 질문, 답을 포함하고 있으며 또한 탐구할만한 추가적인 아이디어들도 포함하고 있다.

학습 방법

- DISC 성향분석의 활용에 대한 관련 용어를 숙지하고, DISC 성향분석의 활용에 대해 이해한다.
- DISC 성향분석의 활용의 각 단계별 중점 사항을 체계적으로 학습한다.
- DISC 성향분석의 활용의 수행순서의 전 과정을 실습한다.
- DISC 성향분석의 활용의 내용을 이해한다.
- DISC 성향분석의 활용을 이해하고 숙달이 될 때까지 학습한다.

학습활동.10 평가 및 피드백

평가 준거

- 평가자는 피평가자가 수행 준거 및 평가내용에 제시되어 있는 내용을 성공적으로 수행할 수 있는 지를 평가해야 한다.

학습내용	평가항목	성취수준		
		상	중	하
DISC 성향분석의 활용	DISC 성향분석의 활용을 이해할 수 있다.			

평가 방법

• 작업 포트폴리오

학습내용	평가항목	성취수준		
		상	중	하
DISC 성향분석의 활용	DISC 성향분석의 활용을 이해할 수 있다.			

• 필기시험

학습내용	평가항목	성취수준		
		상	중	하
DISC 성향분석의 활용	DISC 성향분석의 활용을 이해할 수 있다.			

• 체크리스트를 통한 관찰

학습내용	평가항목	성취수준		
		상	중	하
DISC 성향분석의 활용	DISC 성향분석의 활용을 이해할 수 있다.			

• 피드백

1. 작업 포트폴리오
   - 제출한 보고서를 평가한 후 주요 사항에 대하여 표시하여 돌려준다.
2. 필기시험
   - 평가 결과 성적이 저조한 학생은 보고서 제출 기회를 부여한다.
3. 체크리스트를 통한 관찰
   - 실습 과정에서 평가한 후 개선해야 할 사항 등을 정리하여 돌려둔다.

참 | 고 | 문 | 헌

- 김근수, 신입사원의 DISC 행동유형이 조직 효과성과 멘토 선호에 미치는 영향 중앙대, 2012.8
- 김지희 · 김미영, 간호사와 치과위생사의 행동유형에 따른 직무만족과 조직몰입, 직무스트레스에 관한 연구, 보건의료산업학회지, 제6권, 제4호, 2012.12
- 김형진, 병원의 위기관리 시스템, 병원경영학회지, 혁신얀구회, 특별호, 2016.12
- 노은경 · 신승옥, 간호사의 직무스트레스와 DISC 행동유형 및 조직사회자본이 직무만족에 미치는 영향, 병원경영학회지, 제20권 제4호, 2015.10
- 문미영 · 황선영, 신규간호사의 DISC 행동유형이 직무만족과 업무수행능력에 미치는 영향, 간호행정학회지, Vol.21, No.1, 2015.1
- 문옥륜 · 김주환, 현대의료경제론, 신광출판사, 1997
- 박길성, 효과적인 직원 교육훈련, 대한병원협회지, 2006.3
- 박정홍, 병원 선택 특성과 보안성 및 병원 서비스 품질 특성이 재이용의도에 미치는 영향, 병원경영학회지 제24권 제1호, 2019.3
- 배성숙, 경영혁신의 기법과 성공요인에 관한 연구, KBM Journal, 2019.12.26
- 손석준, 병원경영관리와 QA, 도서출판 기현, 1998
- 송병기, 병원 코디네이터의 바른 이해, 메디칼업저버, http://www.monews.co.kr, 2002.8.26
- 심규범, 의료기관의 종합적 품질경영(TQM)과 내부고객만족에 대한 구조모형, Journal of Digital Convergence, 2015.10.13
- 양흐정 · 김광수 · 정상윤, 통계적 품질관리 4.0, https://fintecuriosity-11.tistory.com/, 대한표준협회미디어
- 이민화, 디지털 시대의 병원 경영, 인터넷에 의한 구매/조달시스템시연회 이대목동병원, 2000
- 이양희 외 3, 고객감동을 부르는 마케팅 CRM고객경험관리, 예술경영지원센터, 2011.2.25
- 이주연, 병원 의료데이터 민간 개방 확대…혁신 의료기기 육성, 헬스조선, https://health.chosun.com, 2020.1.15
- 이희범, 의사의 태도 · 말 한마디에 환자는 '천당과 지옥' 오가, 의사신문, 2011.6.24
- 임솔, 경증 환자까지 쏠림 3년간 빅5병원 외래 20% 증가, https://www.medigatenews.com, 2020.10.6
- 자비스, 고객감동을 부르는 마케팅, https://needjarvis.tistory.com/90
- 정디연, 전국민 건강보험 시행 30주년, 메디게이트, https://www.medigatenews.com/news/2019.7.23
- 조성남, 의사의 자질과 태도가 의료서비스 만족도에 미치는 영향, 한국인구학, 제32권 제3호, 2009
- 조우현 외 3인, 의료서비스 마케팅, 퇴설당, 1999
- 조우현 · 손명세, 병원경연의 혁신, 학연사, 1994
- 조현우, 의료의 질 향상, 의학신문, http://www.bosa.co.kr, 2003.5.23
- 채훈대, 성공병원 스토리, 스타어드바이져, http://www.starrich.co.kr/
- 2020 하반기 글로벌 보건산업 동향 심층조사, 한국보건산업진흥원, 2020.12
- CRITEO 블로그, 포스트 코로나 시대의 10가지 소비자 행동 변화 트렌드, www.criteo.com, 2020.6.7
- DISC 유형별 고객 응대법, https://www.hairzzang.com/Contents/
- http://DISC.aiselftest.com/DISCinfo.html
- https://0muwon.com/entry/성격-유형-검사-DISC-행동검사테스트 및 유형 알아보기 [공무원닷컴]

- https://blog.ibk.co.kr/2425 [IBK기업은행 블로그]
- https://leeyunseok.tistory.com/entry/조직관리란-무엇인가 [이윤석의 블로그]
- jobis, 탄탄한 회사들의 인사관리 노하루, https://help.jobis.co/
- NCS 학습모듈, 병영경영기획(LM0601020103_13V1.1), 교육부
- NCS 학습모듈, 병영환경관리하기(LM0601020209_13V1.1), 교육부
- NCS 학습모듈, 브랜드기획09(LM0201020209_13V1.1), 교육부
- 건치신문(http://www.gunchinews.com)
- 국가법령정보센터, 소비자보호법, https://law.go.kr/LSW/소비자보호법
- 국가법령정보센터, 의료법, https://law.go.kr/LSW/
- 나무위키, https://namu.wiki/w/병원
- 마이크로소프트웨어 다이나믹365, https://dynamics.microsoft.com/
- 부자비즈, 대박 사업자들의 직원관리 노하우, https://post.naver.com, 2018.3.18
- 삼성서울병원, 환자의 권리와 의무, http://www.samsunghospital.com/
- 서비스 품질, https://m.blog.daum.net/moonsabu/7865206, 2009.11.30
- 서울대학교 의과대학 의료관리학교실. 적정진료보장을 위한 의료의 질관리 연구, p.40, 1991
- 신입사원 교육추천, www.learningclue.co.kr
- 중앙경영연구원, 리더십/조직관리부문, http://jbi.or.kr/index.php?mid=edu02
- 한국보건의료관리연구원, 의료의 질 향상, 한국보건의료관리연구원, p.49, 1998
- 한국의료QA학회, 의료의 질 향상을 위한 10단계, p.45, 1996
- 행정안전부, 공직자가 꼭 알아야 할 직장예절, 2012.10

학습 10

학습 목표

1. 의료서비스 접점(MOT)분석을 이해할 수 있다.

11-1 MOT의 이해

1. 접점의 개념

접점은 영어로 Moment of Truth이며, 통상 MOT라고 표현하는데, 진실의 순간이라고 해석할 수 있다. 진실의 순간은 고객이 병원의 종사자 또는 특정 자원과 접촉하는 순간으로, 병원서비스의 품질에 대한 인식에 영향을 미치는 상황으로 정의할 수 있다.

서비스 품질관리에서 MOT란 '고객이 조직의 어떤 일면과 접촉하는 접점'으로서 서비스를 제공하는 조직과 그 품질에 대해 어떤 인상을 받는 순간이나 사상(事象)을 말한다. 직원이나 원장이 환자와 만나는 순간뿐만 아니라 전화상 안내 시, 내원 시, 진료 시, 환자와 상담 시 등 이러한 시점들이 모두 접점이며, 환자와 만나는 순간에서 환자에게 좋은 인상을 주도록 접점의 관리가 철저하게 이루어져야 한다. 환자서비스 실천에서 가장 중요한 점은 환자 접점에서의 진실의 순간을 분류하고, 서비스 사이클을 파악하며, 환자의 요구를 의사결정에 반영시켜 환자를 만족시키는 것이다.

2. MOT 접점의 유래

MOT는 원래 에스파냐의 투우용어인 모멘트 데 라 베르다드(Moment De La Verdad)를 영어로 옮긴 것으로, 투우사와 소가 일대일로 대결하는 최후의 순간, 즉 '실패가 허용되지 않는 매우 중요한 순간'을 뜻한다.

소가 투우사를 노려보다가 혼신의 힘을 다해 투우사를 공격하면 투우사는 투우의 급소를 내리 찍어 소를 쓰러뜨리게 되고, 관중들은 이를 보고 환호하게 되는 투우 경기에서 쓰는 용어로, '피할 수 없는 순간', 또는 '실패가 허용되지 않는 매우 중요한 순간'을 의미한다. 따라서 MOT란 '진실의 순간'이라는 통상적 번역보다 '결정적 순간'이라는 말이 더 적합하다.

MOT는 최초의 고객 만족 연구를 시작한 사실 '진실의 순간'이라는 용어는 스웨덴 경제학자 리처드 노먼(Richard Norman)이 '서비스 제공자와 고객과의 접촉 순간'을 투우의 결정적 순간에 비유하여 사용하였다.

Tip 스칸디나비아 항공사 사례

MOT의 개념을 서비스에서 인용한 사례로서, 스칸디나비아 항공사의 얀 칼슨 사장이 쓰면서 널리 확대되었다. 고객이 평소에 하듯 평범하게 이용하여 아무 인상도 받지 않았다면 그것은 결정적 순간이 아니라는 개념을 경영에 도입하여, 진실의 순간에 고객을 만족시키는지 여부가 스칸디나비아 항공사의 성패를 좌우함을 강조하였다.

얀 칼슨 사장이 1987년에 출간한 '진실의 순간(MOT : Moment of Truth)'이라는 자신의 저서에서 한 해 1천만 명의 승객이 각각 5명의 스칸디나비아 항공의 종업원들과 접촉한다고 보고, 스칸디나비아 항공사의 진실의 순간은 "1회의 고객 응대 시간을 평균 15초로 계산하면 1회 15초 동안 5천만 번 고객의 마음에 스칸디나비아 항공의 서비스 이미지를 새겨 넣은 것이다."라고 정의하였다. 이는 즉 "고객을 순간에 만족시켜라."라는 뜻으로 설명될 수 있다.

얀 칼슨 사장은 진실의 순간의 개념을 도입한 지 불과 1년 만에 스칸디나비아 항공을 연 800만 달러의 적자에서 7,100만 달러의 이익을 내는 회사로 탈바꿈시켰다.

얀 칼슨은 MOT의 개념을 소개하기 위해 불결한 접시를 자주 예로 들었다. 만약 승객들이 자신의 접시가 지저분하다는 것을 발견하게 된다면, 같은 순간에 그들은 탑승하고 있는 비행기가 불결하다고 느끼게 된다는 것이다. 이처럼 MOT는 서비스 제공자가 고객에게 서비스 품질을 보여 줄 수 있는 극히 짧은 시간이지만, 자사에 대한 고객의 인상을 좌우하는 매우 중요한 순간인 것이다.

3. MOT가 중요한 이유

MOT는 서비스 제공자가 고객에게 서비스 품질을 보여 줄 수 있는 극히 짧은 시간이지만, 자사에 대한 고객의 인상을 좌우하는 매우 중요한 순간인 동시에, 고객이 조직의 일면과 접촉하여 그 서비스 품질에 관하여 무엇인가 인상을 얻을 수 있는 결정적인 순간이기 때문이다.

MOT를 잘 관리하면 고객만족도를 높일 수 있지만, 반대로 MOT에서 고객의 기대를 충족시키지 못하면 다른 고객가치 요소가 아무리 훌륭하다고 하더라도 가치를 느끼지 못하게 된다.

MOT(Moments of Truth)는 고객과 접하는 모든 순간을 의미한다. 단 한순간에서 고객에게 부정적인 인상을 주게 되면 전체적인 평가가 부정적이 될 수 있다.

MOT의 많은 접접 중 인적 응대가 포함된 접점이 가장 중요하며, 인적 응대를 어떻게 실천하느냐가 고객만족, 고객감동을 줄 수 있는지의 척도가 된다고 하여도 과언이 아니다. 고객과 병원이 접촉하여 제공된 서비스에 대한 느낌을 갖는 접점 사이클의 각각 접점에서 불과 15초 미만의 진실의 순간에 우리 병원을 선택한 것이 가장 현명한 선택이었다는 사실을 고객에게 입증시킴으로써 우리 병원의 생존이 결정된다는 절박한 심정을 직원 모두가 공유하여야 하며, 바로 이것이 MOT가 중요한 이유이다.

Tip 곱셈의 법칙(97×95×93×91×0=0)

모든 접점에서 좋은 점수를 받는다 하더라도 단 한 개의 접점이 0점을 받는다면 모든 서비스가 곱셈의 계산 방식으로 최종 결과는 '0'이 되어 버리고 만다는 이론이다.

11-2 병원의 고객 접점(MOT)분석

1. 병원에서의 MOT(환자 접점)의 구분

병원에서 MOT(환자 접점)는 크게 하드웨어(Hardware), 소프트웨어(Software), 휴먼웨어(Humanware)의 3가지 항목으로 구분할 수 있다.

1) 하드웨어

시설이나 설비, 즉 환자가 보고 접하고 체험하는 하드웨어적 요소들인 병원 분위기, 쾌적성, 상품의 품질, 디자인, 사무실, 검사 장비, 화장실, 대기실, 안내소, 시설설비의 사용 편리성 등 이미 고정되어 우리가 바꿀 수 없는 요소들을 말한다.

환자가 병원 안에서 물리적으로 체험하게 되는 요소로, 주차장 여건이나 병원 환경 및 대기실 환경과 분위기, 계단, 화장실, 의료장비와 비품, 각종 편의시설 등이 이에 속한다.

2) 소프트웨어

환자에게 제공되는 정보의 내용과 방법, 팸플릿, 카탈로그, 안내 간판, 각종 광고, 판촉 이벤트 등의 서비스 운영시스템, 정보채널의 운영, 관리 및 고객불만 처리 체제 등이 있다. 또한 의료기관에서는 대기시간, 이용의 편리성, 병원의 정책이나 제도, 고객의 소리(VOC) 대응 체계, 상품 지식 등을 말한다.

의료적 요소와 의료외적 요소로 구분되는데, 진료행위를 하는 사람들의 시술 능력이나 상담능력 등 진료에 직접적인 영향을 미치는 것들을 의료적 요소라 한다. 다만 H.I(Hospital Identity), 동선, 조명, 음악 등 오감 만족을 이끌어 내기 위한 것들을 의료외적 요소라 할 수 있다.

3) 휴먼웨어

환자와 접하는 모든 접점에서 직원의 판단력과 행동력 등 만족도를 결정하게 되는 접객 태도, 말씨 자세와 신속한 대응과 배려, 그리고 직원의 프로 의식, 적극성과 책임감이 여기에 속한다.

의료기관에서는 면 대 면으로 마주하는 순간에 마음으로 느끼는 요소로, 고객의 욕구에 대한 배려, 의료진의 자질, 태도와 접점별 인적 응대, 직무태도, 표정, 복장,

커뮤니케이션 능력을 말한다.

2. MOT(환자 접점) 설계

1) MOT 설계의 필요성

① 환자의 요구(Needs)가 무엇인지 알 수 있다.
② 환자의 MOT 경험이 많아지면 장기적으로도 병원 브랜드의 이미지를 높이는 역할을 한다.

2) MOT의 종류

① 대인 접점 : 접수 창구, 약국, 진료실과 같이 직접 고객과의 대면하는 접점
② 전화 접점 : 전화 상담이나 인터넷 예약과 같은 유무선 통신상의 대화를 근거로 하는 점점
③ 원격 접점 : 현금 지급기와 같은 무인 자동화기기를 통한 접점

3) MOT와 관련한 공식의 예 : 통나무 물통 공식

① 통나무 물통은 여러 조각의 나뭇조각을 묶어서 만들었기 때문에 어느 한 조각이 깨지거나 높이가 낮으면 그 낮은 높이만큼 밖에 물이 담기지 않는다.
② 환자는 접점에서 경험한 서비스 중에서 가장 낮은(불량한) 서비스를 유난히 잘 기억하고 병원을 평가하는 데 중요한 잣대로 삼는다.

3. 접점의 활용 사례

1) 병원의 홈페이지의 중요성과 관련된 사례

인터넷이 보급되기 이전에는 환자가 주차장에 차를 대거나 병원에 들어서는 순간부터 환자와의 만남이 시작되었다. 하지만 요즘은 블로그나 카페에 접속하거나 검색사이트를 통해 홈페이지를 클릭하는 순간부터 환자와의 만남이 시작된다.

검색엔진을 통해 홈페이지를 처음 방문한 환자는 단 몇 초 안에 이 홈페이지에 계속 머무를지 떠날지를 결정한다. 환자의 발길을 잡아 두고 싶다면 여느 병원 홈페이지에서나 볼 수 있는 일상적인 콘텐츠보다 참신하고 개성 넘치는 아이디어로 정보를 쉽고 재미있게 전달해야 한다.

홈페이지의 얼굴이라 할 수 있는 메인 페이지는 많은 양의 정보를 넣기보다는 원하는 정보를 빠르고 쉽게 접근할 수 있도록 직관적이어야 하며, 예약이나 진료 안내와 같은 환자가 자주 찾는 메뉴는 눈에 잘 띄도록 이미지화시켜 놓는 것이 좋다.

예를 들면 함소아 한의원은 소아 전문 네트워크 한의원 그룹이다. 함소아 한의원의 홈페이지는 한방 소아 포털사이트라 해도 좋을 만큼 소아에게 자주 발생하는 각종 질환이나 육아 관리에 대한 정보로 가득하다. 특히 부모가 이해하기 쉽도록 한의사가 직접 출연해 한의학에 대해 설명해 주는 동영상 강좌가 마련되어 있고, 격월로 한 번씩 건강 정보에 대한 웹진을 발행하여 소아에 관한 건강 정보를 전달하고 있다. 또한 온라인 예약 시스템과 e-차트를 구축하여 한의원에 다녀간 적이 있는 환자의 진료 내역 및 건강 상태를 집에서 확인할 수 있도록 서비스를 제공하고 있다.

Tip 홈페이지를 통해 환자와 소통하기 팁(Tip)

① 게시판을 이용한 상담 코너를 마련한다.
게시판은 최소 2시간 이내에 답변이 이루어질 수 있도록 상시 모니터링을 해야 한다. 진료 안내나 치료에 대한 간단한 질문은 곧바로 답변해 주되, 시술 방법이나 치료 성과 등과 같은 민감한 질문에 대해서는 전화나 방문 상담을 유도하는 것이 좋다.

② 웹페이지를 통해 예약을 받는다.
예약 폼은 누구나 쉽게 예약을 할 수 있도록 복잡하지 않게 페이지를 구성한다. 인터넷으로 예약이 접수되면 전화나 문자 메시지를 통해 예약이 성공적으로 이루어졌음을 알려 주고, 진료 전날 리콜을 해 주어 예약 부도율을 최소화한다.

③ 글과 그림, 동영상 등을 이용해 병원을 소개한다.
병원을 직접 찾기 전에 병원에 대해 알 수 있도록 어떤 프로그램으로 어떻게 진료하는지를 소개함으로써 진료에 대한 공포와 낯설음을 덜어 준다. 진료 관련 내용을 전달할 때에는 예를 통해 풀어서 설명하고, 사진이나 삽화를 적극 활용해 환자의 눈높이에서 이해하기 쉽도록 구성한다.

2) 대기실 공간의 중요성과 관련된 사례

병원은 즐거운 마음으로 찾는 백화점과는 다른 곳이다. 당장에 몸이 불편해서이기도 하겠지만 질병에 대한 공포와 스트레스는 병원을 이내 낯선 공간으로 바꾸어 버릴 수도 있다. 대기실은 이러한 환자가 가장 먼저 온몸으로 분위기를 느끼는 공간이다. 따라서 원내 어느 곳보다 편안한 느낌으로 다가설 필요가 있다.

대기시간이 길어질 것에 대비해 차나 간단한 간식거리를 준비해 둔다거나 자율 검사하기나 읽을거리를 비치해 놓아 대기 시간의 무료함을 달랠 수 있도록 한다. 또한 의료진이 직접 대기실을 들러 환자의 안부를 묻는다거나, 서성이는 사람이 있으면 스태프 중 누구라도 먼저 다가가 대화를 청하는 등의 인간미가 물씬 풍기는 장소가 되어야 한다. 이러한 배려와 노력은 환자가 느끼는 치료효과에 도움을 줄 것이다.

한의원에서 오늘의 차를 제공하면서 차의 효능이나 약재에 대해 스태프가 설명을 추가한다면 환자가 대기시간 동안 차를 마시면서 약재에 대해서도 친근하게 느낄 수 있게 되며, 차를 마시는 동안 대기시간에 대한 불만도 줄어들게 될 것이다.

대학병원에서는 대기공간에 암 환자들이 그린 그림이나 직접 지은 시 등을 전시하고 이를 판매하는 곳이 있다. 환자나 보호자는 대기공간에서 이들의 작품을 감상하기도 하고, 직접 판매를 통한 수익이 다시 환자들에게 환원이 되기도 한다. 이를 통해 작품을 감상할 수 있는 대기공간을 제공하면서도 원내에서는 작품을 통해서 환자와 소통할 수 있는 장(場)이 마련이 되기도 한다.

3) 치료실의 중요성과 관련된 사례

대기실에는 갖은 정성을 쏟으면서 정작 치료실 환경에 소홀한 경우를 자주 목격하게 된다. 치료기기들이 자기 자리를 찾지 못한 채 여기저기 널브러져 있는가 하면, 공간이 협소하다는 이유로 치료실 구석에 온갖 짐들을 쌓아 놓기도 한다. 심지어 피 묻은 솜과 다 쓴 주사기들로 가득한 폐기물 처리함이 뚜껑이 열린 채 환자 앞에 놓여 있는 경우도 있다.

치료실은 병원 내 그 어느 곳보다 청결해야 한다. 치료실의 청결함이 의료서비스에 대한 신뢰도와 연결되기도 한다. 기기들과 치료에 관련된 비품들은 지정된 곳에서 가지런히 놓여 있어야 하며, 기기들은 각각 담당자를 지정하여 매일 상태를 확인함으로써 치료에 지장이 없도록 해야 한다.

치료실에서 가장 중요한 것은 위생이며, 치료실의 특성상 감염과 같은 또 다른 질병에 노출될 위험이 크기 때문에 본인뿐만 아니라 환자와 스태프들의 청결과 위생관리를 최우선으로 생각해야 한다.

치과에서 환자가 치료의자에 앉은 이후 소독된 기구들을 치료대 위에 펼쳐 놓게 되면, 환자가 치료받는 기구들이 청결히 소독되었다는 인상을 강하게 심어 줄 뿐만 아니라 의료서비스에서도 신뢰감을 심어 줄 수 있다.

물리치료실의 침대나 베개 등에 이물질이 묻어 있거나 더럽혀져 있다면 환자는 이를 통해 병원 전체의 위생 상태 등을 의심할 수 있으므로, 치료기구뿐만 아니라 커튼이나 침대, 슬리퍼 등의 위생관리도 철저히 행해져야 한다.

수행 내용

재료 · 자료

- 병원경영 및 의료서비스 관련 자료

기기(장비 · 공구)

- 컴퓨터, 문서작성 프로그램, 프린터, 주변기기

안전 · 유의사항

- 병원경영 및 의료서비스 관련 장비의 안전 및 유의사항을 숙지한다.

수행 순서

01 접점을 체크하는 방법과 MOT 설계단계에 대하여 분석하라

1. 접점을 체크하는 방법

환자의 눈높이에서 접점을 확인해 본다.

① 직접체험 방법으로, 본인이 직접 환자라고 가정하고 병원 내를 둘러보는 것이다.

② 간접체험 방법으로, 미스터리 쇼퍼를 기용하거나 진료를 막 끝마치고 병원을 나가는 환자를 대상으로 설문 조사를 해 보는 것이다.

③ 안내체험 방법으로, 우리 병원을 한 번도 찾은 적이 없는 사람을 대상으로 직접 안내자가 되어 병원 내 곳곳을 둘러보는 것이다.

어느 방법을 택하든 한 사람이 전담하기보다는 여러 사람을 참여시키는 것이 객관적인 답을 구하는 데 효과적이며, 질환별로 테마를 설정해 병원 내를 둘러보는 것도 좋다.

2. MOT(환자 접점) 설계 단계

접점을 체크한 자료를 전체 모아 이동 경로를 한 구획(Unit)으로 나누어 접점 사이클을 설계한다.

1) 1단계 : 고객의 입장에서 걸어 보기

① '고객의 입장에서 걸어 보기'란, 고객이 처음 병원에 들어오는 순간부터 병원을 나가는 순간까지의 모든 과정을 고객의 입장에서 생각해 보는 것이다.

② 고객의 입장에서 걸어 보기를 통해 고객이 경험하는 서비스 접점(MOT)이 무엇인지, 각각의 서비스 접점마다 고객이 무엇을 원하는지를 파악할 수 있다.

2) 2단계 : 고객 접점 유닛을 설계하라

병원 내 각 부서의 고객 접점 특징을 파악하여 고객 접점의 단위를 구분하고, 고객 접점 유닛(Unit)을 정의한다.

3) 3단계 : 고객 접점 사이클 세분화

① 고객 접점 사이클이란 고객이 처음으로 접촉해서 서비스가 마무리될 때까지의 서비스 행동의 전체 과정을 고객의 입장에서 그려 보는 방법이다.

② 병원의 경우 한 건물 내에서 수납, 예약, 진료, 검진, 간호 등 여러 부서의 다양한 업무 영역이 있으며, 각 층별로 고객 접점 요소가 다르게 되므로 각각의 서비스 단위를 세분화하여 고객 접점 사이클을 세부적으로 분석하여 작성한다.

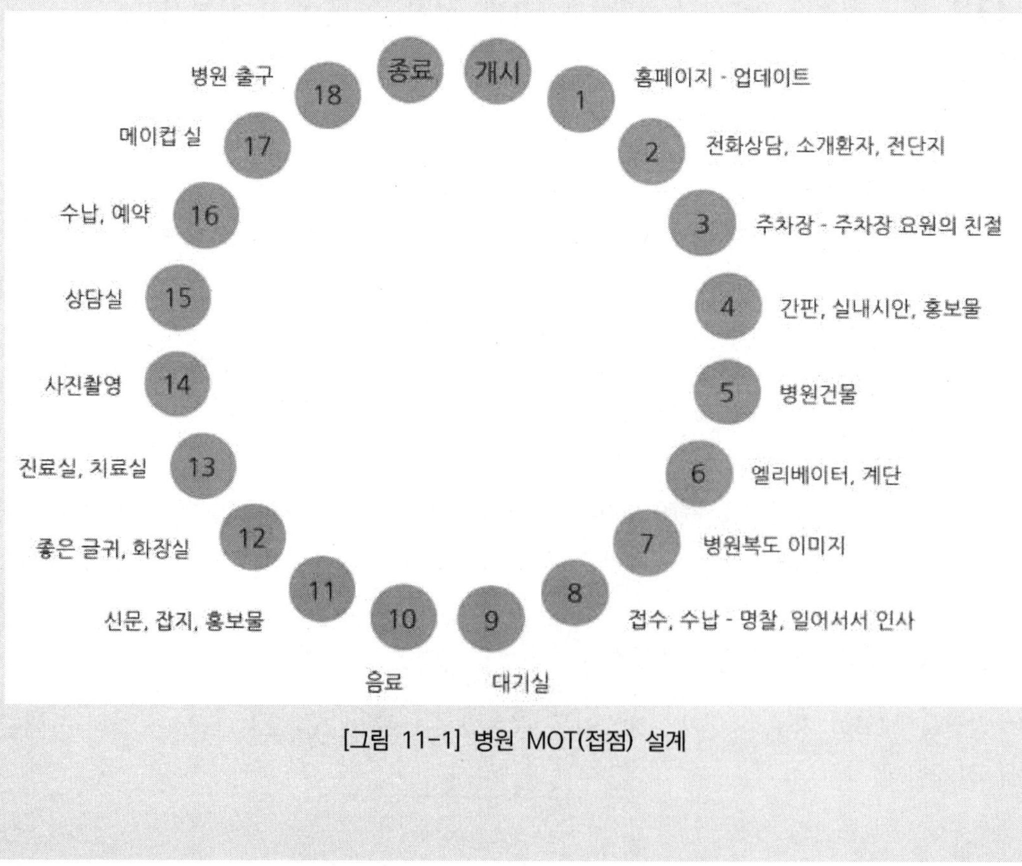

[그림 11-1] 병원 MOT(접점) 설계

4) 4단계 : 나의 고객 접점 시나리오를 찾아라

고객 접점 사이클 중에서 각 부서의 직원들은 자신의 고객 접점 사이클을 찾아서 상세한 고객 접점 시나리오를 만든다.

5) 5단계 : 새로운 표준안대로 행동하라

각 접점 단위별로 고객 접점 표준안을 만들고, 팀별로 표준안대로 훈련하고 행동한다.

6) 6단계 : 정기적으로 서비스를 진단하라

표준안대로 직원들이 훈련, 교육을 통해 행동한 후, 고객의 불만이나 불편 요소 등을 공유하여 정기적으로 서비스를 진단한다.

02 병원의 각 접점을 상황별로 세분화된 접점 매뉴얼 작성 사례에 대하여 분석하라.

구획별 접점이 파악되면 각 접점을 상황별 세부 접점으로 나누고, 세분화된 접점 매뉴얼을 작성한다.

〈표 11-1〉 병원 내원 흐름과 관련된 접점 매뉴얼 작성 예시

구 분	내 용
병원을 알기까지	소개 환자, 온라인, 간판, 잡지 및 전단지 등의 광고와 온라인 답변 등을 관리한다.
전화응대	• 병원 이름을 정확하게, 말을 천천히 또박또박하게 한다. • 위치 등 문의에 매뉴얼을 활용하여 누구에게나 표준화된 응대를 한다. • 중요한 사항은 메모하면서 전화를 받는다. • 신환응대 : 맞춤식 답변에 따른다. • 불만환자 : 차트 확인 후 병원에서 다시 연락드린다고 한다. • 재진환자 예약 : 원하는 시간을 여쭤 본다. • 잘못 걸린 전화라도 병원의 좋은 이미지를 남기도록 한다. • 정확한 정보만 전달하도록 한다. • 가능하면 전화를 먼저 끊지 않으며, 훅을 눌러서 끊는다.
접 수	• 데스크를 비우지 않는다. • 신환 : 접수 차트를 건넨다. • 구환 : 예약을 확인하며, 재차 오늘 받을 진료에 대해 설명하고, 전의 치료 내용에 불편했던 점은 없는지 확인한다.

구 분	내 용
대기실	• 잔잔한 음악 틀어 준다. • 식음료에 신경을 쓴다. • 게시판을 이용하여 진료 정보를 알 수 있도록 대기 시간이 환자 교육의 장이 되도록 한다. • 대기시간이 길어진다면 다음 대기 시간을 안내한다. • 하염없이 기다리고 있는 환자가 없는지 수시로 확인한다. • 예약자 순서대로 진행될 수 있도록 잘 안내한다.
상담실	• 환자가 어떤 진료를 원하는지 물어본다. • 병력, 상황에 대해 정확히 물어본다. • 정확한 정보 전달을 위해 시각자료를 활용한다. • 환자의 유형별에 따른 상담을 한다.
진료 중	• 의료도구가 깨끗하고 잘 정돈되어 있어야 한다. • 치료를 행하기 전에 먼저 설명한다.
진료 후	• 주의사항에 대해 자세히 안내한다. • 서서 하기보다는 앉아서 한다.
수납 시	• 두 손으로 받는다. • 현금 영수증, 카드 영수증 등을 잘 챙겨 드린다. • 수납 후 문자를 보낸다.
배 웅	• 일어서서 정중히 인사한다. • 주의 사항을 다시 한 번 말씀드린다.
해피콜	• 치료 중단 환자 전화, 유도 문자, 소개 문자, 생일 문자, 시술 후 주의 사항 등을 관리한다.

〈표 11-2〉 진료 전 준비사항과 관련된 접점 매뉴얼 작성 예시

구 분	내 용
진료 준비	• 유니폼 갈아입기 • 복장 점검을 실시 : 복장 체크리스트 이용 • 클리닉 내부 청소 및 정리를 실시(전 직원 분담 업무)
현관(통로)	• 먼지 털기 • 통로 복도 및 계단 쓸기 • 통로 복도 및 계단 닦기 • 병원 현관문 닦기 • 게시판 닦기 • 간판 닦기
화장실	• 바닥 닦기 • 좌변기 • 세면대 청소

구 분	내 용
	• 쓰레기통 비우기 • 거울 및 유리 닦기 • 휴지 준비 • 수건 준비(매일 교체) • 비누 준비 • 방향제 확인
대기실	• 소파(대기 의자) 닦기 • TV 닦기 • 탁자 닦기 • 선반 닦기 • 차 탁자(Tea Table) 닦기 • 간단한 음료, 차 준비 및 점검 • 정수기 물 점검 및 채우기 • 게시판(알림판) 닦기 • 책꽂이 닦기
진료실	• 진료실 환기 • 메인 스위치 켜기 • 라이트 작동 여부 확인 • 기계 작동 여부 확인 • 치료 도구 소독하기
환경 관리	• 오전 시간에 어울리는 음악 틀기 • 비가 올 때 현관 앞에 우산꽂이 비치해 두기 • 우산이 없는 환자를 위해 여분의 우산을 준비하여 빌려 드린다('우산을 빌려 드립니다' 코너를 마련하여 운영). • 진료 전에 내부와 현관 앞 통로 모두에 방향제 뿌리기 • 아동 환자를 위한 풍선과 장난감을 대기실에 준비하기
메일 (mail) 관리	• 환자에게서 온 E-mail 확인 후에 답신 발송(E-mail 상담) • 우편물 확인 후에 수신자(원장, 직원)에게 전달하기 • 신문 확인 • E-메일 확인 후, 보고 내용은 바로 원장에게 보고하기
환자관리	• 예약환자 확인 후에 확인 전화하기 • 예약환자 이름표 제작(최선을 다하겠습니다. OO님) • 홈페이지 환자 파악하여 목록을 만들고 준비하기
수 납	• 거스름돈 지급을 위해 미리 잔돈 준비하기

〈표 11-3〉 환자진료와 관련된 접점 매뉴얼 작성 예시

구 분	내 용
환자접수	• 환자가 오면 일어서서 인사를 한다. '안녕하세요, 혹시 예약 하셨나요?' • 보험카드의 유무를 확인하여 접수한다. • 일일노트와 예약노트를 기록한다. • 신환인 경우에는 환자관리카드(인적사항)를 기록하게 한다. • 주소와 전화번호는 환자 본인이 기록하도록 도와준다. • 환자의 개인 E-mail을 파악한다(환자관리카드에 E-mail란 첨부). • 신환인 경우, 어떻게 우리 병원에 내원하게 되었는지 물어본다. • 환자가 받아야 할 진료를 간단하게 이야기해 준다. • 치료비에 대해 미리 설명해 주도록 한다. • 접수가 끝난 후, 환자에게 보험카드를 주면서 몇 분 후에 진료가 가능한지 대략의 시간과 몇 번째 진료를 받는지 알려 준다. • 환자에게 '잠시만 기다려 주십시오.'라고 정중하게 이야기한다.
환자관리	• 예약환자가 오는 순서에 맞춰 이름표를 접수대에 놓는다. • 환자진료 순서가 오면 환자의 이름을 부른다. • 이름을 부를 때는 'OO님'하면서 환자를 높여 준다. • 환자를 진료실까지 안내한다. • 구환에게는 친절 직원 추천 조사를 하도록 친절 직원 조사카드를 주면서 권유한다. • 신환에게는 진료가 끝난 후에 병원 만족도 설문조사를 실시하도록 설문카드를 주면서 부탁한다. • 아동 환자가 대기실에서 기다리고 있을 경우에는 풍선공이나 장난감을 이용하여 아이들과 같이 어울린다.
전화접수	• 전화기 옆에는 항상 전화 메모 용지와 펜을 준비한다. • 전화응대 시에는 반드시 인사말, 소속, 이름의 순으로 알린다(안녕하세요, 웃음이 있는 OO병원 OO입니다). • 상대가 누구든지 경어를 사용하도록 한다. • 상대방의 이름을 들은 후에는 반드시 이름을 부르며 통화한다. • 진료 중인 원장 앞으로 용건이 있을 때에는 반드시 메모하여 원장 책상에 올려놓거나 진료가 끝난 직후 알려 드린다.
진료보조	• 진료가 시작되면 환자에게 치료에 대해 알린다. • 진료 도중 의사의 일로 치료가 중단될 때에는 환자가 납득할 수 있는 충분한 설명을 해 주어야 한다. • 환자진료가 모두 끝난 후에는'많이 힘드셨죠? 오늘 치료가 무사히 끝났습니다. 수고하셨습니다.'라고 얘기한다. • 주의 사항과 다음 치료에 대해 이야기해 준다.
수 납	• 잔돈을 미리 준비해 둔다. • 치료비 수납 • 보험 청구 • 다음 진료에 대한 약속(예약)을 한다. • 일어서서 인사드리기 '안녕히 가십시오. OO요일 OO시에 뵙겠습니다.'

03 작성한 세부 매뉴얼을 점검해보고 문제점 및 개선방안을 모색하여 접점 매뉴얼 개선원칙에 대하여 분석하라.

접점 매뉴얼 개선원칙은 다음과 같다.

① 환자의 관점에서 병원을 만나는 시작점부터 끝까지 각 단계를 생각하여 작성한다.

② 환자 접점이란 우리 병원을 접촉하기 전 단계에서부터 시작한다는 것을 명심한다.

③ 진료가 이루어지는 서비스 단계와 사후 서비스 단계로 구분해서 생각해 본다.

④ 환자의 접점에서 개선방법과 프로세스를 이해한다.

⑤ 환자정보를 공유하고 전원이 참여한다.

⑥ 접점 진행 요소시간을 확인해서 오래 걸리는 시간을 개선하도록 한다.

Tip 수 행

- 환자의 입장에서 병원을 둘러본다고 가정하고 접점을 설계해 보도록 한다.
- 병원 내 환자서비스와 관련된 중요 요소들을 모두 포함할 수 있도록 설계하고 작성한다.
- 접점 설계를 위하여 병원 방문을 통한 현장 실습을 사전에 계획하여도 좋다.

학습활동.11 교수 · 학습 방법

교수 방법

- 의료서비스 접점(MOT)분석에 대한 관련 용어, 구성, 방식 이해 정도를 파악한 후 수업을 진행한다.
- 교수자의 주도로 의료서비스 접점(MOT)분석 등의 내용을 PPT 자료로 제시한 후 설명한다.
- 가능하면 사전에 개인별 학습 자료를 준비하여 모든 학생이 참여할 수 있는 문제해결식 수업, 협력수업이 가능하도록 한다.
- 의료서비스 접점(MOT)분석 전 과정을 작업의 순서에 따라 단계적으로 실습이 이루어질 수 있도록 지도한다.
- 교재를 통해 수업을 준비하는데 있어서 필요한 모든 정보나 팁, 힌트 등 도움이 될 만한 내용들을 확인할 수 있다.
- 학생들이 만들게 될 각 모델들은 수업시간에 중점적으로 다뤄질 부분과 어휘, 질문, 답을 포함하고 있으며 또한 탐구할만한 추가적인 아이디어들도 포함하고 있다.

학습 방법

- 의료서비스 접점(MOT)분석에 대한 관련 용어를 숙지하고, 의료서비스 접점(MOT)분석에 대해 이해한다.
- 의료서비스 접점(MOT)분석의 각 단계별 중점 사항을 체계적으로 학습한다.
- 의료서비스 접점(MOT)분석의 수행순서의 전 과정을 실습한다.
- 의료서비스 접점(MOT)분석의 내용을 이해한다.
- 의료서비스 접점(MOT)분석을 이해하고 숙달이 될 때까지 학습한다.

학습활동.11 평가 및 피드백

평가 준거

- 평가자는 피평가자가 수행 준거 및 평가 내용에 제시되어 있는 내용을 성공적으로 수행할 수 있는 지를 평가해야 한다.

학습내용	평가항목	성취수준		
		상	중	하
의료서비스 접점분석	의료서비스 접점(MOT)분석을 이해할 수 있다.			

평가 방법

- 작업 포트폴리오

학습내용	평가항목	성취수준		
		상	중	하
의료서비스 접점분석	의료서비스 접점(MOT)분석을 이해할 수 있다.			

- 필기시험

학습내용	평가항목	성취수준		
		상	중	하
의료서비스 접점분석	의료서비스 접점(MOT)분석을 이해할 수 있다.			

- 체크리스트를 통한 관찰

학습내용	평가항목	성취수준		
		상	중	하
의료서비스 접점분석	의료서비스 접점(MOT)분석을 이해할 수 있다.			

- 피드백

1. 작업 포트폴리오
   - 제출한 보고서를 평가한 후 주요 사항에 대하여 표시하여 돌려준다.
2. 필기시험
   - 평가 결과 성적이 저조한 학생은 보고서 제출 기회를 부여한다.
3. 체크리스트를 통한 관찰
   - 실습 과정에서 평가한 후 개선해야 할 사항 등을 정리하여 돌려둔다.

참 | 고 | 문 | 헌

- 건치신문, http://www.gunchinews.com
- 국가법령정보센터, 소비자보호법, https://law.go.kr/LSW/소비자보호법
- 국가법령정보센터, 의료법, https://law.go.kr/LSW/
- 나무위키, https://namu.wiki/w/병원
- 삼성서울병원, 환자의 권리와 의무, http://www.samsunghospital.com/
- 이주연, 병원 의료데이터 민간 개방 확대…혁신 의료기기 육성, 헬스조선, https://health.chosun.com, 2020.1.15
- 임솔, 경증 환자까지 쏠림 3년간 빅5병원 외래 20% 증가, https://www.medigatenews.com, 2020.10.6
- 정디연, 전국민 건강보험 시행 30주년, 메디게이트, https://www.medigatenews.com/news/ 2019.7.23
- 조현우, 의료의 질 향상, 의학신문, http://www.bosa.co.kr, 2003.5.23
- 2020 하반기 글로벌 보건산업 동향 심층조사, 한국보건산업진흥원, 2020.12
- CRITEO 블로그, 포스트 코로나 시대의 10가지 소비자 행동 변화 트렌드,www.criteo.com, 2020.6.7
- NCS 학습모듈, 병영경영기획(LM0601020103_13V1.1), 교육부
- NCS 학습모듈, 환자서비스관리하기 02(LM0601020202_13V1.1), 교육부

학습 목표

1. 고객중심의 의사소통을 이해할 수 있다.

12-1 고객중심의 의사소통과 병원중심의 의사소통

1. 의사소통의 개념

의사소통(意思疏通) 혹은 휴먼 커뮤니케이션(영어 : Human Communication, Anthroposemiotics)은 사람의 의사나 감정의 소통으로 '가지고 있는 생각이나 뜻이 서로 통함'이라는 의미를 지니고 있으며, 인간이 사회생활을 하기 위해서 가장 필수적으로 가지고 있어야 하는 능력이다.

상호 간 소통을 위해 사용되는 매체로는 구어(口語)와 문어(文語)는 물론 몸짓, 자세, 표정, 억양, 노래, 춤 등과 같은 비언어적 요소들까지 포함된다.

현대의 경우 인터넷의 발달로 직접적인 소통 외에도 네이버 · 다음 · 네이트와 같은 포털 사이트, 페이스북 · 트위터와 같은 소셜 네트워크 서비스로도 불특정 다수와의 의사소통을 이룰 수 있다.

의사소통능력은 직장생활에서 문서를 읽거나 상대방의 말을 듣고 의미를 파악하고, 자신의 의사를 정확하게 표현하는 능력이다. 이제는 국제화에 따라 간단한 외국어 자료를 읽거나 외국인의 간단한 의사표시를 이해하는 능력까지를 갖추어야 한다. 직장인들이 개인이나 조직 간에 원만하게 관계를 유지하고 업무성과를 높이기 위해서는 최소한의 의사소통능력을 필수적으로 갖추도록 지도해야 한다.

2. 고객중심의 의사소통

고객중심의 의사소통은 고객의 말을 주의 깊게 들으며, 공감하는 것이다. 고객의 말을 경청하는 것은 고객과의 대화의 과정에서 당신에 대한 신뢰를 쌓을 수 있는 최고의 방법이다. 우리가 경청하면 고객은 본능적으로 안도감을 느끼고, 경청하는 우리에게 무의식적인 믿음을 갖게 된다.

그리고 우리가 말을 할 경우, 자신도 모르게 더 집중하게 된다. 이런 심리적 효과로 인해 우리의 말과 메시지, 감정은 아주 효과적으로 상대에게 전달된다. 우리가 고객의 말을 경청하는 만큼, 고객은 우리의 말을 경청할 수밖에 없는 것이다. 자기 말을 경청해주는 사람을 싫어하는 사람은 세상에 존재하지 않는다.

고객중심의 의사소통은 내가 고객에게 메시지를 전달하는 과정이 아니라 고객과의 상호작용을 통해 메시지를 다루는 과정이다. 따라서 성공적인 의사소통을 위해서는 내가 가진 정보를 고객이 이해하기 쉽게 표현하는 것도 중요하지만, 고객이 어떻게 받아들일 것인가에 대한 고려가 바탕이 되어야 한다. 즉 고객중심의 의사소통을 하기 위한 기본적인 자세는 고객의 입장에서 경청하는 일이다.

고객 입장에서 경청함으로써, 고객은 한 개인으로 존중하게 된다. 이는 고객을 인간적으로 존중함은 물론 고객의 감정, 사고, 생동을 평가하거나 비판 또는 판단하지 않고 있는 그대로 받아들이는 태도이다.

고객의 말을 경청함으로써, 고객을 성실한 마음으로 대하게 된다. 이는 고객과의 관계에서 느낀 감정과 생각 등을 긍정적이든 부정적이든 솔직하고 성실하게 표현하는 태도를 말한다. 이러한 감정의 표현은 고객과의 솔직한 의사 및 감정의 교류를 가능하도록 도와주기 때문이다.

또한 고객이 말을 경청함으로써, 고객의 입장에 공감하며 이해하게 된다. 이는 자신의 생각이나 느낌, 가치, 도덕관 등의 선입견이나 편견을 가지고 고객을 이해하려 하지 않고, 고객으로 하여금 자신이 이해받고 있다는 느낌을 갖도록 하는 것이다.

고객의 이야기를 듣는 태도를 보면, 고객에 대한 성실성 유무를 알 수 있다. 말하는 사람을 만족시키기 위해서는 성실성이 필요하다. 말하는 사람은 짧게 내용만 전달하여 이야기의 목적을 달성하려는 경우도 있지만, 대개는 말을 많이 하고 싶어 하는 경향이 있다. 때문에 장황한 이야기를 끝까지 들어주는 데는 상당한 끈기가 필요하다. 고객의 말을 들을 때, 다음 사항에 유의할 필요가 있다.

첫째, 열심히 듣는다. 말하는 고객이 의욕을 잃지 않도록 하자. 말하는 고객이 말한 사실에 만족할 수 있는 경청자가 되자.

둘째, 물으면서 듣는다. 말하는 고객에게 구체적인 방안을 제시하고, 질문에 대답할 수 있는 경청자가 되자. 그저 들려오니까 듣는다는 상태가 아니라 적극적으로 귀를 기울여야 한다.

셋째, 분명하지 못한 점은 확인하면서 듣는다. 이해하기 어려운 용어, 미흡한 상황 설명으로 인하여 이해가 부족한 내용을 적당히 듣고 넘기면 오해가 생긴다.

넷째, 어떻게 하면 좋은지, 상대가 무엇을 기대하는가를 생각하면서 듣는다. 듣는다는 말은 'Hear'와 'Listen'이 있지만, 'Hear'는 '들린다, 들려온다'라는 의미가 강하고, 'Listen'은 '듣는다'라는 의미가 강하다.

한편 'Listen'은 말하는 고객으로부터 떨어지고 싶다는 자기와의 투쟁이기도 하다. 듣는다는 것은 견디는 노력이다. 그러한 의미에서 듣는다는 것은 엄격한 자기 수련의 과정이라고 할 수 있다.

'경청'이란 말은 귀를 기울여서(傾) 듣는(聽) 것이다. 열심히 듣고, 물으면서 듣고, 확인하면서 듣고, 생각하면서 듣는 식의 노력을 통해 보다 효과적인 커뮤니케이션을 할 수 있을 것이다.

3. 병원중심의 의사소통

1) 병원조직에서 의사소통의 중요성

병원조직의 의사소통은 병원조직과 팀의 효율성과 효과성을 성취할 목적으로 이루어지는 구성원간의 정보와 지식의 전달 과정으로서 여러 사람의 노력으로 공통의 목표를 추구해 나가는 병원 집단 내의 기본적인 존재 기반이고, 성과를 결정하는 핵심기능이라 할 수 있다.

자신의 생각과 느낌을 효과적으로 표현하는 것과 타인의 생각과 느낌, 사고를 이해하는 노력은 개인은 물론이고 병원조직이나 팀과 관련된 핵심적인 요소이다.

병원조직 내에서 의사소통이 중요시 되는 이유는 병원 생활에서 필수적이며 대인관계의 기본이 되고, 인간관계가 의사소통을 통해서 이루어지는 상호과정이고, 상호간의 일반적 이해와 동의를 얻기 위한 유일한 수단이기 때문이다.

또한 병원중심의 의사소통은 제각기 다른 사람들이 서로에 대한 지각의 차이를 좁혀주며, 선입견을 줄이거나 제거해 줄 수 있는 수단이기 때문이다.

병원조직에서 의사소통의 중요성은 다음과 같다.

① 의사소통은 두 사람 또는 두 기관 사이에 공통 이해를 조성하여 공동목표를 향한 상호협조를 가능하게 해 준다.

② 의사소통은 조직에서 행하는 많은 의사결정(Decision-Making)에 있어서 그것의 전제적 조건이 된다.

③ 의사소통은 조직 내 구성원의 심리적 욕구를 충족시켜 주는 데 큰 역할을 한다.

④ 의사소통은 장래의 대비를 가능하게 해준다.

⑤ 병원조직에서의 효과성은 직원 상호간, 특히 상위직과 하위직 사이에 생각과 감정을 서로 공유하는 데 달려 있다.

⑥ 병원의 직원 상호간에 개방적으로 의사소통을 함으로써 병원의 서비스 개선을 위해 효율적인 기법을 습득한 직원은 다른 직원과 공유함으로써 효율성을 높일 수 있다.

2) 병원에서 의사소통의 기능 및 원칙

(1) 의사소통의 기능

① 정책결정, 의사결정의 합리화기능 : 많은 이야기 → 다각적 시각에서 문제해결가능

② 사기앙양과 참여촉진 기능 : 조직구성원의 심리적 욕구를 충족(활발한 의사소통은 정책, 업무절차, 인사 등에 관한 정보를 제공, 안정감, 소속감, 참여의식을 느끼게 함으로써 사기를 올리게 되며 능률이 향상된다).

③ 조정의 효율화 기능 : 활발한 의사소통이 사업계획이나 병원조직 목표에 대한 구성원의 충분한 이해와 헌신적 태도에 기여

④ 리더십의 발휘수단 기능 : 셀프 리더십 함양

(2) 의사소통의 원칙

① 명료성(Clarity) : 의사전달은 수신자가 그 이미를 정확하게 이해할 수 있도록 해야 한다.

② 일관성(Consistency) : 의사전달은 전후의 메시지가 서로 모순되지 않고 일관성을 유지해야 한다.

③ 적시성(Timeliness) : 의사전달은 적절한 시점에서 서로 모순되지 않고 일관성을 유지해야 한다.

④ 적량성(Adequacy) : 전달된 정보의 양이 너무 많거나 적어 수신자의 이해를 어렵게 하면 안 되며, 정보활용도 등에 따라 조절되어야 한다.

⑤ 배포성(Distribution) : 정보는 정확한 수신자에게 전달되어야 하며 정보의 전달범위, 대상자가 명확하지 않으면 안 된다.

⑥ 적응성과 통일성(Adaptability & Uniformity) : 의사전달은 융통성이 있고 개별적이며 현실에 부합하는 적응성을 지녀야 하며, 통일성은 각각의 의사전달이 통일된 내용을 담고 있어야함을 의미한다.

⑦ 관심과 수용(Interest & Acceptance) : 의사전달은 수신자가 관심을 갖고 수용적인 태도를 보일 때 가장 효과적으로 이루어질 수 있다.

3) 의사소통의 과정

① 메시지를 보내고 받는 과정(Sharing) : 언어적으로, 비언어적으로 또는 문서 등의 방법, 수직적 또는 수평적 통로를 통해 이루어진다.

② 메시지를 이해하는 과정(Understanding) : 말하여지는 내용과 들리는 내용이 기본적으로 같음을 뜻하며, 말하는 사람의 내용과 듣는 사람의 내용이 다르다면 그것은 의사소통이 이루어지는 것이 아니다.

③ 메시지를 명확히 하는 과정(Clarifying) : 효과적인 의사소통을 하는데 특히 중요한 두 사람이 말하고 있을 때 한 쪽에서 뜻하는 것이 불확실하면 문제를 명백히 하기 위해 질문이 제기되어야 한다.

4) 의사소통 장애요인의 극복방안

(1) 대인관계의 개선

상 · 하 계층 간의 인간관계를 개선하고 집단성원 간의 사회 심리적 거리를 단축시켜 의사소통 원활하게 한다.

① 자유스럽게 의사표시를 할 수 있는 분위기를 조성한다.
② 하급자들이 상급자들에게 접근하기 용이한 문호개방정책(Open Door Policy)을 실시한다.
③ 가족 동반의 사교적 모임을 통해 상급자와 하급자들의 인간적인 분위기를 조성하여 그러한 분위기 속에서 의사소통이 원활히 이루어질 수 있도록 한다.
④ 제안함(Suggestion Box)이나 건의함을 설치하여 어느 때라도 의견을 제시할 수 있도록 한다.

(2) 의사소통 체계의 확립

① 의사소통의 통로는 공식적으로 명시되고 명확하게 모든 구성원들에게 알려야 한다.
② 조직의 모든 구성원에게 명확한 공식적 의사소통의 통로가 있어야 한다. 모든 사람은 조직과 명확한 의사소통 관계를 가져야 한다(하의상달과 상의하달의 소통체계).
③ 완전한 의사소통의 계선(Line of Communication)이 사용되어야 한다. 한 곳에서 다른 곳으로의 의사소통은 권한의 계선상의 모든 지점을 따라 통과되어야 한다. 이는 권한의 계통에 어떤 단락이 있을 경우 발생할지도 모르는 의사소통의 갈등을 피하기 위해서이다. 이것은 또한 책임을 유지하기 위해서도 필요하다.
④ 의사소통의 계선은 계선 손실(Line Loss)을 최소화하기 위해 가능한 한 직접적이고 짧아야만 한다. 의사소통의 계선이 짧을수록 의사소통의 속도는 빠르고 오류가 발생할 확률은 그만큼 적어진다.
⑤ 의사소통의 계선은 항상 유지되어야 한다. 그렇지 않으면 필요한 정보는 제때에 그것을 필요로 하는 사람들에게 도달되지 못할 위험성이 있다. 이러한 이유 때문에 어떤 직위에 결원이 생겼을 때 잠정적으로 그 직위를 대행할 수 있는 직원을 곧바로 채워야 한다. 만약 공식적 의사소통의 계선이 파괴되면 조직은 급속히 해체된다.
⑥ 모든 필요한 의사소통은 적절히 통제되어야 한다. 이 원리는 조직 의사소통 체계의 효과성을 위해 중요한 의미를 가진다. 의사소통 계통에 직위를 갖고 있는 직원은 들어오는 정보를 평가하고, 그 정보를 보류해야 할지 여부를 결정하고 보낼 필요가 있는 정보는 정확히 보내야 하기 때문에 유능해야 한다.

또한 직원 및 조직관계에 관한 지식과 적절한 의사소통 기술을 갖고 있어야 한다.

(3) 적절한 언어의 사용

전달자는 피전달자가 가장 잘 이해하고 해석할 수 있는 방법을 사용한다. 전달자는 언어적 정보와 비언어적 정보를 동등하게 사용하여 피 전달자의 이해를 도와야 한다.

(4) 신뢰의 분위기

쌍방을 통해서 이루어져야 하며 상호 신뢰에 기초한 공개적인 분위기 속에서 의사소통이 이루어질 때 가장 효과적이다. 관리자는 직원에게 최대한 공개적으로 업무관련 정보를 제공하여 업무능력을 최대로 발휘할 수 있도록 돕고, 자신과 하위 직원간의 접촉을 극대화시키려고 노력하는 모습을 보여야 한다.

(5) 반복과 환류

① 반복(Redundancy) : 의사소통의 전부 또는 일부를 두번 이상 되풀이하여 이해도를 높이고, 업무의 중요한 사항이나 병원의 비전 내재화를 숙지시키는 것을 돕는다. 때로 반복이 의사소통의 정확성을 높일 수 있지만, 너무 지나친 반복은 부담을 줄 수도 있다.

② 환류(Feedback) : 전달자(Sender)가 이야기한 정보를 피전달자(Recipient)가 정확히 받아서 바르게 해석 하였는가를 전달자가 알 수 있도록 해준다. 이 방법은 의사소통의 신속성을 감소시키나 의사소통의 정확성을 높일 수 있는 장점이 있고 조직관리, 성과관리제도에서 환류 활동은 매우 중요한 역할을 한다.

12-2 신뢰를 높이는 의료 커뮤니케이션

학습 12

1. 의료 커뮤니케이션의 개요

의사소통의 중요성이 어느 때보다도 중요해진 사회적인 흐름 속에서, 의료진과 환자 간에 치유를 위한 소통이 단절되고 그에 따라 환자와 의료인의 인간성이 소외되는 문제가 발생하고 있다는 현실 인식이 되고 있다.

환자의 의료정보 이해능력 수준이 환자 - 의사 관계, 특히 의사와 환자의 효율적 커뮤니케이션에 방해요소로 작용하여 결국 의료서비스의 질을 떨어뜨릴 가능성이 높을 것으로 생각한다.

의료진과 환자 간 의사소통의 중요성이 사회적 관심으로 대두되면서 의료현장에서는 환자중심의 의사소통 역량을 높이기 위한 교육이 요구되고 있다.

의료 커뮤니케이션(Medical Communication)은 의료전문가인 의료진과 비전문가인 환자가 참여자가 되어 이루어지는 대화로서, 대등한 대화 참여자 간에 이루어지는 일반대화에 비해 한쪽의 대화 참여자가 상대 참여자의 건강상태에 관해 다소간의 정보를 가지고 이루어지는 비대칭적(Asymmetric Information)대화이다.

이러한 비대칭성에 의해서 의료진과 환자 사이의 대화는 정보의 불균형을 비롯하여 입장과 기대의 차이 등에 따른 의사소통의 장애가 발생하게 됨으로써 대화 참여자 모두에게 불만족스러운 결과를 초래하는 경우가 나타나고 있다.

2. 의료 커뮤니케이션의 변화

미래 사회변화에 따른 맞춤형 의료 커뮤니케이션 연구에 대한 사회적 요구이다. 이에 따라 2006년 9월 의사와 환자의 소통을 위한 대한의료커뮤니케이션학회가 설립됐고, 의과대학 학생들에게 실습 위주로 의료 커뮤니케이션 분야를 가르치기 시작했다. 2010년부터는 의사 국가고시 실기시험에 의료커뮤니케이션 과목이 추가되기에 이르렀다. 의료현장에서 의사와 환자의 커뮤니케이션은 의사와 환자 모두 치료라는 같은 목표를 공유하는 동반자 관계임을 확신시키는 게 중요하다.

의사와 환자의 역할은 다르지만 질병의 치료를 위해 같이 나가는 동지라는 믿음이 있으면 환자와 의사의 관계는 대단히 견고해질 수 있다는 것이다.

진료과정에서 환자와 의사가 공감대를 형성하고 깊이 있는 대화를 나누면 신뢰감을 형성할 뿐 아니라 환자의 근심을 덜어주고 시술의 만족도와 효과를 높여 준다.

의사와 환자 간의 커뮤니케이션은 정보교환과 관계형성이라는 두가지 목적을 지니고 있다. 양자 관계가 개선될수록 환자에게는 높은 만족감과 치료효과의 증진을 가져다주며, 의사는 의료실수로 인한 여러 가지 부작용을 줄일 수 있는 긍정적인 효과가 있다.

의료계의 커뮤니케이션 중심축이 점차 환자 쪽으로 이동하면서 이들을 위한 법적인 제도, 헬스IT 기술도 부각되고 있다. 이미 환자들의 알 권리를 국가기관에서 보장하고 있고 환자들을 위한 의료소비자 운동도 영역을 확대하고 있다.

인터넷 의료정보는 의사와 환자 사이의 거리를 더욱 좁히고 있고 의료정보의 비대칭성 개선에 기여하고 있다.

헬스IT 기술을 이용한 유헬스케어(Ubiquitous-Healthcare)와 개인 건강기록(PHR : Personal Health Record) 등이 새로운 의료 커뮤니케이션 수단으로 조명을 받고 있다.

[그림 12-1]은 환자중심 의료커뮤니케이션의 모형을 제시한 것이다. 의료소비자의 권리를 정점으로 환자의 알 권리와 의료정보의 대중화, 그리고 헬스케어 시장의 활성화, 의료소비자운동 등 5가지 구성요소가 밀접하게 연관된 모습이다.

이 5가지 요소가 톱니바퀴처럼 굴러가야 환자가 중심이 되는 의료커뮤니케이션이 완성되는 것이다. 과거 의사가 독점하던 의료 커뮤니케이션은 환자들이 소비자 권리의식에 눈을 뜨면서 인터넷 의료정보의 발달, 유헬스케어와 결합되면서 환자가 주인이 되는 의료환경을 조성하게 된다. 환자중심 의료 커뮤니케이션이 정착되면 환자는 의료정보 소비자에서 정보 첨가자(Adder of Information)로 발전할 수 있다.

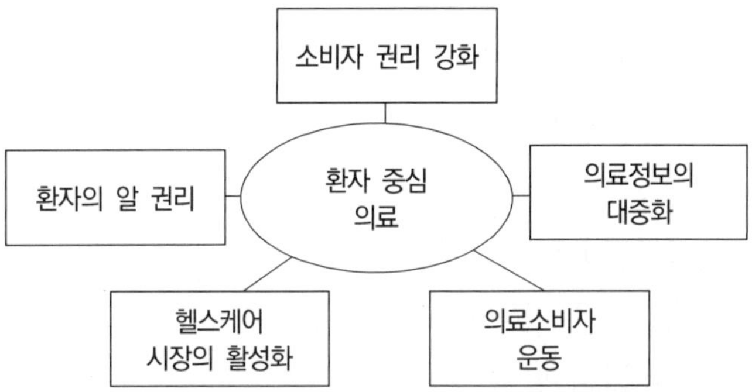

[그림 12-1] 환자중심 의료 커뮤니케이션의 구성요소

환우회와 인터넷 커뮤니티 활동을 통해 질환 치료과정에서 경험한 병의 원인, 증상, 진행 정도를 투병일지 형식으로 공개하면 훌륭한 의료정보가 생산되는 것이다. 병원이나 의사의 선택 등 공식적인 의료정보에서 나올 수 없는 이러한 정보들이 한시가 급한 환자에게는 살아 있는 정보가 될 수 있다.

미국의 경우 환자들은 의사로부터 직접 의료정보를 받고 설명 듣는 것을 가장 선호한다고 밝혀진 바 있다. 그리고 의료서비스의 질은 상당부분 의사와 환자간의 긴밀한 의사소통 및 상호작용에 의해 결정되므로 환자의 의료정보 이해능력 수준을 고려하여 의료정보 관련 자료를 적절하고 효율적으로 사용하여 제한적 진료시간 내에 환자에게 쉽게 설명하려고 노력해야 할 것이다.

이러한 방식의 커뮤니케이션은 환자로 하여금 의사에 대한 긍정적 태도를 유도하여 의사와 환자의 관계를 호전시키므로 환자의 처방지시 이행률뿐만 아니라 환자만족도에도 큰 영향을 줄 것이다.

최근 사회적 문제로까지 지적되고 있는 의료소송과 관련해서도 미국의 한 연구조사 결과, 소송한 환자들의 상당수가 의료과실 그 자체보다는 의사의 말과 행동에 화가 나서 소송을 결정하였다고 한다.

또한 소송을 당한 의사의 상당수가 자기 환자와의 커뮤니케이션만 잘 하였더라도 의료소송을 미연에 막을 수 있었을 것이라고 한다. 우리나라의 경우도 이러한 조사결과와 크게 다르지 않으리라고 생각한다.

3. 의료 커뮤니케이션을 개선방법

환자의 의료정보 이해능력을 고려한 의사와 환자간의 커뮤니케이션을 개선하기 위한 몇 가지 테크닉은 다음과 같다.

1) 의료정보 관련 책자 및 팸플릿 작성 시

① 간단하고 솔직한 언어를 사용한다.
② 대화체로 기술한다.
③ 긴 나열식 설명을 피하고 한 문장에 하나의 메시지만을 포함한다.
④ 그림이나 사진 등을 가능한 많이 이용한다.
⑤ 문장은 가능한 짧게 한다.

2) 환자와의 커뮤니케이션

① 환자와 연관될 수 있는 예를 사용하여 설명한다.
② 의료기기나 약품 등 사용법에 대하여 정확한 설명이 필요한 경우 직접 보여주면서 설명한다.
③ 환자에게 의사가 설명한 것을 다시 말해 보도록 하여 환자가 정확하게 이해하였는지 확인한다. 이런 테크닉은 환자의 장기적 기억에 도움을 준다.
④ 의료정보 이해능력이 낮을 것으로 우려되는 환자에게는 반복적 설명이 도움이 된다.

⑤ 환자에게 가장 중요한 정보는 처음이나 끝에 설명하도록 한다.
⑥ 가급적 환자의 가족들도 치료와 관련된 설명을 같이 듣도록 한다.
⑦ 부정적인 언어를 피하고 긍정적이고 용기를 돋우는 언어를 사용한다.

의사나 간호사들을 비롯한 의료공급자들도 갈수록 커지는 환자들의 목소리에 적극 대응하고 있다. 과거에는 의사 개인의 능력은 전문지식과 기술로만 충분히 측정할 수 있었지만 이제는 환자와의 소통능력도 중요한 평가 자료로 삼는 병원이 많아지고 있다.

4. 의료 커뮤니케이션의 미래

의료계는 오랫동안 의사 중심으로 운영되면서 정보의 비대칭성이 두드러진 분야였다. 환자들은 전문성과 정보 부족으로 자신의 목소리를 내지 못하고 의사의 진단과 처방에 순종해왔다. 하지만 최근 소비자권리 의식이 고양되고 IT의 발달로 의료정보가 대중화되면서 의사와 환자의 커뮤니케이션에 변화가 일고 있다.

의료소비자들이 발언권을 확대하고 자신만의 영역을 개척하면서 의료서비스 분야도 소비자가 주도하는 형태로 변모하고 있다.

의료정보의 비대칭성 개선과 관련하여 의료서비스 부문이 보여준 특징을 정리하면 다음과 같다.

첫째, 의사와 환자의 관계가 환자중심으로 재편되고 있다.

의사가 커뮤니케이션을 주도하던 전통적인 모델에서 환자의 주장을 배려하는 진료 시스템으로 바뀌고 있다. 의료서비스 전 분야에 걸쳐 환자중심화가 가속화되고 있는 것이다. 환자들도 의학지식에 대해 이해력을 키우면서 여러 출처에서 나온 정보의 핵심을 파악해 치료과정에 활용하기 시작했다. 의사 중심이었던 의료계가 환자의 선택과 결정을 존중하는 단계로 발전하고 있는 것이다.

둘째, 환자들은 이제 수동적으로 치료만 받는 객체가 아니라 소비자로서 위상이 강화되고 있다.

소비자 주권의식이 높아지면서 환자중심의 의료소비자 개념이 뿌리를 내리고 있는 것이다. 환자는 의료서비스의 결과뿐만 아니라 진료과정에 대한 만족도도 고려해 병의원과 의사를 평가하고 있다.

셋째, 인터넷 의료정보의 등장은 의료정보의 비대칭성 개선과 함께 의료소비자의 활동영역을 크게 넓히고 있다.

의료소비자들은 환우회나 커뮤니티 활동을 통해 의료정보를 얻고, 의료진 앞에서 적극적으로 자기주장을 펼치고 있다. 환자들끼리 네트워크를 구축하여 의료공급자에게 치료기술, 약물개발을 요청하거나 의학계의 이론을 검증하는 단계에 이르렀다.

넷째, 환자들은 소극적 의료소비자에서 한 단계 도약해 적극적인 소비자운동까지 벌이고 있다.

몇 개의 환우회 단체를 중심으로 출발한 한국환자단체연합회는 환자의 위상강화, 의료분쟁의 합리적 해결, 환자안전법 제정에 나서는 등 의료분야 소비자운동의 중심축으로 자리 잡아 가고 있다.

다섯째, 현재 정부와 대한의사협회가 대립각을 형성하고 있는 원격진료는 ANT(행위자네트워크 이론, Actor-Network Theory) 관점에서 보면 다양한 인간 행위자와 비인간 행위자 간의 동맹관계로 엮여 복잡한 양상을 띠고 있다.

대형병원은 원격진료를 추진하는 정부정책에 찬성하지만 동네병원 등 1차 의료기관은 반대의사를 분명히 하고 있다. 이는 화상시스템으로 대표되는 인공물의 신뢰성과 대형병원과 동네병원의 영역 다툼과도 결부돼 있다.

여섯째, IT융합기술이 의료분야에도 적용되면서 환자의 접근성이 용이하고 의료정보의 비대칭성 개선에 도움이 되는 다양한 기술이 도입되고 있다.

환자들도 인터뷰 등을 통해 IT융합 의료서비스의 편리성에 공감을 표시하고 있다. 의료서비스가 병원치료 중심에서 질환의 예방 및 관리 중심으로 변하면서 환자 중심화는 가속화될 전망이다.

지금까지는 병원이나 의료진이 의료정보 생성의 주체였지만 의료소비자의 참여폭이 확대됨에 따라 의료정보의 비대칭성이 크게 개선되고 있다. 의료계는 환자들을 위한 다양한 서비스 정책을 내놓으면서 의료소비자로서의 위상을 인정하고 있다. IT융합 헬스케어 시장의 확대는 의사와 환자들이 병원이라는 공간과 시간 제약을 떠나 다양한 방법으로 커뮤니케이션할 수 있다는 것을 보여주고 있다. 개인정보 누출 등 몇 가지 단점만 보완한다면 획기적인 의료정보 소통매체로 자리매김할 것이다.

수행 내용

재료 · 자료

- 병원경영 및 의료서비스 관련 자료

기기(장비 · 공구)

- 컴퓨터, 문서작성 프로그램, 프린터, 주변기기

안전 · 유의사항

- 병원경영 및 의료서비스 관련 장비의 안전 및 유의사항을 숙지한다.

수행 순서

01 직장생활에서 의사소통의 중요성에 대하여 분석하라.

1. 직장생활에서의 의사소통이란

의사소통(Communication)의 원래 뜻은 '상호 공통점을 나누어 갖는다.'로 라틴어 'Communis(공통, 공유)'에서 나온 말이다. 의사소통이란 두 사람 또는 그 이상의 사람들 사이에서 일어나는 의사의 전달과 상호교류가 이루어진다는 뜻이며, 어떤 개인 또는 집단이 개인 또는 집단에 대해서 정보, 감정, 사상, 의견 등을 전달하고 그것들을 받아들이는 과정이라고 할 수 있다.

사람들은 여러 가지 이유 때문에 의사소통을 한다. 직장생활에 있어서의 의사소통이란 공식적인 조직 안에서의 의사소통을 의미한다. 직장생활에서의 의사소통은 조직의 생산성을 높이고, 사기를 진작시키고 정보를 전달하고, 설득하려는 목적을 가지고 있다.

학습 12

2. 직장생활에서 의사소통의 중요성

개인들이 집단을 이루어 활동할 때 그 활동을 효과적으로 수행하기 위해서는 조직구성원간의 의사소통이 원활하게 이루어져야 한다. 효과적이고 원활한 의사소통은 조직과 팀의 핵심적인 요소이며, 구성원 간에 정보를 공유하거나 의사결정을 전달하는 중요한 수단이기도 하다. 의사소통이란 가장 단순하게 말하면 개인 간에 정보를 교환하는 과정이라고 할 수 있다.

다시 말해 의사소통은 조직과 팀의 효율성과 효과성을 성취할 목적으로 이루어지는 구성원간의 정보와 지식의 전달 과정으로서 여러 사람의 노력으로 공통의 목표를 추구해 나가는 집단내의 기본적인 존재 기반이고 성과를 결정하는 핵심기능이라 할 수 있다.

자신의 생각과 느낌을 효과적으로 표현하는 것과 타인의 생각과 느낌, 사고를 이해하는 노력은 개인은 물론이고 조직이나 팀과 관련된 핵심적인 요소이다.

인간관계, 특히 조직 내에서 의사소통이 중요시 되는 이유는 직장생활에서 필수적이며 대인관계의 기본이 되고, 인간관계가 의사소통을 통해서 이루어지는 상호과정이고, 상호간의 일반적 이해와 동의를 얻기 위한 유일한 수단이기 때문이다. 또한 의사소통은 제각기 다른 사람들이 서로에 대한 지각의 차이를 좁혀주며, 선입견을 줄이거나 제거해 줄 수 있는 수단이기 때문이다.

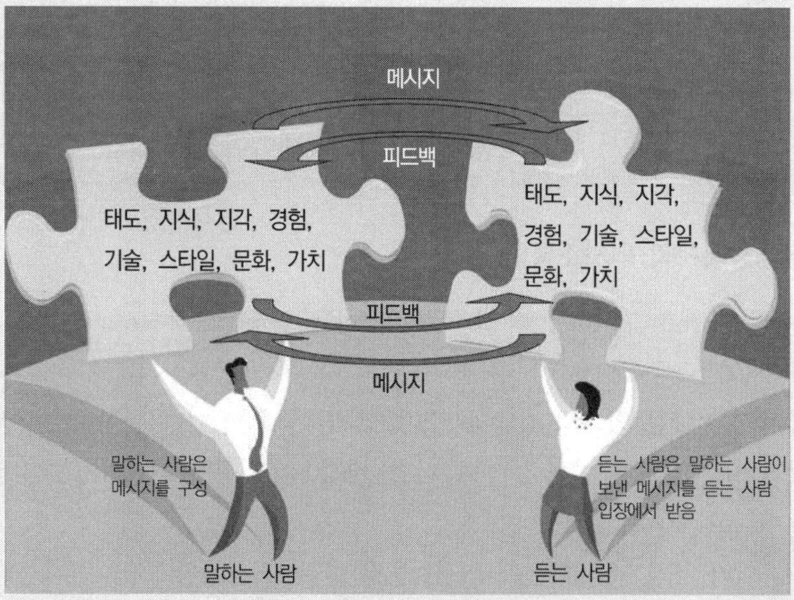

[그림 12-2] 의사소통의 개념

직장에서 상사나 동료 혹은 부하와의 사이에 작업상 의사소통이 이루어져 상호간에 공감하게 된다면 직장의 팀워크는 높아지고 그로 인해 사기가 높아져 능률이 향상 될 것이다. 따라서 직장 내에서 의사소통은 반드시 필요하다. 하지만 적절한 의사소통을 조직 내에서 형성한 다는 것은 결코 쉬운 일이 아니다. 조직의 구성원은 다양한 사회적 경험과 사회적 지위를 토대로 한 개인의 집단이므로 동일한 내용을 제시하더라도 각각 다르게 받아들이고 반응한다. 메시지는 고정된 단단한 덩어리가 아니라 유동적이고 가변적인 요소이기 때문에, 상호작용에 따라 다양하게 변형될 수 있다는 사실을 기억해야 한다.

의사소통은 내가 상대방에게 메시지를 전달하는 과정이 아니라 상대방과의 상호작용을 통해 메시지를 다루는 과정이다. 따라서 성공적인 의사소통을 위해서는 내가 가진 정보를 상대방이 이해하기 쉽게 표현하는 것도 중요하지만, 상대방이 어떻게 받아들일 것인가에 대한 고려가 바탕이 되어야 한다.

하지만 종래에는 의사소통이라고 하면 무조건 기계적인 정보의 전달만으로 이해되었다. 하지만 의사소통은 정보의 전달 이상의 것이다. 우리가 남들에게 일방적으로 언어 혹은 문서를 통해 의사를 전달하는 것은 엄격한 의미에서 말하는 것이지 의사소통이라고 할 수 없다.

의사소통이란 다른 이해와 의미를 가지고 있는 사람들이 공통적으로 공유할 수 있는 의미와 이해를 만들어 내기 위해 서로 언어 또는 문서, 그리고 비언어적인 수단을 통해 상호 노력하는 과정이기 때문에 일방적인 말하기가 아니라 의사소통이 되기 위해서는 의사소통의 정확한 목적을 알고, 의견을 나누는 자세가 필요하다.

02 효과적인 인간관계를 위한 의사소통에 대하여 분석하라.

대인관계에서 타인과 효과적인 인간관계를 맺기 위해서는 먼저 타인과 의사소통을 효과적으로 해야 하고 또한 그와 갈등이 생겼을 때 그 갈등을 효과적으로 해결할 수 있어야 하며, 자신이 삶에서 겪는 스트레스를 잘 관리함으로써 자신 스스로 인간관계 파괴자가 될 여지를 미리 없애야 한다.

1. 긍정감정 표현하기

나와 타인의 인간관계가 발전하고 심화되기 위해서는 내가 타인에 대한 긍정적 감정을 잘 표현하는 일이 중요하다.

첫째, 타인의 긍정적인 면을 보도록 노력한다.

둘째, 긍정적 감정을 타인에게 표현하는 것은 자연스럽고 성숙한 행동이라는 생각을 갖는다.

셋째, 타인에 대한 긍정적인 감정을 자각한다.

넷째, 긍정적인 감정을 자연스럽게 잘 표현하여 타인에게 표현한다.

이러한 긍정감정을 표현하는 기술은 모든 대인기술이 그러하듯이 연습하고 노력하면 향상될 수 있다.

내가 자신의 긍정감정을 흔히 언어적 표현을 통해 표현하게 되지만 비언어적 표현에 의해서 보다 강력하게 표현할 수도 있다. 관심과 애정이 어린 눈빛, 얼굴표정, 미소, 자세, 행동, 공간적 거리 등 다양한 비언어적 표현방법을 잘 활용하는 것이 중요하다.

2. 불쾌감정 표현하기

불쾌감정을 잘 표현하는 사람은 상대방의 마음을 상하게 함이 없이 불쾌감정을 표현하여 인간관계도 손상시키지 않고 상대방으로 하여금 더 이상 불쾌하게 하는 행동을 하지 않도록 할 수도 있는 것이다.

이러한 효율적인 불쾌감정의 표현을 위해서는

첫째, 상대방의 잘못을 비난하는 방식보다는 상대방의 행동으로 인한 나의 불편함과 불쾌감을 표현하는 표현이 좋다.

둘째, 상대방의 행동을 규제하는 방식보다는 나의 바람을 표현하는 표현이 바람직하다.

3. 부탁 – 거절하기

도움을 요청하고 부탁하는 기술은 인간관계에서 매우 중요하다.

대인관계에서 내가 도움을 요청할 때도 있지만 타인의 부탁을 거절해야할 경우도 발생한다. 이때 도움을 요청한 타인의 입장을 충분히 고려하여 인간관계를 해치지 않도록 신중하게 거절하는 것이 중요하다.

내가 타인의 부탁을 거절을 할 때는

첫째, 도움이 필요한 상대방의 상황을 충분히 이해했음을 표명한다.

둘째, 도움을 주지 못하는 자신의 상황이나 이유를 분명하게 설명한다.

셋째, 도움을 주지 못하는 아쉬움을 표현한다.

03 바람직한 의사소통을 저해하는 요인에 대하여 분석하라.

1. '일방적으로 말하고', '일방적으로 듣는' 무책임한 마음

누구나 실질적인 업무를 맡으면 '실수를 범하지 않도록' 주의를 기울이는 법이다. 하지만 의사소통을 하는데 혹시 '정확히 전달되었는지', '정확히 이해했는지'를 확인하지 않고 그 순간을 넘겨버린다면 서로 '엇갈린 정보'를 가지게 된다.

→ 의사소통 기법의 미숙, 표현 능력의 부족, 이해 능력의 부족

2. '전달했는데', '아는 줄 알았는데'라고 착각하는 마음

사소한 것이라도 '엇갈린 정보'를 바로잡지 않은 채 커뮤니케이션을 하면 업무상 문제가 발생한다. 하지만 자신은 '전달했는데', '아는 줄 알았는데'하며 착각에 빠져 있기 때문에 업무상 문제를 정보공유의 부족에서 오는 것이라고 생각하지 않는다. '~는데'에서 오는 착각은 서로에게 '엇갈린 정보'만 갖게 할 뿐이다.

→ 평가적이며 판단적인 태도, 잠재적 의도

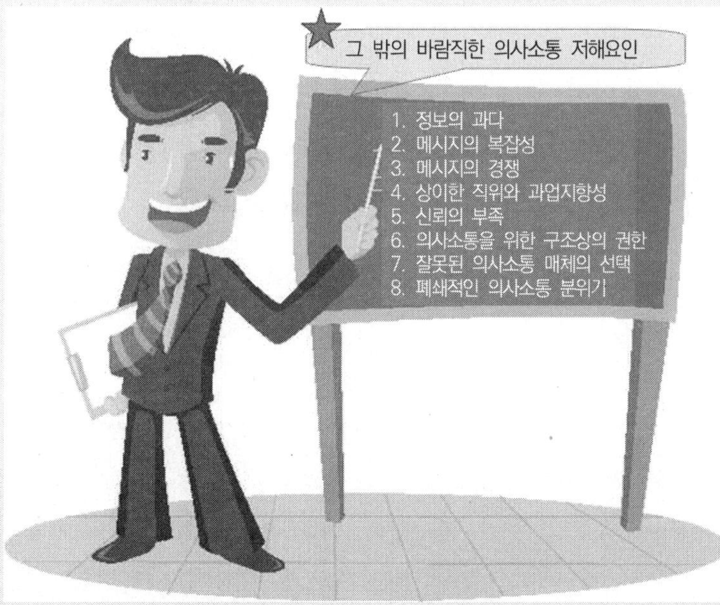

그 밖의 바람직한 의사소통 저해요인
1. 정보의 과다
2. 메시지의 복잡성
3. 메시지의 경쟁
4. 상이한 직위와 과업지향성
5. 신뢰의 부족
6. 의사소통을 위한 구조상의 권한
7. 잘못된 의사소통 매체의 선택
8. 폐쇄적인 의사소통 분위기

[그림 12-3] 의사소통 저해요인

3. '말하지 않아도 아는 문화'에 안주하는 마음

'말하지 않아도 안다', '호흡이 척척 맞는다', '일은 눈치로 배워라' 등과 같이 직접적인 대화를 통해서 관계하는 것보다, 오히려 '눈치'를 중요시 하는 의사소통을 미덕이라고 생각하는 경향이 있다. 말하지 않아도 마음이 통하는 관계는 '최고의 관계'이지만, 비즈니스 현장에서 필요한 것은 마음으로 아는 눈치의 미덕보다는 정확한 업무처리임을 명심해야 한다.

→ 과거의 경험, 선입견과 고정관념

04 고객중심의 의사소통을 하는데 있어서 방해되는 나쁜 습관에 대하여 분석하라.

1. 짐작하기

고객의 말을 듣고 받아들이기보다 자신의 생각에 들어맞는 단서들을 찾아 자신의 생각을 확인하는 것을 말한다. 짐작하고 넘겨짚으려 하는 사람들은 고객의 목소리 톤이나 얼굴 표정, 자세 등을 지나치게 중요하게 생각한다. 이들은 고객이 하는 말의 내용은 무시하고 자신의 생각이 옳다는 것만 확인하려 한다.

2. 대답할 말 준비하기

처음에는 고객의 말을 듣고 곧 자신이 다음에 할 말을 생각하기에 바빠서 고객이 말하는 것을 잘 듣지 않는 것을 말한다. 결국 자기 생각에 빠져서 고객의 말에 제대로 반응할 수가 없다.

3. 걸러내기

고객의 말을 듣기는 하지만 고객의 메시지를 온전하게 듣는 것이 아닌 경우이다. 고객이 분노나 슬픔, 불안에 대해 말하는 것을 들어도 그러한 감정을 인정하고 싶지 않다거나 회피하고 싶다거나 무시하고 싶을 때 자기도 모르는 사이에 고객이 아무 문제도 없다고 생각해버린다. 걸러내기는 듣고 싶지 않는 것들을 막아버리는 것을 말한다.

4. 판단하기

고객에 대한 부정적인 판단 때문에, 또는 고객을 비판하기 위해 고객의 말을 듣지 않는 것을 말한다. 당신이 고객을 어리석다거나 고집이 세다거나 이기적이라고 생각한다면, 당신은 경청하기를 그만두거나 듣는다고 해도 고객이 이렇다는 증거를 찾기 위해서만 귀를 기울일 것이다.

5. 다른 생각하기

고객에게 관심을 기울이는 것이 점차 더 힘들어지고 고객이 말을 할 때 자꾸 다른 생각을 하게 된다면, 이는 현실이 불만족스럽지만 이러한 상황을 회피하고 있다는 위험한 신호이다.

6. 조언하기

어떤 사람들은 지나치게 다른 사람의 문제를 본인이 해결해 주고자 한다. 당신이 말끝마다 조언하려고 끼어들면 고객은 제대로 말을 끝맺을 수 없다. 올바른 해결책을 찾고 모든 것을 제대로 고치려는 당신의 욕구 때문에 마음을 털어놓고 이야기하고 싶은 고객의 소박한 바람이 좌절되고 만다. 이야기를 들어주기만 해도 고객은 스스로 자기의 생각을 명료화하고 그 사이에 해결책이 저절로 떠오르게 된다.

예를 들어 고객이 직장생활에서 겪은 좌절과 낙담을 털어놓자 "당신은 윗사람 다루는 기술이 필요해요. 당신 성격에도 문제가 있어요. 당신 자신을 개조하기 위해 성격 개선 프로그램을 신청해서 참여해보시는 것도 좋겠습니다."라고 지체 없이 조언하게 되면 고객이 진실로 원했던 것, 즉 서로 공감하고 잠시 우울하고 싶었던 욕구가 좌절된다. 이러한 대화가 매번 반복된다면 상대방은 무시당하고 이해받지 못한다고 느끼게 되어 다른 사람에게 마음의 문을 닫아버리게 된다.

7. 언쟁하기

단지 반대하고 논쟁하기 위해서만 고객의 말에 귀를 기울이는 것이다. 고객이 무슨 말을 하던 자신의 입장을 확고히 한 채 방어한다. 언쟁은 문제가 있는 관계의 전형적인 의사소통 패턴이다. 이런 관계에서는 고객의 생각을 전혀 들을 생각이 없기 때문에 어떤 이야기를 해도 듣지 않게 된다. 고객이 무슨 주제를 꺼내든지 설명하는 것을 무시하고 고객의 생각과는 다른 자신의 생각을 장황하게 자기 논리대로 늘어놓는다. 지나치게 논쟁적인 사람은 고객의 말을 경청할 수 없다.

8. 옳아야만 하기

자존심이 강한 사람은 자존심에 관한 것을 전부 막아버리려 하기 때문에 자신의 부족한 점에 대한 고객의 말을 들을 수 없게 된다. 당신은 자신이 잘못했다는 말을 받아들이지 않기 위해 거짓말을 하고, 고함을 지르고, 주제를 바꾸고, 변명을 하게 된다.

9. 슬쩍 넘어가기

대화가 너무 사적이거나 위협적이면 주제를 바꾸거나 농담으로 넘기려 한다. 문제를 회피하려 하거나 고객의 부정적 감정을 회피하기 위해서 유머를 사용하거나 핀트를 잘못 맞추게 되면 상대방의 진정한 고민을 놓치게 된다.

10. 비위 맞추기

고객을 위로하기 위해서 혹은 비위를 맞추기 위해서 너무 빨리 동의하는 것을 말한다. 그 의도는 좋지만 고객이 걱정이나 불안을 말하자마자 “그래요, 고객님 말이 맞네요”, “네, 그렇게 생각하셨다니 죄송합니다”라고 빨리 응대해버리면 고객의 말에 동의하는데 너무 치중함으로써 고객에게 자신의 생각이나 감정을 충분히 표현할 시간을 주지 못하게 된다.

학습활동.12 교수 · 학습 방법

교수 방법

- 고객중심의 의사소통에 대한 관련 용어, 구성, 방식 이해 정도를 파악한 후 수업을 진행한다.
- 교수자의 주도로 고객중심의 의사소통 등의 내용을 PPT 자료로 제시한 후 설명한다.
- 가능하면 사전에 개인별 학습자료를 준비하여 모든 학생이 참여할 수 있는 문제해결식 수업, 협력수업이 가능하도록 한다.
- 고객중심의 의사소통 전 과정을 작업의 순서에 따라 단계적으로 실습이 이루어질 수 있도록 지도한다.
- 교재를 통해 수업을 준비하는데 있어서 필요한 모든 정보나 팁, 힌트 등 도움이 될 만한 내용들을 확인할 수 있다.
- 학생들이 만들게 될 각 모델들은 수업시간에 중점적으로 다뤄질 부분과 어휘, 질문, 답을 포함하고 있으며 또한 탐구할만한 추가적인 아이디어들도 포함하고 있다.

학습 방법

- 고객중심의 의사소통에 대한 관련 용어를 숙지하고, 고객중심의 의사소통에 대해 이해한다.
- 고객중심의 의사소통의 각 단계별 중점 사항을 체계적으로 학습한다.
- 고객중심의 의사소통의 수행순서의 전 과정을 실습한다.
- 고객중심의 의사소통의 내용을 이해한다.
- 고객중심의 의사소통을 이해하고 숙달이 될 때까지 학습한다.

학습활동.12 평가 및 피드백

평가 준거

- 평가자는 피평가자가 수행 준거 및 평가내용에 제시되어 있는 내용을 성공적으로 수행할 수 있는 지를 평가해야 한다.

학습내용	평가항목	성취수준		
		상	중	하
고객중심의 의사소통	고객중심의 의사소통을 이해할 수 있다.			

학습 12

평가 방법

• 작업 포트폴리오

학습내용	평가항목	성취수준		
		상	중	하
고객중심의 의사소통	고객중심의 의사소통을 이해할 수 있다.			

• 필기시험

학습내용	평가항목	성취수준		
		상	중	하
고객중심의 의사소통	고객중심의 의사소통을 이해할 수 있다.			

• 체크리스트를 통한 관찰

학습내용	평가항목	성취수준		
		상	중	하
고객중심의 의사소통	고객중심의 의사소통을 이해할 수 있다.			

• 피드백

1. 작업 포트폴리오
   - 제출한 보고서를 평가한 후 주요 사항에 대하여 표시하여 돌려준다.
2. 필기시험
   - 평가 결과 성적이 저조한 학생은 보고서 제출 기회를 부여한다.
3. 체크리스트를 통한 관찰
   - 실습 과정에서 평가한 후 개선해야 할 사항 등을 정리하여 돌려둔다.

참 | 고 | 문 | 헌

- 김근수, 신입사원의 DISC 행동유형이 조직 효과성과 멘토 선호에 미치는 영향 중앙대, 2012.8
- 김성수, 의료커뮤니케이션의개념과 중요성, 청년의사, http://www.docdocdoc.co.kr
- 김용, 환자 중심의 의료서비스 변화 : 의사와 환자의 커뮤니케이션 개선을 중심으로, 과학기술학연구 제13권 2호, 2013
- 김지희 · 김미영, 간호사와 치과위생사의 행동유형에 따른 직무만족과 조직몰입, 직무스트레스에 관한 연구, 보건의료산업학회지, 제6권 제4호, 2012.12
- 김형진, 병원의 위기관리 시스템, 병원경영학회지, 혁신얀구회, 특별호, 2016.12.
- 김혜은, 단순친절 아닌 대화의 기술 익히자, 의협신문, 2006.10.01
- 노은경 · 신승옥, 간호사의 직무스트레스와 DISC 행동유형 및 조직사회자본이 직무만족에 미치는 영향, 병원경영학회지, 제20권 제4호, 2015.10
- 문미영 · 황선영, 신규간호사의 DISC 행동유형이 직무만족과 업무수행능력에 미치는 영향, 간호행정학회지, Vol.21, No.1, 2015.1
- 문옥륜 · 김주환, 현대의료경제론, 신광출판사, 1997
- 박길성, 효과적인 직원 교육훈련, 대한병원협회지, 2006.3
- 박정홍, 병원 선택 특성과 보안성 및 병원 서비스 품질 특성이 재이용의도에 미치는 영향, 병원경영학회지 제24권 제1호, 2019.3
- 배성숙, 경영혁신의 기법과 성공요인에 관한 연구, KBM Journal, 2019.12.26
- 손석준. 병원경영관리와 QA, 도서출판 기현, 1998
- 송병기, 병원 코디네이터의 바른 이해, 메디칼업저버, http://www.monews.co.kr, 2002.8.26
- 양흐정 · 김광수 · 정상윤, 통계적 품질관리 4.0, https://fintecuriosity-11.tistory.com/ 대한표준협회미디어
- 이민화, 디지털 시대의 병원 경영, 인터넷에 의한 구매/조달시스템시연회 이대목동병원, 2000
- 이양희 외 3, 고객감동을 부르는 마케팅 CRM고객경험관리, 예술경영지원센터, 2011.2.25
- 이주연, 병원 의료데이터 민간 개방 확대…혁신 의료기기 육성, 헬스조선, https://health.chosun.com, 2020.1.15
- 이희범, 의사의 태도 · 말 한마디에 환자는 '천당과 지옥' 오가, 의사신문, 2011.6.24
- 임솔, 경증 환자까지 쏠림 3년간 빅5병원 외래 20% 증가, https://www.medigatenews.com, 2020.10.6
- 정디연, 전국민 건강보험 시행 30주년, 메디게이트, https://www.medigatenews.com/news/ 2019.7.23
- 조성남, 의사의 자질과 태도가 의료서비스 만족도에 미치는 영향, 한국인구학, 제32권 제3호, 2009.
- 조우현 외 3인, 의료서비스 마케팅, 퇴설당, 1999
- 조우현 · 손명세, 병원경연의 혁신, 학연사, 1994
- 조현우, 의료의 질 향상, 의학신문, http://www.bosa.co.kr, 2003.5.23
- 심규범, 의료기관의 종합적 품질경영(TQM)과 내부고객만족에 대한 구조모형, Journal of Digital Convergence, 2015.10.13
- 자비스, 고객감동을 부르는 마케팅, https://needjarvis.tistory.com/90
- 채훈대. 성공병원 스토리, 스타어드바이져, http://www.starrich.co.kr/
- 2020 하반기 글로벌 보건산업 동향 심층조사, 한국보건산업진흥원, 2020.12
- CRITEO 블로그, 포스트 코로나 시대의 10가지 소비자 행동 변화 트렌드, www. criteo. com, 2020.6.7

학습 12

- DISC 유형별 고객 응대법, https://www.hairzzang.com/Contents/
- http://DISC.aiselftest.com/DISCinfo.html
- https://0muwon.com/entry/성격-유형-검사-DISC-행동검사테스트 및 유형 알아보기 [공무원닷컴]
- https://blog.ibk.co.kr/2425 [IBK기업은행 블로그]
- https://leeyunseok.tistory.com/entry/조직관리란-무엇인가 [이윤석의 블로그]
- jobis, 탄탄한 회사들의 인사관리 노하루, https://help.jobis.co/
- NCS 학습모듈, 병영경영기획(LM0601020103_13V1.1), 교육부
- NCS 학습모듈, 병영환경관리하기(LM0601020209_13V1.1), 교육부
- NCS 학습모듈, 브랜드기획09(LM0201020209_13V1.1), 교육부
- PN, 직업생활에서 의사소통의 중요성, https://m.blog.naver.com/, 2016.10.18
- 건치신문(http://www.gunchinews.com)
- 국가법령정보센터, 소비자보호법, https://law.go.kr/LSW/소비자보호법
- 국가법령정보센터, 의료법, https://law.go.kr/LSW/
- 나무위키, https://namu.wiki/w/병원
- 마이크로소프트웨어 다이나믹365, https://dynamics.microsoft.com/
- 부자비즈, 대박 사업자들의 직원관리 노하우, https://post.naver.com, 2018.3.18
- 삼성서울병원, 환자의 권리와 의무, http://www.samsunghospital.com/
- 서비스 품질, https://m.blog.daum.net/moonsabu/7865206, 2009.11.30
- 서울대학교 의과대학 의료관리학교실. 적정진료보장을 위한 의료의 질관리 연구, p.40, 1991
- 신입사원 교육추천, www.learningclue.co.kr
- 의사소통 위키백과
- 의사소통능력, NCS 기초직업능력 모듈 프로그램 교수자용 매뉴얼, 한국산업인력공단
- 중앙경영연구원, 리더십/조직관리부문, http://jbi.or.kr/index.php?mid=edu02
- 한국보건의료관리연구원, 의료의 질 향상, 한국보건의료관리연구원, 1998, p.49
- 한국의료QA학회, 의료의 질 향상을 위한 10단계, p.45, 1996
- 행정안전부, 공직자가 꼭 알아야 할 직장예절, 2012.10

학습 1	병원경영의 이해
학습 2	의료서비스의 이해
학습 3	병원서비스 품질경영
학습 4	병원 브랜드 경영
학습 5	병원홍보 및 마케팅
학습 6	고객중심의 병원경영
학습 7	병원 의료서비스와 태도관리
학습 8	성장을 위한 병원경영 노하우
학습 9	좋은 조직문화 만들기
학습 10	DISC 성향분석의 활용
학습 11	의료서비스 접점(MOT) 분석
학습 12	고객중심의 의사소통

학습 13 성과를 내는 의료상담 전략

학습 목표

1. 성과를 내는 의료상담 전략을 이해할 수 있다.

13-1 비대면 상담(전화, SNS 등) 전략

1. 온라인 상담하기

1) 온라인 상담

온라인에서의 접점은 환자와 유선상에서 첫 대면하는 시기이며, 동시에 환자가 본원에 대한 인상을 받는 시기이므로 신중하고 전략적인 대응이 필요하며, 환자와 잠재 고객을 유치하는 데 매우 중요한 첫 접점이다. 온라인 접점에서 대표적인 연락 창구로는 홈페이지, 블로그, SNS 등을 들 수 있다.

환자의 의료정보와 인적정보를 정확히 수집하여 의료진의 확실한 상담내용을 전달해야 하며, 환자 입장에서 유용한 정보를 제공하고 철저히 관리해야 한다. 이에 따라 병원에서도 다양한 온라인 마케팅 방법으로 활용할 수 있다.

2) 온라인 상담 전 준비사항

(1) 온라인 상담 담당자 선정

문의를 자주 하는 임상내용에 각각 숙련된 코디네이터를 배치하여 준비시키고, 의사와 다른 부서의 도움을 받아 정확하고 신속하게 답변할 수 있어야 한다.

(2) 의료진과의 상담 연결창구 구축

해당 의료진에게 환자의 상담 내용을 연결할 수 있는 온라인 또는 오프라인상의 창구를 구축함으로써, 의뢰된 병명을 정확히 판단하여 확실한 내용을 진단할 수 있도록 한다.

① 온라인 방법 : 메신저나 이메일, 인트라넷(병원 내 직원 사이트) 등의 전달 방법
② 오프라인 방법 : 온라인 상담 내용의 주요 내용을 적어 직접 전달하는 방법

3) 온라인 상담 시 필수사항

이메일로 환자가 진료를 의뢰하였을 때에는 특별한 경우를 제외하고 당일에 상담 회신을 목표로 함으로써 의뢰 환자만을 위한 준비된 서비스의 이미지를 줄 수 있어야 하며, 이때부터 환자와의 좋은 관계를 형성하는 데 노력하여야 한다.

해당 의료진과 상담 전 병명에 대한 확진 및 치료 금액에 대한 확답을 해서는 안 된다. 왜냐하면 추후 컴플레인 또는 의료사고로 이어질 가능성이 있기 때문이다.

따뜻한 인사말로 시작하여 마지막에는 언제든지 추가적인 궁금한 사항에 대해 문의할 수 있도록 안내한다.

4) 온라인 상담 FAQ 만들기

자주 문의가 오는 내용을 정리하여 FAQ(질문과 답)를 만든다. 일반적인 질문일 경우, 동일한 온라인 응답이 될 수 있도록 FAQ를 활용한다. 추가적인 질문이 발생할 경우, 의료진과 상의하여 추가 및 변경하도록 한다.

피드백을 통해서 상담 내용을 변경할 수 있다.

5) 온라인 상담을 위한 진료과 기본 지식

피부과, 성형외과, 치과, 정형외과, 이비인후과, 안과, 산부인과, 한의원, 내과 등 기본 진료과 지식에 대해 여러 가지 자료를 통해 사전에 알아보고 고객이 자주 문의하는 내용에 대해서는 미리 숙지하도록 한다.

2. 전화상담하기

1) 전화상담

전화는 환자를 유치하기 위한 현 마케팅 방법에서 반드시 필요한 대표적인 통신 기기이다. 의료진과 대면하지 않은 상태에서, 또한 공간적 제약을 받지 않은 상태에서 병원과의 커뮤니케이션을 할 수 있다는 이점을 갖고 있어 병원문화를 크게 변화시킨 대표적인 기기이기도 하다.

그러나 전화가 병원의 환자 유치에 편익만을 가져다준 것은 아니다. 전화는 대면하지 않은 상태에서 음성에만 의존하여 대화해야 하므로 상대방의 표정, 몸짓, 감정 등을 정확히 파악하기 어렵기 때문에 자칫 오해가 생기기 쉽다.

예를 들면 전화를 걸거나 받을 때 상대방이 먼저 전화기를 내려놓는 시점이나 전화를 끊는 소리의 강도, 목소리의 톤 등 사소한 문제들로 인해 기분이 상하기 쉽다. 따라서 보이지 않는 또 하나의 얼굴이라고 여길 만큼 전화 예절은 병원을 알리는 데에 매우 중요한 요소임을 인식하고 전화 걸기와 받기, 상황별 응대 매너까지 잘 익혀 둘 필요가 있다. 또한 환자에게 병원을 알리는 첫 접점 중에 하나로서 그 의미가 크다고 할 수 있으며, 그 환자를 처음 대하게 되는 코디네이터는 유능한 정보원 역할을 한다.

일반적인 위치 안내나 진료시간에 대한 설명 등 단순 상담이 아닌 좀 더 깊이 있는 진료 상담을 원할 경우, 진료 상담 코디네이터가 상담을 맡게 된다.

2) 기본 전화 요령

(1) 전화 걸기

〈표 13-1〉 전화 거는 요령

전화 거는 순서	응대 요령
1) 전화 걸 용건을 정리한다.	• 전화 걸기에 적합한 상황(시간, 장소)인지 확인한다. (출퇴근 시간이나 점심시간 등은 피한다.) • 용건을 육하원칙에 따라 정리한다.
2) 전화를 건다.	• 전화를 걸면 밝은 목소리로 인사하며 자신의 신분을 명확히 밝힌다. • 상대가 직접 받을 경우, 인사를 하면서 안부를 묻는다 (안녕하십니까? ○○○병원 ○○○입니다. 그동안 잘 지내셨습니까?)
3) 용건을 이야기한다.	• 용건부터 이야기하고 다른 내용을 말한다. • 상대방과 이야기할 때는 적절한 반응을 보이며 듣는다.

전화 거는 순서	응대 요령
	• 잘 들리지 않을 때'여보세요?', '네?' 등을 연발하지 않는다. (죄송하지만 고객님의 목소리가 잘 들리지 않습니다. 저희 쪽에서 다시 걸도록 하겠습니다.)
4) 끝인사를 한다.	• 감사의 인사나 당부의 인사 등으로 밝게 인사한다.
5) 전화를 끊는다.	• 전화기를 너무 급하게 내려놓으면 상대방에게 끊는 소리가 크게 들려 불쾌할 수 있으므로, 상대방이 전화를 끊는 소리를 듣고 살짝 내려놓는다.

(2) 전화 받기

〈표 13-2〉 전화 받는 요령

전화 받는 순서	응대 요령
1) 병원명과 진료과를 밝히며 전화를 받는다.	• 전화를 받을 때는 인사 및 소속을 밝힌다. (안녕하십니까? ○○병원 (○○과) 입니다.) • 전화는 두 세번 벨이 울릴 때 받는 것이 좋으나, 상대를 오래 기다리게 했을 경우 사과의 인사말을 건낸다. (늦게 받아서 죄송합니다. ○○병원 (○○과)입니다.) • 전화를 받는 목소리는 최대한 밝고 친절해야 한다.
2) 상대를 확인하고 인사한다.	• 상대가 자신의 신분을 밝혔을 경우, 반갑게 인사해 주는 것이 좋다.
3) 용건을 확인하고 처리한다.	• 상대방과 이야기할 때 항상 메모하면서 듣는다. • 용건은 반드시 상대방이 듣는 앞에서 복창하여 정확하게 확인한 후에 처리한다. • 숫자 등은 잘못 전달될 수 있으므로 더 명확히 하도록 한다. (예약 날짜와 시간, 의료 수가 등)
4) 끝인사를 한다.	• 끝인사를 성실하게 한다. (다른 문의는 없으신가요? 좋은 하루 되세요.)
5) 전화를 끊는다.	• 전화기를 너무 급하게 내려놓으면 상대방에게 끊는 소리가 크게 들려 불쾌할 수 있으므로, 상대방이 전화 끊는 소리를 듣고 훅을 누른 후 살짝 내려놓는다. • 연장자나 상급자가 먼저 끊는 것을 확인하고 전화기를 내려놓는다.

3) 전화 상대 시에 배워야 하는 주요 표현들

(1) 전화 응대의 3원칙

〈표 13-3〉 전화 응대 3원칙

항 목	내 용
신 속	전화벨이 울리면 신속히 전화를 받는다.
정 확	정확한 어조와 음성으로 통화자의 신원을 알리고, 상대를 빨리 파악해야 하며, 용무를 정확히 전달하고 정확히 전달받는다.
정 중	상대의 신원에 관계없이 상대의 말에 경청하며 정중히 전화를 받고, 잘못 걸려 온 전화라도 고객에게 친절하게 응대하도록 한다.

(2) 전화 응대 시의 목소리 이미지 메이킹

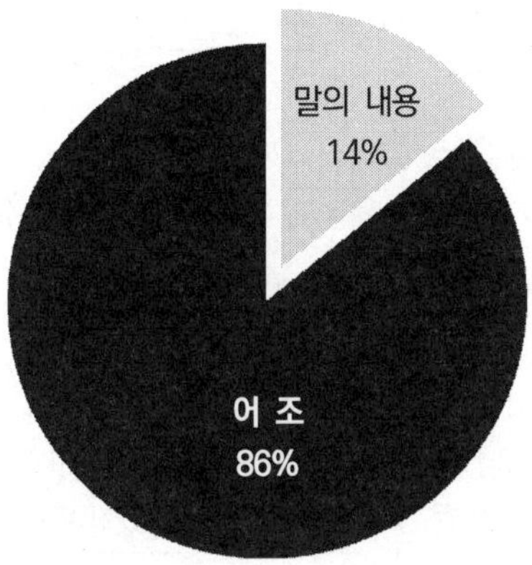

[그림 13-1] 전화 응대 이미지 메이킹

전화 통화를 할 때 단어의 사용과 말의 높고 낮음을 좌우하는 어조가 상대방의 모든 이미지를 결정하게 되는데, 그중 어조가 86%를 차지할 정도이므로 신뢰감 있는 응대를 하기 위해서는 밝고 경쾌한 목소리로 환자를 응대하는 것이 중요하다.

① 목소리 톤 : 현재는 '솔' 톤보다 '미'톤 정도의 평소 밝은 톤을 사용한다.
② 표준말을 사용하도록 한다.
③ 의료용어나 전문사용을 자제하고 이해하기 쉬운 단어를 사용하여 고객의 이해도를 높인다.

(3) 전화 응대 시에 실수를 많이 하는 표현들

〈표 13-4〉 전화 응대 시 주의할 표현들

적합하지 않은 표현	올바른 표현
우리 병원	저희 병원
누구세요	성함이 어떻게 되십니까? ○(성)○자○자 존함 맞으신가요?
자리에 없는데요	○○○ 씨가 지금 외출 중입니다. 메모를 남겨 드릴까요? 급하시면 제가 처리해 드리겠습니다.
잠깐만요(기다리세요)	잠시만 기다려 주시겠습니까?
이따 다시 전화하세요	다시 한 번 전화 주시겠습니까?
알았어요	처리해 드리겠습니다.
모르겠어요	잠시만 기다려주시면, 확인 후 말씀 드리겠습니다.
안 됩니다	죄송합니다만, 어려울 것 같습니다.
불러 드리겠습니다	안내해 드리겠습니다.
싸다	저렴하다.
왜 그러시는데요?	무슨 일로 그러십니까?
돌려 드리겠습니다	잠시만 기다려 주시겠습니까? ○○○ 씨 연결해 드리겠습니다. 해당번호는 ○○○-○○○입니다. 연결 중에 끊기면 ○○○-○○○으로 연락 주시면 됩니다.
잘 들리지 않을 때	고객님 죄송합니다만, 한 번 더/좀 더 크게 말씀해주시겠습니까? 고객님 잘 들리지 않습니다. 죄송합니다만, 다시 걸어 주시겠습니까? 제가 바로 다시 전화를 드리겠습니다.
마감 후 수정 또는 예약 접수 시	죄송합니다만, 내일 진료 예약은 이미 마감됐기 때문에 곤란합니다. 하지만 내일모레는 편리하신 시간에 진료 받으실 수 있도록 해 도와드릴 수 있는데 예약 도와드릴까요?

4) 전화상담의 단계(주요 3단계)

(1) 말하기

① 목소리와 억양

- 밝고 상냥한 톤을 유지(최근에는 '솔'톤은 형식적인 느낌을 줄 수 있어 지양한다.)
- 듣기 편한 음성과 또렷한 발음
- 정중한 억양

② 단어 선택 및 속도

- 전문용어보다는 쉬운 표현(어려운 단어는 반복 표현 필요)
- 요조체보다는 '니다/니까'체
- 명령형보다는 의뢰형
- 부정형보다는 긍정형
- 결코 느리거나 빠르지 않게

(2) 듣 기

① 경 청

- 귀 기울여 잘 듣는다.
- 환자의 의도와 생각에 집중한다.
- 주관적인 편견을 갖지 않는다.
- 환자의 이야기에 관심을 실제적으로 표현한다.

② 응대어 및 메모

- 맞장구를 한다.
- 항상 전화기 옆에 메모지와 펜을 준비한다.

(3) 생각하기 - 마음가짐

① 환자의 입장에 항상 생각한다.

② 긍정적인 마인드를 갖고 환자에게 긍정의 마인드를 전달한다.

5) 전화상담일지 작성

(1) 전화상담일지

전화로 문의하는 환자를 신환, 구환, 시술 후 문의 사항, 불만 환자, 예약 변경, 병원위치 및 시간 안내 등으로 구분하여, 병원의 환자관리에 유용하도록 일일 및 주 단위로 상담일지를 작성하여 부서와 부서 간의 환자의 치료내용이 공유될 수 있도록 한다.

(2) 전화상담일지 필요성

환자의 요구사항을 바로바로 파악하여 빠른 해결을 유도할 수 있다. 같은 문제로 환자의 불만이 반복되지 않도록 미연에 방지할 수 있다. 같은 문제로 다른 환자에게 발생하는 문의에 대해 신속하게 응대할 수 있다. 전화고객을 분류하는 데 유용하게 사용된다.

13-2 대면상담 전략 및 불만 고객 응대법

1. 대면상담 전략

1) 환자상담

(1) 환자상담의 정의

고객인 환자 및 그 보호자와 환자의 상태 및 진료계획을 가지고 대화하는 모든 과정을 말한다. 특히 의료상담(Medical Consultation)에서 환자공감 의료상담(Medical Counseling)이 점차 중요한 의미를 가진다.

〈표 13-5〉 환자상담의 정의

속 성	의료상담 (Medical Consultation)	환자공감 의료상담 (Medical Counseling)
사전적 의미	변호사나 의사의 전문 상담	심리적 상담
상담내용	논리와 지식에 기반	논리와 지식 같은 전문 지식 외에 감성 요소에 기반
방향성	일방향	쌍방향
의사 결정권	상담자에게 있음	상담자는 정보 제공을 하지만 최종 의사결정은 피상담자가 하도록 선택권을 부여함

(2) 환자상담의 방법

① 환자상담은 편안한 공간에서 환자의 심리와 상태를 배려하면서 행해져야 한다.

② 예방상담을 위한 2차 상담을 할 때, 고객의 사전 기대 가치를 파악하는 것이야말로 성공적인 상담으로 가는 지름길이다.

③ 2차 상담은 될 수 있는 대로 보호자를 동행하게 한다. 진료에 영향을 주는 보호자와 함께 상담하여 진료에 대한 확신을 심어 준다. 그리고 이 과정에서 나눈 대화 내용을 반드시 기록해서 추후 컴플레인이 발생하는 것을 미연에 방지하도록 한다.

2) 환자상담의 과정

(1) 환자와의 커뮤니케이션 플로차트

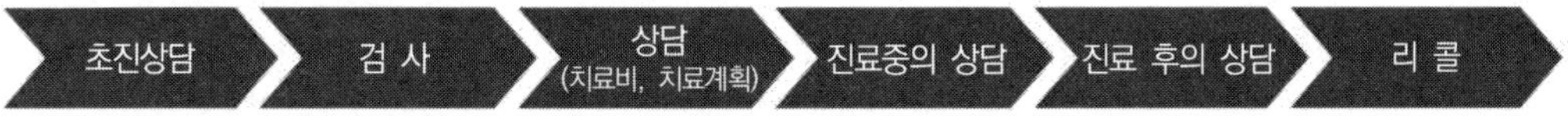
초진상담
검 사
상담
(치료비, 치료계획)
진료중의 상담
진료 후의 상담
리 콜

[그림 13-2] 커뮤니케이션 플로차트(Flow Chart)

① 환자 기본정보 파악
② 치료가능성 여부 타진
③ 치료설계 및 제안
④ 비용 산정
⑤ 예약 및 확인

(2) 환자와의 커뮤니케이션 순서

① 아이스 브레이킹(Ice Breaking) : 초면 환자와의 어색한 관계를 깨기 위한 대화 및 첫인상을 좋게 만드는 과정이다.
② 신뢰 형성 : 환자가 가지고 있는 여러 가지 두려움으로부터 도움이 될 수 있음을 확신시키기 위한 대화 내용을 만들어 간다.
③ 열린 질문 : 고객의 다양한 생각을 표출하도록 유도하는 전략적 질문을 한다.
④ 해결책 모색 : 고객이 언급한 문제와 해결책에 대한 니즈(Needs)를 파악하여 최선의 방안을 찾고, 고객과 같이 구체적인 해결책을 모색해야 한다.
⑤ 설득 : 고객의 건강 문제에 대한 해결책으로서 의료서비스 상품을 제안한다. 즉 고객의 자신의 결정에 대해 염려하고 있는 핵심사항을 찾아내서 이에 대한 대화를 나누는 것이다.
⑥ 결정 : 이때, 고객이 옳은 판단을 했다는 확신을 갖도록 마무리해야 한다.

3) 환자상담 시에 갖추어야 할 자세

환자상담 시에 의료인이 갖추어야 할 자세는 다음과 같이 크게 7가지이다.
① 의료인이 갖추어야 할 환자 지향적 마인드를 소유하여야 한다.
② 직업의식, 프로의식, 책임의식을 가지고 임하여야 한다.
③ 상담에 따른 전문적인 지적 수준을 갖추어야 한다.
④ 긍정적이고 적극적인 사고를 할 줄 알아야 한다.

⑤ 원활한 대인관계 능력을 보유하여야 한다.
⑥ 환자심리를 안정시키는 상담능력 및 커뮤니케이션 기술이 필요하다.
⑦ 자기관리 마인드를 갖추고 있어야 한다.

4) 진료 후 상담 목적

진료 후 상담을 하는 목적은 다음과 같이 크게 5가지이다.
① 환자 스스로 느끼지 못하는 좋아진 점들을 알려 줄 수 있다.
② 환자에게 진료에 대한 만족도 등 피드백을 얻을 수 있다.
③ 다른 환자의 소개 등의 추천을 자연스럽게 요청할 수 있다.
④ 환자의 불만 등을 미리 내부에서 흡수할 수 있다.
⑤ 다음 내원 일자, 집에서의 주의 사항 등을 다시 한 번 상기시킬 수 있다.

5) 환자상담 역할의 가치

(1) 의사와 환자 간의 조정자 역할

환자상담은 진료실에서 환자들의 세밀한 정보나 자료를 토대로 세심하게 환자가 치료를 잘 받을 수 있도록 의사와 환자 간의 조정자 역할을 하는 것이다.

(2) 의료계의 신지식인으로서 환자교육의 선구자 역할

진료와 업무에 대한 전체적인 흐름을 충분히 파악하고, 이를 바탕으로 고객들에게 병원이용 및 진료, 사후관리 등에 대한 필요한 교육을 서비스하는 데 앞장서는 21세기의 신지식인이다.

6) 환자상담 역할의 비전

날로 경쟁이 치열해져 가는 현실에서 의사가 단순히 진료만 잘해서는 살아남을 수 없다. 병원 방문부터 진료 후 퇴원까지 고객이 부딪치는 여러 접점에서 한 군데라도 기분이 상한 경우에는 발달된 정보통신망을 이용하여 순식간에 퍼져 나가고, 그 병원은 결국 존립할 수 없게 되는 것이다. 이에 따라 미처 의료인이 일일이 상담할 수 없는 부분은 전문 상담사가 고객에게 상담해 주는 역할은 더욱더 커져갈 것이다.

병원을 방문하는 고객은 매우 다양하여 형식적인 상담은 오히려 고객에게 불쾌한 감정을 줄 수 있다. 따라서 각 고객에게 철저하게 준비된 전문지식을 바탕으로 프로의식을 가진 전문가로서의 역할이 더욱 강조될 것이다.

7) 일일 환자상담 일지

매번 진료 후 환자에게 일어나는 모든 상황과 변화에 대해 세세히 알아보고 기록해 둠으로써, 앞으로 일어날 수 있는 환자의 치료 결과를 예견하여 사고를 예방함과 동시에 환자의 만족도와 치료 효과를 높일 수 있다.

기록된 상담 일지는 관련 부서에서 볼 수 있도록 지정된 장소에 보관하게 된다.

(1) 일일 상담 일지 양식

직책, 부서명, 환자 증상, 상담 내용, 차후 프로세스, 환자의 불만 및 질문 사항 등을 기입하여 환자의 1:1 맞춤 관리를 위한 일일 상담 일지 양식이다.

(2) 상담 일지 작성 시의 주의 사항

주요한 사항뿐 아니라 환자와의 모든 대화 내용이 포함되도록 포괄적인 의미에서 상담 일지를 작성하도록 한다. 예를 들어, 이벤트 선물 종류나 환자를 기억할 수 있는 옷차림, 특징 등도 표현하여 상담 일지를 통해 환자의 모든 사항이 파악되도록 한다.

2. 불만 고객 응대법

1) 불만 환자의 응대

불만 환자의 응대란 현재 또는 과거에 발생한 사건들을 수집하여 의료기관에 손실을 가져올 수 있는 의료 환경의 리스크를 확인하고 리스크를 예방함과 동시에, 불만 환자가 생겼을 때 적절한 응대로 환자의 불만을 해결하여 재진율을 높이는 활동을 말한다.

Tip Technical Assistance Research Program의 연구 결과

〈불만족한 고객이지만 거래를 재개할 고객의 비율에 관한 연구〉

- 불만족한 소비자의 96%는 절대 불만을 말하지 않는다. 그중 90%는 거래를 중단한다.
- 불만을 경험한 소비자는 적어도 9명에게 불만을 말한다(평균 9명에게 불만을 전하게 되고, 13%의 고객은 20명 이상에게 불만을 전한다).
- 불만족했지만, 불만을 이야기한 후 해결되지 못했어도 46%가 다시 그곳을 찾는다(불만이 신속하게 해결되면 소비자의 90%는 다시 그곳을 찾는다).

불평 환자의 경우, 불만이 생겼을 때 불만을 숨긴 경우보다 고지 후에 즉시 해결되는 경우가 오히려 충성 고객이 된다는 뜻이다. 즉 불만이 있다면 환자들이 어떠

학습 13

한 창을 통해서라도 이야기할 수 있도록 불만 창구를 열어야 한다는 것이다. 이러한 방법으로는 온라인 고객만족평가나 설문지 등이 있다.

Tip 고객 불만의 잠재 원인

- 불만을 제거하는 것이 번잡할 뿐만 아니라 말다툼하기가 싫다.
- 불만 해결을 기대해 봐야 아무런 소용이 없다.
- 불만을 전달할 수 있는 마땅한 방법이 없다.

2) 병원에서 고객 불만이 생기는 원인

병원에서 고객 불만이 생기는 원인은 다음과 같다.

① 원하는 의사의 진료가 되지 않을 때
② 사전 예고가 없이 절차가 진행될 때
③ 화장실이 불결할 때
④ 직원의 떠드는 소리가 시끄러울 때
⑤ 다른 환자와의 차별대우가 느껴질 때
⑥ 이유 없이 대기시간이 늦어질 때
⑦ 비싼 검사만을 권유할 때
⑧ 직원의 서비스가 불편할 때
⑨ 진료예약 시간보다 진료가 늦을 때
⑩ 병원내부가 지저분하고 질서가 없을 때
⑪ 주차시설, 교통편의가 불편할 때
⑫ 따뜻한 배려가 없을 때
⑬ 직원의 말투가 반말조일 때
⑭ 음악이 시끄러울 때
⑮ 진료에 대한 충분한 설명을 듣지 못하였을 때

3) 불평하는 고객이 얻고자 하는 심리적인 것

불평하는 고객의 심리를 살펴보면 다음과 같다.

① 자신이 정당한 불만을 갖고 있다는 것에 대한 인정을 받고 싶어 한다.
② 잘못된 부분에 대한 정확한 설명을 듣고 싶어 한다.
③ 정중한 사과와 정당한 보상을 받고 싶어 한다.
④ 앞으로 잘할 것이라는 다짐을 받고 싶어 한다.

4) 불만 고객의 긍정적 효과

불만 고객을 통해 다음과 같은 긍정적인 효과를 얻을 수 있다.

① 불만 환자를 통하여 병원체크의 기회를 얻는다.

② 문제점 인식을 기반으로 서비스 창조의 기회를 얻는다.

③ 단골 고객으로의 전환을 통해 병원 수익성을 향상시킬 수 있다.

5) 불만 고객 해결 방법

(1) MTP 기법

〈표 13-6〉 MTP 기법

M(man)	응대자 바꾸기, 담당 직원에서 책임자, 코디네이터에서 실장 또는 원장으로, 될 수 있는 대로 상급자로 응대자를 바꿔 응대하게 한다.
T(time)	시간 바꾸기, 환자가 진정할 때까지 기다린다. 처음에는 대꾸를 하지 않고 경청만 한다. 환자에게 중간 중간 보고를 한다.
P(place)	장소를 바꿔 준다. 조용한 장소로 안내하여 따뜻한 음료를 대접함으로써 생각할 수 있는 시간을 갖게 한다. 서 있을 때는 편안한 의자로 안내하여 앉도록 한다.

(2) 불만 고객 유형별 특성에 따른 응대 기법

① 과시형 : 은근히 신분을 내세우며 유명 인사의 이름을 들먹인다. 고객의 의도를 이해하고 분위기를 맞춰 준다. 고객을 인정하고 칭찬하며 특별한 관심을 표명한다.

② 불만형 : 사사건건 비평하고 다른 데와 비교한다. 고객의 불만을 들어주고, 인정하고 공감해 준다. 함께 해결책을 모색한다.

③ 데이터(Data)형 : 검사에 대해 아는 것이 많고 온갖 검사 수치에 민감하며, 검사 수치를 정확히 외우고 있다. 검사나 시술에 대한 정확한 정보와 일정에 대한 설명, 관리가 필요하다. 검사 수치에 대해 정확히 알려 주고 차질 없이 진행하는 것이 중요하다.

④ 친근형 : 친밀함을 표시하며 끊임없이 부탁한다. 친밀감을 나타내되, 적절한 거리를 유지하며 지나친 요구에는 단호한 태도를 보인다. 일관성을 유지하는 것이 필요하다.

⑤ 모범생형 : 모든 일에 긍정적으로 반응하며 지시에 잘 따른다. 잘하고 있음을 긍정적으로 강화하여 자신감으로 심어 주고, 주변 사람들이 알 수 있도록 충분히 노고에 감사하고 인정해 준다.

(3) 불만 환자 응대 방법

① 부드러운 눈빛
② 온화한 표정
③ 존중하는 제스처
④ 열린 마음 자세
⑤ 가까이 앉기(공간 접촉)
⑥ 잔잔한 어조 밝고 부드러운 음색

6) 민원분석 및 사후관리

① 불만을 접수한다.
② 불만을 처리한 후에 내용을 요약하여 해당 부서에 통보하고 문서로 향후 계획 등을 받아 이를 결재 받으며, 월 단위로 모아서 병원 직원에게 문서 회람이나 교육을 통해 알린다.
③ 상담일지 등을 통해 부서 내 처리현황을 공유하고 불만내용에 대한 분류체계를 마련하여 통계 처리함으로써 접수된 불만에 대한 분석을 할 수 있게 된다.
④ 분류할 때에는 일정 기간 접수된 내용을 불만과 칭찬으로 분류하고, 부서별로 분류한다.
⑤ 불만의 내용에 따른 분류로는 불친절, 진료절차, 원무절차, 편의 시설, 주차 관련, 청소 관련, 기타 등으로 구분할 수 있으며, 각 내용에서 다시 상세분류를 정하여 분석할 수 있다. 또한 내원 경위나 접수 방법에 따라 분류하여 접수된 내용을 월별, 분기별로 분석할 수 있다.

13-3 환자에 대한 배려와 개인정보 보호

1. 환자에 대한 배려

1) 환자의 입장에서 생각한다

환자의 입장이나 상황에서 감정이입을 한 후 어떤 서비스를 받기 원하는지, 무슨 말을 듣고 싶은지를 생각한다.

2) 관심을 나타내어 환자 마음을 먼저 위로한다

차를 대접하거나, 기다리고 있는 가족은 없는지, 시간은 괜찮은지, 진료를 받는 데 먼저 조치를 취해야 할 것은 없는지 등을 파악해서 고객을 최대한 배려한다는 관심을 나타내고 고객의 입장에서 공감을 표시하여, 고객의 마음을 풀어 드린 후에 대화를 원활하게 이끌어 나간다.

3) 병원의 규정을 먼저 설명하려 들지 않는다

화가 난 것은 감정적인 것이므로 이성적 논리로 대응해서는 안 된다. 고객의 말을 충분히 경청한 후에 현재 시스템상 운영 여건에 문제가 있다는 의사를 전하고 양해를 구하는 형태를 취한다.

4) 서비스 제공자의 개인감정을 드러내지 않는다

불평 환자는 병원의 규정이나 운영 시스템에 불만을 제기하는 것이지 서비스 제공자 개인에게 화를 내는 것이 아니다. 따라서 환자의 반말이나 높은 언성, 행동 등에 화를 내거나 개인감정을 표출해서는 안 된다.

2. 개인정보 보호

1) 개인정보 보호법

개인정보 보호법은 개인정보의 수집 · 유출 · 오용 · 남용으로부터 사생활의 비밀 등을 보호함으로써 국민의 권리와 이익을 증진하고, 나아가 개인의 존엄과 가치를 구현하기 위하여 개인정보 처리에 관한 사항의 규정을 목적으로 하고 있다.

Tip 개인정보 보호법의 주요 내용

① 개인정보의 수집 · 이용
- 정보 주체의 동의를 받을 경우
- 법률에 특별한 규정이 있거나 법령상 의무를 준수하기 위하여
- 공공기관의 법령 등에서 소관 업무의 수행을 위하여 불가피한 경우
- 정보 주체와의 계약 체결 및 이행을 위하여 불가피하게 필요한 경우
- 정보 주체 등의 생명, 신체, 재산의 이익 보호(사전 동의를 받기 곤란한 경우)
- 개인정보 처리자의 정당한 이익을 달성하기 위하여 위와 같은 경우 수집 · 이용할 수 있으며, 이를 제외한 불법적인 개인정보 수집 및 이용이 제한됨

② 민감정보 · 고유 식별 정보처리 제한(개인 정보 보호법 제23조, 제24조)
- 민감정보 : 사상, 신념, 노동조합, 정당가입, 건강정보, 유전정보, 범죄경력

- 고유식별 정보 : 주민등록번호, 여권번호, 운전면허번호, 외국인 등록번호(개인정보 처리자가 특별한 경우를 제외하고는 이를 원칙적으로 처리할 수 없음)
- 동의를 받은 경우에도 주민등록번호 대체 가입 수단 제공(I-PIN, 공인 인증서, 전자 서명, OTP)
- 암호화 시스템 등 안전성 확보에 필요한 조치를 하여야 함, 공공기관 및 일평균 홈페이지 이용자 1만명 이상의 개인정보 처리자는 주민등록 이외의 회원 가입 방법 의무화

③ 개인정보 처리 방침 수립 및 공개(개인정보 보호법 제30조)
- 개인정보 처리 목적
- 개인정보 처리 및 보유 기간
- 개인정보 제3자 제공에 관한 사항
- 개인정보 처리 위탁에 관한 사항
- 정보주체의 권리의무 및 행사방법에 관한 사항
- 처리하는 개인정보 항목
- 개인정보 파기에 관한 사항
- 개인정보 안전성 확보 조치에 관한 사항 개인정보 처리 방침 다운로드

④ 개인정보 보호 책임자의 지정(개인정보 보호법 제31조)
- 개인정보 처리에 관한 업무를 총괄하고 책임지는 보호 책임자를 지정해야 함

⑤ 개인정보의 안전성 확보 조치(개인정보 보호법 제29조)
- 개인정보가 분실 · 도난 · 유출 · 변조 · 훼손되지 않도록 안정성 확보에 기술적 · 관리적 · 물리적 조치 이행

⑥ 개인정보 유출 통지 및 신고제 도입(개인정보 보호법 제34조)
- 정보 주체는 개인정보 처리자가 처리하는 자신의 개인정보에 대한 열람 및 정지를 해당 개인정보 처리자에게 요구 가능, 유출 사고 시에 기관 및 기업은 유출 통지의 의무를 지며, 대규모 유출 시에는 안전행정부 또는 전문 기관에 신고해야 함

2) 병원에서 주의해야 할 개인정보 사항

병원기록과 관련된 정보는 특히 민감정보로 분류되어 있다. 이에 개인정보 보호법에서는 관련 정보에 대해 강력하게 규제하고 있다. 병원에서는 개인의 병원 기록을 이용한 마케팅을 실시할 때 이에 대해 주의해야 한다.

수행 내용

재료 · 자료

• 병원경영 및 의료서비스 관련 자료

기기(장비 · 공구)

• 컴퓨터, 문서작성 프로그램, 프린터, 주변기기

안전 · 유의사항

• 병원경영 및 의료서비스 관련 장비의 안전 및 유의사항을 숙지한다.

수행 순서

01 온라인 상담 내용 파악에 대하여 분석하라

1. 온라인 상담 내용이 있는지 수시로(약 10분 간격으로) 조사한다

온라인 상담 담당자가 수시로 관리자 페이지에서 새로운 상담 글 여부를 확인한다.

2. 온라인 문의 내용을 파악하여 FAQ에 따라 담당 코디네이터가 직접 답변할 수 있는 내용은 최대한 빨리 답변하도록 한다

FAQ란 이용자가 자주 하는 질문에 대한 대답을 미리 정리하여 동일한 대답을 할 수 있도록 매뉴얼 작업을 하는 것을 말한다(FAQ는 온라인 문의 상담 글 작성 참조).

임상별 문의사항을 정리하여 질문과 적절한 답을 활용함으로써 최대한 빠른 시간 안에 답변이 되도록 해야 한다.

3. 환자 이름과 나이, 성별, 전화번호, 문의 내용 등 기본 정보를 파악하여 의료진에게 전달하도록 한다

① 환자의 이름(외국 이름을 사용할 경우, 여권의 이름과 동일한지 확인)

② 생년월일(나이에 따라 임상 결과가 달라지므로 나이 확인 필수)

③ 성별(이름만으로는 정확한 파악이 어려우므로 성별을 꼭 물어보도록 한다.)

④ 환자와의 다양한 연락처 파악(이메일, 집 전화, 휴대전화, 직장 전화번호 등)
고객과의 신속하고 정확한 커뮤니케이션을 하기 위해 다양한 경로로 고객과 연락을 취할 수 있어야 한다(예 이메일을 자주 확인할 수 없는 경우를 대비해서 유선 상 연락처도 함께 파악해야 한다).

⑤ 문의 내용 파악(문의 내용 중 내용 불충분으로 답변이 어려운 경우, 환자로부터 확인 하는 절차가 필요하다.)

4. 의료진의 상담 결과가 지연이 될 경우, 환자의 문의 사항을 수신하였음을 환자에게 바로 회신, 전달한다

① 고객문의에 대해 신속하게 회신, 전달한다. 그리고 가능하면 요구사항에 따른 처리 예상시간을 동시에 전달한다.

② 환자의 문의사항 중 담당 코디네이터가 답변할 수 있는 사항에 대해서는 바로 답변을 전달하여 처리하는 것을 원칙으로 한다.

③ 의료상담인 경우, 최초 진단에 필요한 고객 데이터가 모두 구비되었으면 최대 12시간 내에 1차 의료상담 결과를 전달하는 것을 원칙으로 한다.

5. 담당자가 의료진과 다른 경우에는 다른 부서로 문의 내용을 전달하도록 한다. 온라인 상담 내용을 전달할 수 있는 전달 체계 및 방법을 만들어 활용하도록 한다

02 온라인 문의 상담글 작성에 대하여 분석하라.

1. 담당자가 의료진으로부터 상담 결과를 전달받은 후, 온라인 상담 창 또는 이메일로 상담 내용을 전달한다

1) 온라인 상담 메일 작성 시 알아야 할 필수 매너

① 잘못 보낼 경우 업무에 차질이 생기므로, 보내기 전에 메일 주소를 명확히 확인한 후 보낸다.

② 여러 명에게 보낼 경우, 수신자의 주소를 입력할 때 참조(함께 받는 이-cc), 숨은 참조(숨겨 받는 이-Bcc) 등이 있으므로, 상황에 맞게 적절히 입력하여 보낸다.

③ 제목은 반드시 써야 하며, 간단하면서도 핵심을 알 수 있도록 쓴다(예 : 회의 자료).

④ 스팸 메일로 오해받을 수 있는 제목은 쓰지 않는다(예 : 안녕하세요, 행복한 아침입니다).

⑤ 메일의 내용은 가능하면 짧게 핵심만을 쓰되, 내용이 길어질 경우 화면 첫 부분에 중요 내용이 들어가도록 한다.

⑥ 상대방이 읽기 쉽도록 단락별로 한 줄씩 띄어 쓴다.

⑦ 메일에 밑줄, 글자 크기, 색깔 등의 시각적 효과를 주어 한눈에 중요한 부분을 알게 하는 것도 좋다.

⑧ 반송되지 않도록 가능하면 용량을 최소화하여 보낸다.

⑨ 직접 대면을 하고 말하는 것이 아닌 글로 보내는 경우는 오해의 소지가 있으므로, 상대가 오해 없이 쉽게 이해할 수 있는 표현을 쓴다.

⑩ 철자가 틀리지 않았는지, 예의 바르고 정중한 표현을 썼는지 잘 확인하여 보낸다.

⑪ 중요한 문서나 기밀 등의 내용은 이메일로 보내지 않도록 한다.

⑫ 업무상 보내는 이메일에는 편지함의 이름만 보아도 누구인지 명확히 알 수 있도록 실명으로 하여 보낸다. 별명이나 이름과 다른 아이디 등은 누구인지 알아보기 어렵다.

⑬ 메일을 받았으면 반드시 빠른 시간 내에 답신을 보내도록 한다.

⑭ 답 메일을 즉시 보낼 수 없는 상황이라면 언제쯤 요구사항에 대한 답 메일을 보낼 수 있는지에 대해 알려 주는 메일을 보내야 한다. 왜냐하면 상대방이 수신 확인을 보면 메일을 확인한 것이 나타나는데, 답 메일이 없으면 궁금해 할 수 있기 때문이다

⑮ 편지함을 자주 확인하고 불필요한 것은 삭제하여 중요한 메일이 도착하지 못하는 일이 없도록 편지함의 용량을 충분히 해 놓아야 한다.

⑯ 상대가 보낸 내용을 다시 보아야 할 경우가 아니라면 회신으로 보내는 것보다 새롭게 편지쓰기로 하여 보내는 것이 좋다.

2) 온라인 상담글 작성 순서

인사말 → 비용 안내 → 문의 내용에 근거한 상담 내용 → 마무리 인사 → 전화번호 및 병원 근무시간 안내 → 작성자

〈표 13-7〉 온라인 상담글 예시

인사말	안녕하세요, 고객님! 언제나 정성을 다하는 ○○○피부성형클리닉입니다. 만물이 소생한다는 봄! 파릇파릇 새싹도 돋아나고, 나무들도 조금씩 생기를 더해 가는 것 같습니다. 봄이 성큼성큼 큰 걸음으로 우리 곁에 다가오듯 행복도 봄을 따라 한 아름 가득 우리 곁으로 다가오길 희망해 봅니다. 꽃샘추위에 감기 조심하시면서, 좋은 일이 많이많이 생길 거라고 믿고 예쁜 봄맞이하시기 바랍니다. 행복하세요.
비용 안내	* 비용 안내 * 얼굴 IPL 1회 ○○만 원, 5회 ○○만원, 10회 ○○만 원 (소요 시간 : 1시간 정도) **정확한 비용은 직접 내원하셔서 상담 후 결정됩니다.
상담글	고객님의 소중한 글 잘 보았습니다. 주근깨 시술을 고려 중이시군요. 저희 병원에서 도움이 되었으면 좋겠습니다^^* 주근깨는 깨알 같은 반점이 얼굴, 목, 어깨, 및 일광 노출 부위에 무수히 생기는 색소성 질환으로, 조직학적으로 피부 표피층에 색소가 분포합니다. 주근깨는 대개 초등학교 연령층에서 발생되어 사춘기로 갈수록 점점 더 많아져서 10~20대 여성에게 흔하게 나타납니다. 환자들 중에는 부모, 형제, 가까운 친인척 사이에서도 주근깨가 있는 것을 볼 수 있는데, 이것은 주근깨가 유전되기 때문이며, 일반적으로 피부가 흰 사람, 햇빛에 의해 일광 화상을 쉽게 입는 사람에게 잘 생깁니다. 햇빛 속의 자외선이 피부에 있는 멜라닌 세포를 자극하여 주근깨를 악화시킬 수 있습니다. 따라서 치료 못지않게 자외선 차단에 유의하는 등 평소 더욱 검어지지 않도록 예방하는 것이 중요합니다. 치료방법으로는 주근깨 부위의 멜라닌 색소를 선택적으로 파괴하는 큐스위치 방식의 엔디야그 레이저로 치료하면 좋은 결과를 얻을 수 있으며, 짙은 주근깨라도 1회 치료로 80% 정도는 옅어질 수 있습니다. 그러나 흔히 재발할 수 있는 유전성 질환임을 염두에 두어야 합니다. 큐스위치 레이저는 표피의 멜라닌 색소만을 선택적으로 파괴하고 광선이 1억분의 1초 동안만 나와 주위의 정상 조직에는 손상을 입히지 않기 때문에 부작용의 염려가 적습니다. 보통의 경우 1회 치료로 70~80% 정도가 제거되지만, 경우에 따라 2~5회 치료할 수 있습니다. 위 시술방법 외에도 여러 가지 치료방법이 있습니다. 좀 더 자세한 상담을 위해 저희가 전화로 안내 도와 드리겠습니다.
마무리 인사	언제나 고객님을 먼저 생각하는 ○○○이 되도록 노력하겠습니다! 오늘 하루도 행복하세요.
진료시간 및 전화번호 안내	진료 안내 (0000-0000) - 월 ~ 금 : 10:00 - 20:00 / 토 : 10:00 - 16:00 / 점심시간 : 13:00 - 14:00
작성자	○○○병원 ○○○원장이었습니다.

2. 환자의 휴대전화로 문자메시지를 보내서 답변이 완료되었음을 알린다(자동 SMS 발송)

문자메시지 예시 : '안녕하세요. 온라인 상담 글에 대한 답변을 메일로 보내 드렸습니다. 추후 다른 문의나 예약 시 000-0000번으로 연락 주시길 바랍니다. 좋은 하루 되세요. ○○○병원'

3. 1일 후 환자에게 전화를 걸어 또 다른 문의사항이 없는지 알아보고, 추가 질문에 해당하는 일을 도와준다

1) 전화예약 및 추가 질문사항을 도와준다

(1) 환자의 문의에 대한 정확하고 성실한 답변

모든 환자의 문의에 대한 답변은 최대한 정확하고 성실해야 하며, 이 답변에 대한 고객의 수신 여부를 정확히 파악해야 한다. 그리고 필요한 경우에는 직접 고객과 유선으로 수신 여부를 확인한다(최대한 환자 입장에서 병원이 많은 신경을 쓰고 있다는 느낌이 전달되도록 해야 한다).

(2) 비용문의 시

비용을 문의하는 내용은 병원에서 규정해 놓은 FAQ에 해당하는지 확인한 후, 적절한 멘트와 함께 말하도록 한다. 예시 : "비용은 검사 및 의사 소견으로 인해 추후에 달라질 수 있습니다."

4. 전화를 끊을 때는 고객의 방문을 기다리겠다는 멘트를 한다

예시 : "저희 병원에서 좋은 치료결과를 얻으시길 기대합니다."

5. 온라인 상담된 내용을 해당과 및 다른 부서와 공유를 함으로써 추후 환자관리에 문제가 없도록 한다

학습 13

03 전화상담 접수 및 응대에 대하여 분석하라.

1. 환자의 궁금증이나 의심스러워하는 것을 적절한 질문을 통해서 구체적으로 알아낸다.

〈표 13-8〉 전화 접점별 응대 표현들

리셉션 접점	세부 접점	유의 사항
전화 응대 공통	1. 전화 받을 때 인사말을 정확하게 하는가?	"○○○ 병원입니다. 무엇을 도와 드릴까요?"의 멘트로 시작(때에 따라 변경 가능)
		메모지와 펜을 준비하고 전화를 받으면서 요약된 내용을 적으면서 통화한다.
	2. 목소리가 빠르거나 너무 작지 않은가?	밝고 경쾌한 목소리로 또박또박 발음하여 응대한다.
	3. 전화벨이 3번 이상 울리기 전에 받았는가?	벨이 3번 이상 울리기 전에 받고, 혹시 받지 못했을 때에는"늦게 받아서 죄송합니다."라는 멘트와 함께 응대를 시작한다.
	4. 전화 받았을 때 소리가 들리지 않을 경우 대처는?	"죄송합니다. 고객님의 목소리가 잘 들리지 않습니다. 다시 한 번만 걸어 주시겠습니까?"라는 멘트를 정중히 한다.
전화상담	1. 간단한 초진상담 시	간단한 전화 상담 시 친절히 쿠션 화법을 통해 안내를 해 드리고"시술받아 보신 적 있으십니까?", "전에 받으셨을 때 많이 아프셨나요?", "불편한 점은 없으셨습니까?"등의 질문들을 통해 맞춤식 답변을 하도록 한다.
	2. 어렵고 복잡한 상담 시	죄송하지만, 더 자세한 상담을 위해서 상담 담당자가 도와 드리겠습니다. 괜찮으시다면 잠시만 기다려 주시면 연결해 드리겠습니다. 괜찮으시겠습니까?라는 멘트와 함께 상사에게 연결하도록 한다. 바로 연결이 어려울때에는 환자의 정보(성함, 전화번호-휴대전화 번호나 집 전화번호 또는 직장 연락)를 물어본 후, 조금 후에 다시 연락드린다고 하고 전화를 끊는다.
	3. 시술 후 문의사항	성함을 여쭤 보고 해당하는 환자 차트를 보면서 전화상담에 응하도록 한다. 환자 차트를 찾아야 하는 시간이 필요하다면 우선 전화를 끊고 다시 연락드린다고 안내해 드린다. "○○ 고객님, ○○○ 시술을 ○○월 ○○일날 받으셨네요. 맞으십니까? 네, 어떤 문의 도와 드릴까요?"문의 내용이 까다롭거나 중요 사항일 경우, 메모하면서 상담하도록 한다.

리셉션 접점	세부 접점	유의 사항
	4. 가격상담 시	가격 상담 시 홈페이지나 공식적으로 공개되어 있는 가격을 이야기하되, 방문 상담 후 가격 변동이 있을 수 있을 것이라는 이야기를 꼭 하도록 한다.
		현금을 유도하는 할인 혜택 등은 주의하도록 한다.
불만 고객 응대	불만 환자 응대 시 적절하게 응대하는가?	이야기를 잘 들어주고 "아, 그러셨군요. 많이 불편하셨겠습니다. 죄송합니다."등의 Pacing(보조 맞추기)과 사과를 하고 성함을 여쭤 본다. "죄송하지만, 정확한 안내를 위해서 성함을 말씀해 주시겠습니까?", "저희가 차트를 찾은 후에 빠른 시간 안에 다시 연락을 드리도록 하겠습니다", "연결 가능한 전화번호를 말씀해 주시겠습니까?", "불편함을 드려서 다시 한 번 죄송합니다. 곧 연락드리도록 하겠습니다. 감사합니다."하면서 최대한 빨리 전화를 끊고 차트를 찾아서 상담실장 또는 원장과 상의 후에 전화를 하도록 한다.
		다시 연결된 상황에서 정중히 사과와 함께 설명을 다시 잘해 드리고, 주의 사항에 대한 부분을 다시 한 번 언급해서 2차 문제가 생기지 않도록 한다.
		전화상으로 불만 처리가 지체될 경우, 환자 내원을 유도하여 최대한 빨리 처리가 될 수 있도록 노력한다.
위치문의	병원 위치문의 시 정확한 안내를 하는가?	자가용으로 오는 경로 안내(동서남북)
		버스를 타고 오는 경로 안내
		지하철을 타고 오는 경로 안내
		(외국 환자의 경우) 공항에서 오는 경로 안내
유도전화	예약 변경 시 적절한 응대는 하고 있는가?	"안녕하십니까! ○○고객님, ○○○병원입니다. ○일 예약하신 시간을 확인하기 위해 전화를 드렸습니다. 혹시 시간의 변경은 없으신지요?"
		〈변경이 없을 경우〉 "네, 잘 알겠습니다. 그럼 ○시에 뵙도록 하겠습니다. 플러스 멘트 : 오늘 오후에는 비가 온다고 하니, 우산 준비하고 오시면 좋을 것 같습니다. 또는, 오늘은 날씨가 많이 춥다고 합니다. 조심해서 오시기 바랍니다."
		〈변경이 있을 경우〉 "네, 그러세요, ○○님. 제가 전화를 잘 드린 것 같습니다. 그럼 제가 지금 다시 예약 시간을 변경해 드리겠습니다. 편하신 시간대를 말씀해 주시겠습니까?" "네, 그럼 오늘 급하신 일 잘 해결되시길 바랍니다. 또는 네, 푹 잘 쉬시고 건강하시길 바랍

리셉션 접점	세부 접점	유의 사항
		니다. 다음에 또 연락드리도록 하겠습니다."등의 상황에 따른 다양한 멘트를 사용하도록 한다. 이때의 유의 사항은 미리 전화를 주지 않았냐고 책망을 하거나, 고객으로 하여금 무안하게 해서는 안 된다.
끝인사	전화를 끊으면서 정확한 인사를 하고 있는가?	"오늘 상담에 대한 내용 말고 더 추가적으로 궁금신 건 없으십니까? 감사합니다. 저는 ○○○병원 ○○○코디네이터였습니다." "좋은 하루되세요." 또는 "전화 주셔서 감사합니다." 전화기를 끊을 때는 환자가 먼저 끊고 나서 훅을 누른 후 내려놓는다.

2. 환자의 걱정을 중요한 문제로 받아들여서 공감하고 안심시킨다

3. 환자 유형에 따라 미리 준비된 전화 매뉴얼에 의한 적절한 응대를 한다

1) 상황별 전화 응대 요령

(1) 담당자가 부재중일 경우

① 담당자가 부재중일 경우는 부재중인 이유와 통화를 할 수 있는 시간을 알려 준다.
  예 무슨 일 때문에, 언제쯤 돌아올 예정

② 다른 사람이 처리해도 될 업무인지를 파악해서 가능하면 처리해 주도록 한다.

③ 전화를 다시 걸 것인지, 메모를 남길 것인지의 여부는 전화를 건 사람에게 정중하게 묻는다.

④ 메모를 받는 경우, 메모의 요점을 복창함과 동시에 자신의 신분을 다시 한 번 밝혀 전화 건 사람을 안심시켜야 하며, 잘 전하겠다는 뜻을 명확히 한다.

⑤ 끝인사를 할 때는 메모를 정확히 전달하겠다거나, 번거롭겠지만 다시 전화를 달라거나 하는 등의 인사로 끝인사를 한다.

(2) 담당자가 통화 중이거나 고객 응대 중일 경우

① 담당자가 통화 중일 경우는 통화가 끝나기를 기다릴 것인지, 통화 후 담당자에게 전화를 걸게 할 것인지의 여부를 정중히 묻는다.

② 통화가 끝나기를 기다리겠다고 한 경우에는 담당자가 알 수 있도록 전화를 건 사람의 이름과 용건을 간단히 적어 담당자에게 전한다.

③ 전화 연결 시에는 송화구를 막은 다음 연결해 준다. 필요시 HOLD 버튼을 누르고,

누구에게서 어떤 내용으로 걸려온 전화임을 간략히 전달한다.

④ 담당자에게 전화가 걸려 온 것을 전했다고 하더라도, 담당자가 받기 전까지는 본인이 끝까지 책임을 져야 한다. 통화가 길어지면 중간에 수화기를 들어 죄송하다는 등의 말을 전하며 통화가 끊기지 않았음을 알려야 한다.

⑤ 담당자에게 통화 후 전화를 달라고 한 경우에는 상대방의 전화번호, 이름을 명확히 받아 적어 놓는다.

(3) 본인이 잘 모르는 내용의 전화일 경우

① 가능하면 본인이 직접 알아보고 해결해 주는 것이 상대방을 불편하게 하지 않는 것이다.

② 자신이 받는 전화는 자신이 해결한다는 생각으로 잘 모르는 경우에는 죄송하다고 사과하며, 정확히 알아보고 다시 전화를 드린다.

③ 다시 전화를 드려야 할 경우, 막연히 다시 전화를 드리겠다는 표현보다는 어느 부서의 누구이며 몇 분 후 전화를 드릴 것인지 명확히 알려 준다.

④ 다른 부서나 담당자에게 전화를 돌려 줄 경우에는 어느 부서의 누구인지를 명확히 알려 주고, 전화가 끊길 경우를 대비해 전화번호도 알려 준 후에 전화를 돌린다.

2) 환자 유형별 전화 응대 요령

(1) 초기환자 전화상담 응대법

① 환자의 기본 정보에 대해 물어본다(성별, 이름, 나이, 직업, 진료경험 등).

② 환자가 원하는 내용을 파악하여 바로 응답할 수 있는 문의에는 미리 만들어 놓은 매뉴얼에 기초하여 대답하는 것을 원칙으로 한다.

③ 수가에 대한 문의는 되도록 신중히 답하도록 한다(치료 과정이나 검사에 따라 수가가 달라질 수 있음을 꼭 공지하도록 한다).

④ 병원의 기본 정보에 대한 문의는 바로바로 답변을 해 드리며, 필요에 따라서는 문자로 다시 한 번 보내 주도록 한다(병원위치, 진료시간 안내, 주차 안내, 교통편 등).

(2) 재진환자 전화상담 응대법

① 재진환자인지 여쭤 보고, 가능하면 차트를 찾아 전 치료에 대한 내용을 보면서 응대하도록 한다.

② 재진환자가 확실하다면 환자의 성함을 다시 불러 줌으로써 우리 병원의 특별고객임을 상기시키도록 한다.

③ 재진환자가 자주 묻는 질문을 만들어 매뉴얼화하도록 한다.

④ 재진환자와의 통화 내용을 차트나 메모지에 메모하여 다음 치료에 반영하도록 한다.

(3) 불만환자상담 전화응대법

① 환자의 개인정보를 먼저 확인한다(재진, 초진 환자 분류).

② 재진환자의 경우, 차트를 찾고 다시 연락한다는 말과 함께 전화를 끊고 다시 전화 드린다.

③ 초진환자의 경우, 메모를 하면서 항의 내용을 끝까지 경청한다.

④ 고객의 항의 내용을 정확히 파악하고 정중하게 사과한다. 최선의 해결책을 제안하고 이와 관련한 부서에 통보하여 조치하도록 협조를 요청한다.

⑤ 해결책 제시를 바로 하지 못할 경우, 확인 후 언제까지 다시 연락한다는 말을 전달한다(예 원장(다른 부서와) 확인 후, 이번 주까지 다시 한 번 연락드리도록 하겠습니다).

⑥ 자신의 소속과 이름을 밝힌다.

⑦ 끝인사를 할 때, 불만 사항을 이야기해 준 것에 대한 감사 표시를 하도록 한다(예 불편하셨겠지만, 전화로 이렇게 알려 주셔서 감사합니다. 곧 시정하도록 하겠습니다).

⑧ 중요한 사항일 경우, 상사에게 요약하여 보고한다.

⑨ 전화를 건 사람보다 내방 고객이 우선이므로, 고객 응대 중일 경우는 특별한 경우를 제외하고는 전화를 바꾸지 말고 메모를 받거나 하여 고객 응대 후에 담당자가 전화를 걸도록 한다.

4. 문의내용에 대한 대답이 되었는지 확인한다

문의하신 내용에 답변은 되셨나요? 다른 질문이나 도움을 드릴일은 없으신가요? 다른 문의가 생기시면 저희 병원으로 다시 연락 주시길 바랍니다.

5. 용무와 어울리는 내용의 끝인사와 자기소개를 하면서 통화를 마친다

궁금하셨던 부분이 해결되셨다니 다행입니다. 그럼 다음번 예약 날짜에 뵙도록 하겠습니다. 전화 주셔서 다시 한 번 감사합니다. 저는 ○○○병원 ○○○코디네이터였습니다. 좋은 하루 되십시오.

Tip 수 행

전화 받은 내용은 반드시 메모해야 한다. 고객도 역시 병원에 대한 정보를 수집한다는 것을 잊지 않는다.

04 전화상담일지 작성 및 전화 모니터링에 대하여 분석하라.

1. 전화문의 내용을 메모한 후, 필요시 다른 부서에 알려 일 처리에 도움을 받는다

<table>
<tr><th colspan="4">◆ 전화 문의 내용 ◆</th></tr>
<tr><td>날 짜</td><td>2014/ ○○/ ○○
○○시 ○○분</td><td>접수자</td><td>성함 :
차트 번호 :</td></tr>
<tr><td>환자 구분</td><td colspan="3">신환 (　　) / 재진 (　　) / 시술 후 문의 사항 (　　) / 불만환자 (　　) /
예약변경 문의 (　　) / 병원 안내 문의 (　　) / 기타 (　　)</td></tr>
<tr><td>용 건</td><td colspan="3"></td></tr>
<tr><td>통화결과</td><td>반드시 전화 요망</td><td>재통화 약속</td><td>용건만 전달 요망</td></tr>
</table>

[그림 13-3] 전화문의 메모지 활용

2. 〈표 13-9〉처럼 상담일지를 작성하여 환자 관리 및 추후 발생할 수 있는 컴플레인을 미연에 방지한다

〈표 13-9〉 전화상담일지

월/일	시 간	성 명	연락처	상담 내용	담당자 확인 예약 여부

3. 전화 모니터링을 통해서 전화 응대 스킬을 키운다

학습 13

〈표 13-10〉 전화 응대 체크리스트

전화 응대	매우 미흡	미흡한 편	보통	우수한 편	매우 우수
	1	2	3	4	5
1. 전화가 울리면 곧 받는다.					
2. 두 번 이상 울린 후에 받았을 경우에는 사과의 말을 전한다.					
3. 왼손으로 수화기를 잡고 수화기의 입이 5~7cm 되도록 하며, 오른손으로 메모할 준비를 한다.					
4. '여보세요, 여보세요.', '네?'등의 말을 연발하지 않는다.					
5. 병원명 또는 소속명을 말하고 상대방을 확인한다.					
6. 끝날 때 꼭 끝인사를 한다.					
7. 메모를 하면서 듣는다.					
8. 잘못 듣거나 빠뜨리는 것이 없도록 주의한다.					
9. 다 듣고 난 후에 복창한다.					
10. 수화기는 상대가 끊는 것을 확인하고 조용히 놓는다.					
11. 응대 직원의 전반적인 친절도					
총 점					

Tip 수 행

전화 모니터링을 할 때에는 환자입장에서 작성하도록 한다.

05 진료 후 상담에 대하여 분석하라.

1. 의료진과 상담 및 진료를 끝낸 환자들에게 2차 상담을 위한 상담실을 준비한다

1) 상담실 분위기(진료 상담실 환경관리)

상담실은 가능하면 독립된 공간을 확보하도록 한다. 상담실에 준비해 두어야 할 것은 다음과 같다.

(1) 거 울

손거울, 탁상용 거울, 경우에 따라 확대경이 필요하다.

(2) 달 력

다음 진료 일정을 잡을 때 필요하며, 3개월을 한꺼번에 볼 수 있는 탁상용 달력이 적당하다.

(3) 메모 도구

환자 전용 메모지와 상담자 전용 메모지와 펜을 따로 준비한다. 펜 하나도 병원수준을 나타낸다는 사실을 인식하고 성의 있게 준비한다.

(4) 매뉴얼

원장을 비롯하여 전 직원이 공통된 내용을 전달할 수 있게 표준화된 자료가 준비되어야 한다.

(5) 사전 제작된 임상 프레젠테이션 자료

매번 반복적으로 설명해야 하는 상황에 대비하기 위한 자료를 구비한다. 직원이 업무 능률과 만족도를 높일 수 있고, 환자에게 설명이 필요한 경우 자료를 이용하여 이해를 높일 수 있다(예 : 시술 전후 사진을 파일로 만들 수도 있고, 컴퓨터를 활용한 미디어 자료로 보여 줄 수 있다).

(6) 병원소개 자료

병원의 철학이 명시된 자료, 서비스 현장, 병원의 지역 사회 활동, 이벤트 등과 같은 관련 자료들을 비치하여 신뢰감과 이미지를 높이도록 한다.

(7) 의사 소개 파일

자세한 프로필을 준비하여 미리 정보를 주면 더욱 친밀감을 높을 수 있고, 구전효과로 이어질 수 있다. 진료실로 가기 전 복도 벽면에 투명 패널을 전시하여 의사의 신문 칼럼 또는 TV 인터뷰 장면 등을 담은 사진을 넣어 배치하거나 병원을 잘 알릴 수 있는 자료, 기고문이나 신문 기사들을 액자로 만들어 걸어 놓는다.

(8) 광고 사진

병원에 다녀간 유명인의 사진과 서명을 전시한다. 진료를 잘한다는 백 마디 말보다 이 한 장의 사진이 더 효과적일 수 있다.

(9) 브로슈어

환자나 보호자들이 주로 머무는 공간에 잘 보이게 비치한다. 공간이 좁다면 데스크에서 코디네이터가 진료를 마치고 가는 신규 환자에게 직접 브로슈어를 전해 주는 것도 효과적인 방법이다.

(10) 제품 진열

진료에 효과를 더할 수 있는 의료 제품을 진열함으로써 환자에게 쉽게 접근할 수 있는 방법을 생각한다.

2) 환자상담자로서의 신뢰감을 주는 이미지 메이킹

(1) 자기 내면과의 대화의 중요성

① 본인 스스로 모티베이션(Motivation)을 통한 긍정적인 이야기를 자주 하도록 한다.

② 자기와의 대화에 능숙한 사람이 타인과의 대화에도 능숙할 수 있다.

(2) 원활한 삼각관계 유지

병원 내 원장, 스태프, 환자 간의 3각관계가 원활하여야만 치료 동의율도 높아지고 진료의 효과도 높아진다.

(3) 행동을 결정하는 것은 느낌(소리 없는 커뮤니케이션)

진료를 받기 전 대기실의 분위기에서 먼저 의사결정이 이루어질 수도 있다. 환자를 설득할 수 있는 소리 없는 커뮤니케이션이 중요하다. 홈페이지, 지식 검색, 카페 활동, 진료 후기, 게시판, 질문·답변란 등에서 병원에 대한 이미지가 만들어지며, 내원 시에는 간판, 병원이름, 현관문, 전문 코디네이터, 봉사활동 사진 등으로부터 병원에 대한 이미지가 좌우되며, 의사결정에 영향을 준다.

(4) 고객과의 가벼운 대화(Small Talk)

고객과 만났을 때 이야깃거리가 쉽게 떠오르지 않으면 '주여 신식의사가 천생연분이오'를 생각하고, 그에 알맞은 내용을 골라 대화를 이끌어 가는 것도 한가지 방법이다.

① 주 : 주택, 부동산

② 여 : 여행

③ 신 : 신문, 뉴스, 소문

④ 식 : 식생활, 음식, 맛있는 음식

⑤ 의 : 의복, 옷차림, 액세서리

⑥ 사 : 사업, 업무, 일

⑦ 가 : 가족 관계, 집안의 애경사

⑧ 천 : 천재지변, 기후, 일기

⑨ 생 : 생명, 건강

⑩ 연 : 연애, 결혼, 가벼운 농담

⑪ 분 : 분위기, 환경

⑫ 이 : 이웃, 친지

⑬ 오 : 오락, 취미, 운동

(5) 신뢰감 있는 외적 이미지 관리

① 헤어스타일 : 업무 특성상 단정히 뒤로 묶어 리본이나 핀으로 고정시키는 스타일이나 단정한 커트형 단발 등 단정한 머리를 모양이 좋다.

② 복장 이미지 : TPO(Time, Place, Occasion)에 맞는 연출이 필요하다. 너무 어둡거나 현란한 무늬가 있는 것을 피하고, 단순한 디자인으로 정갈한 이미지를 나타낼 수 있는 것이 좋으며, 액서서리나 장식이 너무 큰 것은 피하도록 한다. 바지 정장도 가능하나 면바지나 청바지 등은 절대 금하도록 한다. 신발 또한 너무 높지 않은 3~5cm 정도의 굽 소리가 나지 않는 소재로 의상과 어울리는 것을 선택하도록 한다. 슬리퍼는 절대 금하도록 한다.

③ 화장 : 화장을 하지 않는 것은 예의가 아니며, 화려한 화장도 상대방에게 거부감을 줄 수 있으므로, 화사하면서 단아한 화장을 하도록 한다.

④ 남자의 경우, 깔끔하게 면도한 모습을 보이도록 한다.

2. 상담실에서 감사 표현과 함께 추가 문의 사항이 없는지 확인하고 상담을 진행한다.

1) 치료 동의율 향상을 위한 효과적인 상담법

(1) 환자상담법 4단계

〈표 13-11〉 환자상담 순서

단 계	상담법
1단계	환자의 증상에 공감해 주며 현재의 상태를 설명한다. 이때, 환자의 잘못된 상태를 지적하지 않도록 하며, 긍정적인 분위기를 형성한다.
2단계	현재의 좋지 않은 상태를 방치할 경우의 예후에 대해 설명한다. 이때, 치료의 중요성뿐만 아니라 환자의 건강을 위한 예방지식 등 적극적인 환자교육의 역할이 중요하다.
3단계	효과적인 치료방법을 선택할 수 있도록 치료계획을 도와주는 역할을 한다.
4단계	적정한 치료비를 설정한다. 진료 내역별로 치료비에 대한 상세한 설명과 지불 방법을 설명하도록 한다.

(2) 치료동의율 향상을 위한 4단계 주요 사항(Key Point)

〈표 13-12〉 치료동의율 4단계

구 분		내 용
1단계	경청	적극적으로 아이콘택트(Eye Contact) 하며 경청하라. 환자의 이야기를 더 잘 들어주고 주파수를 맞추었을 때, 결국 병원 치료에 필요한 환자의 정보나 생각 등을 더 잘 파악할 수 있다.
2단계	맞춤 Pacing	다양한 환자의 유형에 맞추어 응대(Pacing)하라. 자신과는 다른 생각과 행동 특성을 가진 환자를 이해하려면 자신의 필터를 통해 환자를 인식하고 응대할 것이 아니라, 환자는 모두 다르다는 전제를 하고 환자의 채널에 맞추어 소통을 해야 한다. 이처럼 '카운슬링적 접근 커뮤니케이션'의 가장 기본이 되는 것은 '환자의 입장과 시선에서 문제를 찾는 것'이다.
3단계	공감	환자의 욕구(Wants)에 공감하라.
4단계	대안 제시	고객의 무리한 요구에는 고객이 무안하지 않도록 정중하게 거절하고, 적절한 대안을 제시하여야 한다.

① Active Listening : 적극적인 경청 차트보다는 환자를 보라, 환자의 이야기에 경청하라.

② Eye Contact : 코끝과 미간 사이를 봐라(힐끗 보지 마라), 눈높이 맞춰라.

③ 고개 끄덕이기 : 너무 쉽고 빠르게 고개 흔드는 것은 피할 것, 일반적인 고개 끄덕임은 안 된다.

• 병원에서는 환자들이 긴장하고 있기 때문에 모든 것들을 빠르게 느끼므로 아주 천천히 행동한다.

④ 맞장구 : 환자의 말에 적절히 맞장구를 쳐 주면 좋다, 들어주는 제스처도 중요하다.

⑤ Pacing(보조 맞추기) : Pacing은 상대에게 신뢰와 공감대를 얻어 내기 위해 신체적, 정서적, 언어적인 분위기를 맞추어 가는 것을 의미한다. pacing에서 맞추어 나가야 할 요소는 일반적으로 B.M.W.(Body, Mood, Word)이다

Tip Pacing creates Rapport(by Carl. H Jepsen)

(참고 : Pacing=보조 맞추기, Rapport=소통이 잘되는 상황)
남에게 영향을 미치려면 먼저 영향을 받아라. carl. H Jepsen 같은 눈높이로 따라 하라.
그러면 나중에 영향을 끼칠 정도의 Rapport가 형성된다.

2) 환자의 유형에 따른 상담법(Customer Expectation Management)

(1) 환자특징별 상담 요령

〈표 13-13〉 환자특징별 상담 요령

고객 유형	특 징	처 방
전문가형 환자	유창하게 말하려는 사람은 자신을 과시하는 타입의 환자로, 자신은 모든 것을 다 알고 있는 전문가인양 행동할 수 있다.	잘 듣고 상대의 능력에 대한 칭찬과 감탄의 말로 응대정면 도전을 피하고 문제점을 스스로 찾도록 대안이나 개선 방안을 유도해 나가야 한다.
우유부단한 환자	즐겁고 협조적인 성격이나 스스로 결정내리기 어려워한다. 요점을 말하지 않으나 보상이나 원하는 기준을 알고는 있다.	갈등 요소를 해결하기 위한 적절한 질문을 통해 자신의 생각을 드러낼 수 있도록 도와준다. 적절한 보상과 이점 등을 성실히 설명하여 문제해결을 통한 신뢰감을 형성한다.
빈정거리는 환자	빈정거리거나 비꼬며 말하는 사람은 열등감이나 허영심이 강하고 자부심이 강한 사람이다. 대화 중에 말 꼬투리를 잡아 항의하는 등 아주 국소적인 문제에 더욱 집착한다.	정중하고, 냉정하며, 의연하게 대처하고 우회하여 지적을 할 수 있어야 한다. 무엇이든 반대하면 질문법을 통해 고객의 의도를 표면화시키고 감정조절을 잘하여 휘말리지 않도록 한다.
저돌적인 분위기의 환자	남에게 마구 질문 공세를 펴면서 분위기를 압도하려 하고, 상대방의 이야기를 끊고 자신의 주장을 펴 도발적인 느낌을 갖게 하는 환자이다.	항의하는 것은 나에게 하는 것이 아니라 병원 전체에 항의한 것이므로, 개인적인 일로 받아들여 논쟁을 하거나 화를 낼 필요가 없었다. 고객 스스로 감정을 조절할 수 있도록 유도하는 우회화법을 활용하도록 한다.

고객 유형	특 징	처 방
지나치게 호의적인 환자	사교적이고 협조적, 합리적이며 진지한 면이 있다. 그러나 할 수 없는 약속을 하여 상대방을 실망시키는 경우도 있다. 항상 상대방이 자신을 받아 주길 바라는 욕구가 있다.	맞장구를 잘 치는 사교적 환자에게 상대의 의도에 말려들지 않도록 말을 절제하고, 고객에게 말할 기회를 많이 주어 결론을 도출한다. 상담자 계획이 잘 지켜지도록 외유내강의 자세를 유지하여 깔끔한 합의를 이끌어 내야 한다.
같은 말을 되풀이 하는 환자	자아가 강하고 끈질긴 성격을 가진 사람이다.	상대의 말에 지나치게 동조하지 말고, 환자 상의 내용의 골자를 요약하여 충분히 이해하고 확실한 결론을 내어 환자에게 믿음을 주어야 한다.
과장하거나 가정하여 말하는 환자	콤플렉스를 가진 환자일수록 과장된 표현을 많이 한다.	상대의 진의를 잘 파악하여 말로 설득하려 말고 객관적인 자료로써 응대하는 것이 좋다. 환자가 말한 내용을 기록하고 정리하여 변동 사항이 발생했을 때 대처하도록 한다.
성급한 환자	조금만 사무 처리가 늦어도 '빨리'를 외치고 재촉이 심한 고객이다. 업무지시까지 하는 경우도 있다.	자칫하면 폭발하기 쉬우므로 조심해야 하며, 일이 지체될 때에는 사전에 고지하고 양해를 구하며, 10분에 한 번씩 안내하도록 한다.
쉽게 흥분하는 환자	상황을 처리하는 데 단지 자신이 생각한 한가지 방법밖에 없다고 믿고, 남으로부터의 피드백을 받아들이려 하지 않는 환자 유형이다.	부드러운 분위기를 유지하며 정성스럽게 응대하되, 음성에 웃음이 섞이지 않도록 유의한다. 환자 스스로 감정을 조절할 수 있도록 우회 화법을 활용한다.
무리한 요구를 하는 환자	원칙에 어긋난 일이나 터무니없이 가격 흥정을 요구하는 환자이다.	우선 고객의 입장을 충분히 이해하고 있음을 알려 주고, 차근차근 설명을 해야 한다. 무안을 주어서는 안 된다.
어린이 동반 고객	어린이에 대한 관심을 환자 자신에 대한 관심으로 여긴다.	어린이의 특징 파악을 빨리하고 적절한 찬사를 보낸다. 사탕과 껌 풍선 등 적절한 선물을 준비한다.
말이 없는 환자	속마음을 헤아리기 어려운 환자유형이다.	불만도 잘 표출하지 않기 때문에 불만을 말하지 않더라도 온화하게 대해 주고, 일은 차근차근 빈틈없이 처리해 주어야 한다.
자신감이 없는 환자	처음 진료를 시작하러 왔거나 간단한 문의, 안내 단계 등에서 의료서비스에 익숙하지 못해 주눅이 들어 있는 유형이다.	안내 단계에서부터 자세하고 섬세히 대해 주고, 이상한 눈으로 쳐다보거나 과도한 스킨십은 마음을 불편하게 할 수도 있다.
의심이 많은 환자	이것저것 캐묻고 이리 갸우뚱 저리 갸우뚱 의심이 많은 환자이다.	자신감 있는 태도로 명확하고 강경한 응대를 한다. 너무 자세한 설명이나 과도한 친절은 오히려 독이 될 수 있다.

(2) 성격 특성에 따른 환자유형

① MBTI(Myers-Briggs Type Indicator) : MBTI는 융(Jung, Carl Gustav)의 심리 유형론을 근거로 하여 브릭스(Briggs, Katharine Cook)와 마이어스(Myers, Isabel Briggs)가 좀 더 쉽고 일상생활에 유용하게 활용할 수 있도록 고안한 자기 보고식 성격 유형 선호 지표이다.

외향형(Extraversion)	에너지방향 (주의초점)	내향형(Introversion)
폭넓은 대인관계를 유지 사교적이며 정열적 활동적	⟷	깊이있는 대인관계를 유지 조용하고 신중 이해한 다음 경험
감각형(Sension)	**인식기능 (정보수집)**	**직관형(Intuition)**
오감에 의존, 실제 경험 중시 현재에 초첨을 맞추고 정확 철저한 일처리	⟷	육감(영감)에 의존, 미래지향적 가능성과 의미 추구 신속 · 비약적 일처리
사고형(Thinking)	**판단기능 (판단, 결정)**	**감정형(Feeling)**
진실과 사실에 주관심을 갖고 논리적이고 분석적 객관적으로 판단	⟷	사람과 관계에 주관심을 갖고 상황적 정상을 참작한 설명을 함
판단함(Judging)	**이행양식 (행동양식)**	**인식형(Perceiving)**
분명한 목적과 방향 기한을 엄수하고 철저한 사전계획 체계적	⟷	목적과 방향은 변화 가능하고 자율적 융통성이 있음

[그림 13-4] MBTI의 4가지 선호경향

② DISC(Dominance, Influence, Steadiness, Conscientiousness)

- DISC의 특징
  - DISC는 독특한 인간의 특성을 설명하는 행동 모델이다 : 사람들은 서로 다른 행동의 경향성을 가지고 있으며, 각자 서로 다른 방식으로 사물을 이해하고 판단한다. DISC는 바로 이러한 인간 행동을 명쾌히 설명하는 행동 모델이다. 사람들과의 차이는 나쁜 것도 좋은 것도 아니다. 단지 다를 뿐이다.
  - DISC는 그 효용성이 이미 입증되었다.

- DISC는 자신과 타인에 대한 놀라운 통찰력을 제공한다 : 가장 훌륭한 모델은 모델의 단순성에 있다. 이 모델을 통해 상사, 동료, 배우자, 고객과의 관계에서 놀라운 혜안과 전략을 제공 받을 수 있다.

③ DISC의 유형에 따른 환자상담

〈표 13-14〉 DISC에 따른 상담활용법

유형	상담 기법	대화 시의 주의점
D(주도형) (Dominance)	• 확고한 모습을 보여 주고, 결과물이 확실한 것에 초점을 맞춘다. • 가벼워 보여서는 안 된다. 신중하게 대면하자.	• 간단히 요점만 설명한다(결론이 뭐야). • 상담후 시간을 주어서 이해할 시간을 준다. • 주먹을 쥐고 고개를 흔들 때 → 화났음 • 열심히 듣기 시작하면 → 하고 싶은 말이 있음 • 옆으로 바라보기 시작할 때 → 상황이 마음에 안 듦
I(사교형) (Influence)	• 우호적이고 긍정적으로 다가서야 한다. • 비공식적인 대화를 허용하고 잘 들어주어야 한다.	• 친근한 목소리를 사용한다. • 장황한 말을 정리해서 행동계획을 세워 준다. • 흥미 있고 재미있는 시간을 가질 수 있도록 허용한다. • 추임새를 적절히 한다. • 면박을 주면 에너지가 줄어든다. • 감탄에 오해하지 말자. • 화를 낼 때에는 빨리 사과하도록 하자. • 말 가로채기를 잘한다. • 실수하고도 낄낄 댄다. • 입이 삐죽 나오면 불만 상황이라는 것을 인지해야 한다. • 다른 곳을 보면 대화를 중지한다.
S(안정형) (Steadiness)	• 몰아붙이기보다는 인내해 주자. • 변화에 적응하고 적응한 것을 실행할 시간을 주자. • 알아서 하라고 하면 겁을 낸다. • 부드러운 거절에 속지 마라.	• 부드러운 목소리를 사용한다. • 인정하고 있고, 믿어 주고 있다는 것을 느끼도록 • 빠른 속도보다는 천천히 이해할 수 있는 시간을 주면서 대화하자. • 결론은 항상 맨 나중에 말한다.
C(신중형) (Conscientiousness)	• 업무는 구체적이고 정확하게 맡기자. • 처음에 맘에 문을 열지 않음을 인정해 주자. • 자유롭게 질문하도록 해야 한다(궁금증 많다)	• 인내심을 가지고 끝까지 대답해 준다. • 신중형이 말한 정보를 정확하게 확인해 주자. • 억울하면 폭발한다. • 오래 기대고 앉아 있으면 고민 중이라는 뜻이다.

3. 상담 후 치료 전 주의 사항에 대해 설명하고, 환자나 보호자에게 치료 동의서를 받도록 한다

1) 환자상담 시의 주의사항

① 환자와 눈높이를 같이 하며 전문용어를 피한다.
② 환자가 이야기할 때는 앞으로 몸을 약간 기울여 듣는다.
③ 환자가 자신이 하고 싶은 말을 충분히 할 수 있도록 이야기를 들어준다.
④ 환자를 무시하거나 자존심을 건드리지 않는다.
⑤ 지키기 어려운 무리한 약속을 하지 않는다.
⑥ 대화를 위한 환자와 적당한 거리를 유지해 불쾌감이 없도록 한다.
⑦ 환자와 상담할 때는 산만한 행동을 삼가고 집중하는 태도를 보인다.
⑧ 환자의 프라이버시를 침해하거나 정치, 종교에 관한 대화는 하지 않는다.
⑨ 경쟁 병원을 비난하지 말고 우리 병원의 장점을 잘 부각시킨다.
⑩ 병원 내의 일관성 있는 상담을 위해 플로차트(Flow-Chart)를 활용하면 병원의 이미지를 높일 수 있다.
⑪ 너무 장황하게 응답하지 않고 부정적인 단어를 사용하지 않는다.
⑫ Pacing을 하며 명확하고 적당한 크기의 음성으로 발음한다.
⑬ 모든 내용은 메모를 꼭 하도록 한다.
⑭ 진료가 끝난 후 상담에서는 진료가 끝나면 "협조해 주셔서 감사하다"라는 말을 하고 주의 사항을 말씀드리도록 한다.

2) 시술 및 수술 주의사항 설명 시의 주의할 점

① 환자와 보호자를 조용한 상담실로 모시고 편안한 상태에서 주의사항을 듣도록 유도한다.
② 시술 및 수술에 두려움을 가지지 않도록 최대한 자세하게 자료와 함께 보여 주며 설명하도록 한다.
③ 주의사항을 설명할 때, 이미 준비되어 있는 주의사항 종이를 보여 주면서 중요한 부분에 밑줄 및 표시를 하며 설명을 하도록 한다.
④ 추가 질문이 없는지 꼭 확인하고 상담을 마칠 수 있도록 한다.

3) 치료동의서 작성 시의 주의할 점

① 치료동의서는 진료할 때 필요한 각종 검사에 대한 동의서로서 반드시 서명을 받아

야 하고, 이는 환자에게 정보를 미리 제공하는 측면이기도 하며, 향후 불미스러운 사항이 발생했을 때 대처 측면에서 필요하다고 할 수 있다.

② 치료동의서는 수술 및 시술 이전에 작성하는 것으로, 의사의 치료행위에 대하여 동의한다는 내용을 담은 것이다. 치료동의서에는 수술에 대한 정보와 함께 동의 서명을 기재한다.

③ 서식 구성항목은 수술 소개, 대체 치료법, 수술 후 발생할 수 있는 후유증 등을 소개하고, 수술할 때 일어날 수 있는 일에 대해 자세히 설명되어야 하며, 환자 및 보호자에게 사인을 받을 수 있어야 한다.

④ 치료동의서에 해당하는 내용 중 중요한 부분은 같이 읽어 가며 이해했는지 확인을 해야 한다.

Tip 수행

환자와 대화할 때, 1:1 맞춤 서비스를 할 수 있도록 노력한다.

06 불만 환자 접수 관련 실행사항에 대하여 분석하라.

1. 환자의 불만 내용을 여러 가지 다양한 경로를 통해서 들을 수 있도록 준비한다

1) 고객의 소리(VOC)의 개념

① Voice Of Customer의 약자로, 고객중심 전략의 한 방법으로서 고객으로부터 피드백을 받는 기법이다.

② Pande(2000) : 21세기에 살아남는 기업은 고객의 소리를 진지하게 파악하고 만족시키는 기업이다.

2) 고객의 소리(VOC) 수집방법

① 설문 조사 : 인터넷(고객 만족 평가), 화장실에 한마디, 설문지를 이용한다.

② 면담 : 전화 면담/일대일 면담 - 비용이 많이 들고 시간도 많이 든다.

③ 유령 고객 이용 : 모니터링(전화, 방문)을 한다.

3) VOC 관리체계

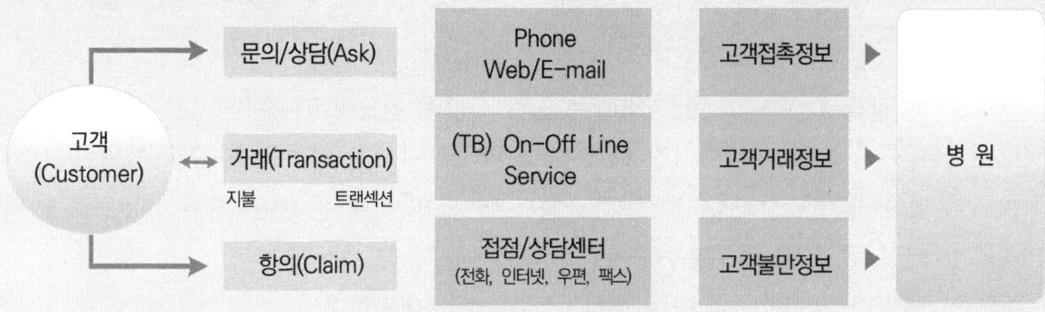

[그림 13-5] VOC에 따른 DB관리

2. 불만 환자의 접수된 내용을 토대로 접수 양식에 작성한다

〈표 13-15〉 불만 환자 접수처리 양식

접수 일자	○○○년 ○○월 ○○일	고객 성명	
진료 기간		차트 번호	
접수 내용			
요구 사항			
지시 사항			
처리 결과	처리 기간 : 처리 내용 : 선물 증정 여부 :		
처리 사항 통보 (대면, 전화, 메일, 팩스)			
고객 의견			
담당자 소견	담당자 이름 :		

3. 해당 의료진 및 부서에 상담을 의뢰하도록 한다

Tip 수 행

- 환자가 불만을 토로할 수 있는 여러 가지 방법을 알아보고, 다양한 루트를 제시한다.
- 불만 환자에 대한 처리 체계 시스템을 만들어 관리에 부족함이 없도록 한다.

학습 13

4. 불만 환자 응대 순서 및 방법

1) 편안한 장소로 안내한다

① 불만 환자와의 상담을 하기 위해서 오랜 시간이 필요하다는 판단이 서거나 다른 환자의 시선을 많이 집중시킬 때에는 조용하고 아늑한 장소로 환자를 안내한다.

"불편하지 않으시다면, VIP실(상담실의 단어보다는 기분 좋은 단어 사용으로 분위기 변화 유도)로 모시겠습니다."

② 안내할 때, 따뜻한 차 또는 원하시는 음료를 대접한다.

③ 대접할 때, 가장 좋은 잔을 사용하여 분위기 전환에 신경을 쓴다.

2) 메모하면서 잘 경청한다

① 환자의 말을 끊지 않도록 주의하며 잘 듣고 메모를 하면서 불만의 문제를 파악하여 숨은 요인을 찾아낸다.

② 이때, 환자의 불만을 이해하고 함께 어려움을 걱정하고 있다는 인상을 심어 주도록 한다.

3) 감사와 공감을 표시한다

① 시간을 내어 불만을 말씀해 주신 부분에 대해 감사의 표현을 하도록 한다.

"저희에게 솔직하게 말씀해 주셔서 감사합니다."

"상황에 대해 말씀해 주신 덕분에 저희가 필요한 조치를 할 수 있게 되었습니다. 감사합니다."

② 환자의 관점의 Pacing을 통해서 공감대를 형성한다.

"많이 속상하시겠습니다." "죄송합니다."

4) 원인을 분석한다

① 환자가 불만이 생겼던 MOT 접점을 살펴보고 철저히 분석하여 본다.

② 상담자 혼자서 결정하기 어려울 때에는 해당 부서원들과 이야기를 해 보고, 해당 상담 일지도 확인해 본다.

5) 정중하게 사과한다

① "죄송합니다" 이 한 마디는 불만 환자 응대의 가장 중요한 포인트이다.

② "미안합니다"보다 한 단계 높은 사과의 표현인 "죄송합니다"로 최대한 빨리 유감을 뜻을 표현한다.

6) 대안을 제시한다

① 먼저 환자에게 대안을 제시할 수 있도록 한다. 환자의 요구를 다 받아들지 못할 경우, 실현할 수 있는 최선의 대안을 제시해 준다. 환자의 요구를 들어 보고 적절한 합의를 도출한다.

② 이때, 상담자 혼자서 결정하지 않고 최고 책임자와 함께 결정함으로써 추후 문제가 되지 않도록 한다.

7) 거듭 사과한다

톤을 낮춘 목소리는 침착한 분위기를 만들어 환자의 마음을 누그러뜨린다. 천천히 이야기하는 것은 신중하게 단어를 선택함으로써 실수를 적게 하게하며, 성실히 응대하는 이미지를 심어 준다. 다시 한 번 사과의 말을 전하며 환자가 불만을 해소시켰는지 확인하는 단계이다.

8) 감사표현 및 피드백을 한다

① 처리경과 및 결과를 환자에게 통보한다.

② 플러스 아이디어로 소정의 선물 및 감사의 뜻을 전달한다(예 택시비, 문화 상품권, 장미꽃 등).

③ 불만족을 가졌던 환자는 특별 환자관리로 분리해 자주 연락을 취하면서 추후 피드백을 받도록 한다.

Tip 공통적

- 환자의 불만이 잘 해결되었는지의 추후 피드백도 잘 관리할 필요가 있다.

학습 13

학습활동.13 교수 · 학습 방법

교수 방법

- 성과를 내는 의료상담 전략에 대한 관련 용어, 구성, 방식 이해 정도를 파악한 후 수업을 진행한다.
- 교수자의 주도로 성과를 내는 의료상담 전략 등의 내용을 PPT 자료로 제시한 후 설명한다.
- 가능하면 사전에 개인별 학습자료를 준비하여 모든 학생이 참여할 수 있는 문제해결식 수업, 협력수업이 가능하도록 한다.
- 성과를 내는 의료상담 전략 과정을 작업의 순서에 따라 단계적으로 실습이 이루어질 수 있도록 지도한다.
- 교재를 통해 수업을 준비하는데 있어서 필요한 모든 정보나 팁, 힌트 등 도움이 될 만한 내용들을 확인할 수 있다.
- 학생들이 만들게 될 각 모델들은 수업시간에 중점적으로 다뤄질 부분과 어휘, 질문, 답을 포함하고 있으며 또한 탐구할만한 추가적인 아이디어들도 포함하고 있다.

학습 방법

- 성과를 내는 의료상담 전략에 대한 관련 용어를 숙지하고, 성과를 내는 의료상담 전략에 대해 이해한다.
- 성과를 내는 의료상담 전략의 각 단계별 중점 사항을 체계적으로 학습한다.
- 성과를 내는 의료상담 전략의 수행순서의 전 과정을 실습한다.
- 성과를 내는 의료상담 전략의 내용을 이해한다.
- 성과를 내는 의료상담 전략을 이해하고 숙달이 될 때까지 학습한다.

학습활동.13 평가 및 피드백

평가 준거

- 평가자는 피평가자가 수행 준거 및 평가내용에 제시되어 있는 내용을 성공적으로 수행할 수 있는 지를 평가해야 한다.

학습내용	평가항목	성취수준		
		상	중	하
성과를 내는 의료상담 전략	성과를 내는 의료상담 전략을 이해할 수 있다.			

평가 방법

• 작업 포트폴리오

학습내용	평가항목	성취수준		
		상	중	하
성과를 내는 의료상담 전략	성과를 내는 의료상담 전략을 이해할 수 있다.			

• 필기시험

학습내용	평가항목	성취수준		
		상	중	하
성과를 내는 의료상담 전략	성과를 내는 의료상담 전략을 이해할 수 있다.			

• 체크리스트를 통한 관찰

학습내용	평가항목	성취수준		
		상	중	하
성과를 내는 의료상담 전략	성과를 내는 의료상담 전략을 이해할 수 있다.			

• 피드백

1. 작업 포트폴리오
   - 제출한 보고서를 평가한 후 주요 사항에 대하여 표시하여 돌려준다.
2. 필기시험
   - 평가 결과 성적이 저조한 학생은 보고서 제출 기회를 부여한다.
3. 체크리스트를 통한 관찰
   - 실습 과정에서 평가한 후 개선해야 할 사항 등을 정리하여 돌려둔다.

학습 13

참 | 고 | 문 | 헌

- 건치신문(http://www.gunchinews.com)
- 국가법령정보센터, 소비자보호법, https://law.go.kr/LSW/소비자보호법
- 국가법령정보센터, 의료법, https://law.go.kr/LSW/
- 김근수, 신입사원의 DISC 행동유형이 조직 효과성과 멘토 선호에 미치는 영향 중앙대, 2012.8
- 김성수, 의료커뮤니케이션의개념과 중요성, 청년의사, http://www.docdocdoc.co.kr
- 김용, 환자 중심의 의료서비스 변화 : 의사와 환자의 커뮤니케이션 개선을 중심으로, 과학기술학연구 제13권 2호, 2013
- 김지희 · 김미영, 간호사와 치과위생사의 행동유형에 따른 직무만족과 조직몰입, 직무스트레스에 관한 연구, 보건의료산업학회지, 제6권 제4호, 2012.12
- 김형진, 병원의 위기관리 시스템, 병원경영학회지, 혁신연구회, 특별호, 2016.12
- 김혜은, 단순친절 아닌 대화의 기술 익히자, 의협신문, 2006.10.01
- 나무위키, https://namu.wiki/w/병원
- 노은경 · 신승옥, 간호사의 직무스트레스와 DISC 행동유형 및 조직사회자본이 직무만족에 미치는 영향, 병원경영학회지, 제20권 제4호, 2015.10
- 마이크로소프트웨어 다이나믹365, https://dynamics.microsoft.com/
- 문미영 · 황선영, 신규간호사의 DISC 행동유형이 직무만족과 업무수행능력에 미치는 영향, 간호행정학회지, Vol.21, No.1, 2015.1
- 문옥륜 · 김주환, 현대의료경제론, 신광출판사, 1997
- 박길성, 효과적인 직원 교육훈련, 대한병원협회지, 2006.3
- 박정홍, 병원 선택 특성과 보안성 및 병원 서비스 품질 특성이 재이용의도에 미치는 영향, 병원경영학회지 제24권 제1호, 2019.3
- 배성숙, 경영혁신의 기법과 성공요인에 관한 연구, KBM Journal, 2019.12.26
- 부자비즈, 대박 사업자들의 직원관리 노하우, https://post.naver.com, 2018.3.18
- 삼성서울병원, 환자의 권리와 의무, http://www.samsunghospital.com/
- 서비스 품질, https://m.blog.daum.net/moonsabu/7865206, 2009.11.30
- 서울대학교 의과대학 의료관리학교실. 적정진료보장을 위한 의료의 질관리 연구, p.40, 1991
- 손석준, 병원경영관리와 QA, 도서출판 기현, 1998
- 송병기, 병원 코디네이터의 바른 이해, 메디칼업저버, http://www.monews.co.kr, 2002.8.26
- 신입사원 교육추천, www.learningclue.co.kr
- 심규범, 의료기관의 종합적 품질경영(TQM)과 내부고객만족에 대한 구조모형, Journal of Digital Convergence, 2015.10.13
- 양흐정 · 김광수 · 정상윤, 통계적 품질관리 4.0, https://fintecuriosity-11.tistory.com/ 대한표준협회미디어
- 의사소통 위키백과
- 의사소통능력, NCS 기초직업능력 모듈 프로그램 교수자용 매뉴얼, 한국산업인력공단
- 이민화, 디지털 시대의 병원 경영, 인터넷에 의한 구매/조달시스템시연회 이대목동병원, 2000
- 이양희 외 3, 고객감동을 부르는 마케팅 CRM고객경험관리, 예술경영지원센터, 2011.2.25
- 이주연, 병원 의료데이터 민간 개방 확대…혁신 의료기기 육성, 헬스조선, https://health.chosun.com, 2020.1.15
- 이희범, 의사의 태도 · 말 한마디에 환자는 '천당과 지옥' 오가, 의사신문, 2011.6.24

- 임솔, 경증 환자까지 쏠림 3년간 빅5병원 외래 20% 증가, https://www.medigatenews.com, 2020.10.6
- 자비스, 고객감동을 부르는 마케팅, https://needjarvis.tistory.com/90
- 정디연, 전국민 건강보험 시행 30주년, 메디게이트, https://www.medigatenews.com/news/ 2019.7.23
- 조성남, 의사의 자질과 태도가 의료서비스 만족도에 미치는 영향, 한국인구학, 제32권 제3호, 2009
- 조우현 외 3인, 의료서비스 마케팅, 퇴설당, 1999
- 조우현, 손명세, 병원경연의 혁신, 학연사, 1994
- 조현우, 의료의 질 향상, 의학신문, http://www.bosa.co.kr, 2003.5.23
- 중앙경영연구원, 리더십/조직관리부문, http://jbi.or.kr/index.php?mid=edu02
- 채훈대, 성공병원 스토리, 스타어드바이저, http://www.starrich.co.kr/
- 한국보건의료관리연구원, 의료의 질 향상, 한국보건의료관리연구원, p.49, 1998
- 한국의료QA학회, 의료의 질 향상을 위한 10단계. p.45, 1996
- 행정안전부, 공직자가 꼭 알아야 할 직장예절, 2012.10
- 2020 하반기 글로벌 보건산업 동향 심층조사, 한국보건산업진흥원, 2020.12
- CRITEO 블로그, 포스트 코로나 시대의 10가지 소비자 행동 변화 트렌드, www.criteo.com, 2020.6.7
- DISC 유형별 고객 응대법, https://www.hairzzang.com/Contents/
- http://DISC.aiselftest.com/DISCinfo.html
- https://0muwon.com/entry/성격-유형-검사-DISC-행동검사테스트 및 유형 알아보기 [공무원 닷컴]
- https://blog.ibk.co.kr/2425 [IBK기업은행 블로그]
- https://leeyunseok.tistory.com/entry/조직관리란-무엇인가 [이윤석의 블로그]
- jobis, 탄탄한 회사들의 인사관리 노하루, https://help.jobis.co/
- NCS 학습모듈, 병영경영기획(LM0601020103_13V1.1), 교육부
- NCS 학습모듈, 병영환경관리하기(LM0601020209_13V1.1), 교육부
- NCS 학습모듈, 브랜드기획09(LM0201020209_13V1.1), 교육부
- NCS 학습모듈. 환자상담관리하기 05(LM0601020206_13V1.1), 교육부
- PN, 직업생활에서 의사소통의 중요성, https://m.blog.naver.com/ 2016.10.18

학습 13

저자약력

남 상 엽

- 현) 국제대학교 의료 IT 학과 교수
- 현) 더체인지 전략컨설팅 자문교수
- 공학박사
- 삼성종합기술원 정보시스템연구소 근무
- 모토로라반도체통신 기술연구소 근무

이 현 선

- 현) 국제대학교 의료 IT 학과 초빙교수
- 현) CF클리닉(CF의원) 경영팀 본부장
- 현) 성균관대학교(C-School) 자문위원
- 현) 더체인지 전략컨설팅 대표
- 삼성화재 공채 및 사내강사
- 삼성SDS멀티캠퍼스 교육사업팀
- (주)한국마케팅전략그룹 대표이사
- 주간인물 '대한민국 미래창조 신지식인' 선정
- 삼성그룹, 서울시 인재개발원 등 400개 이상의 기업 및 공공기관과 30개 이상 병의원 대상으로 17년 동안 경영전략, 조직관리, 마케팅전략, 고객전략 등 2000회 이상의 컨설팅 및 교육 실행

병원경영과 의료서비스

2021년 9월 10일 1판 1쇄 발행

저 자 남상엽 · 이현선

발행인 남 승 우

발행처 도서출판 상尙 학學 당堂

서울특별시 동작구 사당로9가길 6

TEL : 02) 595-1692~4

FAX : 02) 595-1394

E-mail : namdoo6@unitel.co.kr

신고 : 2-155호 (1968. 11. 29)

정가 30,000원

ISBN 978-89-6587-216-0 93510

〈디자인〉 편집 엄해숙 / 표지 토틀컴